骨科微创手术系列丛书

骨科微创手术学

Minimally Invasive Surgery in Orthopedics

足踝 | Foot and Ankle Handbook

主编　〔美〕贾尔斯·R·斯库代里
　　　〔美〕阿尔弗雷德·J·特里亚
主译　马信龙

天津出版传媒集团

天津科技翻译出版有限公司

著作权合同登记号：图字 02-2013-11

图书在版编目（CIP）数据

骨科微创手术学. 足踝／（美）斯库代里（Scuderi，G. R.），特里亚（Tria，A. J.）主编；马信龙等译. —天津：天津科技翻译出版有限公司，2014. 7
（骨科微创手术系列丛书）
书名原文：Minimally Invasive Surgery in Orthopedics：Foot and Ankle Handbook
ISBN 978-7-5433-3336-9

Ⅰ. ①骨… Ⅱ. ①斯… ②特… ③马… Ⅲ. ①踝-显微外科学 Ⅳ. ①R68

中国版本图书馆 CIP 数据核字（2014）第 007281 号

Translation from English language edition：
Minimally Invasive Surgery in Orthopedics. Foot and Ankle Handbook
by Giles R. Scuderi and Alfred J. Tria（eds）
Copyright © 2012 Springer New York
Springer New York is a part of Springer Science + Business Media
All Rights Reserved

授权单位：Springer-Verlag GmbH
版　　权：天津科技翻译出版有限公司
出 版 人：刘 庆
地　　址：天津市南开区白堤路 244 号
邮政编码：300192
电　　话：022-87894896
传　　真：022-87895650
网　　址：www.tsttpc.com
印　　刷：天津新华印刷三厂
发　　行：全国新华书店
版本记录：787×1092　16 开本　12 印张　200 千字
　　　　　2014 年 7 月第 1 版　2014 年 7 月第 1 次印刷
　　　　　定价：50.00 元

（如发现印装问题，可与出版社调换）

译校者名单

主　译　马信龙

副主译　许卫国　　李世民　　阚世廉　　叶伟胜
　　　　孙景城　　雪　原　　郝永宏

译校者　（按姓名汉语拼音排序）

白春宏　　蔡　琳　　蔡　迎　　曹树明
陈　思　　郭　林　　韩　超　　郝春燕
郝永宏　　阚世廉　　李　晖　　李明新
李世民　　刘林涛　　刘子媛　　刘兆杰
刘忠玉　　马信龙　　孟晓辉　　苗　军
潘　涛　　石敬贤　　石　青　　苏啸天
孙景城　　田　鹏　　万春友　　王敬博
魏学磊　　吴英华　　解敏坤　　徐建华
徐　康　　许卫国　　雪　原　　闫　旭
杨　阳　　杨　忠　　叶伟胜　　殷中罡
尹　路　　袁　永　　詹海华　　张　波
张　超　　张继东　　张建兵　　张　涛
赵　栋　　周慧芳　　朱少文

编者名单

Jamal Ahmad, MD Assistant Professor, Department of Orthopaedic Surgery, Rothman Institute and Thomas Jefferson University Hospital, Philadelphia, PA, USA

Gregory C. Berlet, MD Chief, Foot and Ankle, Ohio State University, Orthopaedic Foot and Ankle Center, Columbus, OH, USA

Roberto Bevoni, MD Staff, Rizzoli Orthopedic Institute, University of Bologna, Bologna, Italy

Matteo Cadossi, MD Staff, Rizzoli Orthopedic Institute, University of Bologna, Bologna, Italy

James B. Carr, MD Private Practice, Associate Clinical Professor, Lewis Gale Orthopedics, Salem, VA, USA

Department of Orthopedics, University of South Carolina, Columbia, SC, USA

Dominic S. Carreira, MD Private Practice, Broward Health Orthopedics, Fort Lauderdale, FL, USA

Michael P. Clare, MD Director of Fellowship Education, Division of Foot and Ankle Surgery, The Florida Orthopaedic Institute, Tampa, FL, USA

J. Chris Coetzee, MD, FRCSC Attending Physician, Surgeon, Fairview University Medical Center, Minneapolis, MN, USA

Minnesota Sports Medicine and Twin Cities Orthopedics, Eden Prairie, MN, USA

P.A.J. de Leeuw, MD Department of Orthopaedic Surgery, Academic Medical Centre, University of Amsterdam, Amsterdam, the Netherlands

Christopher W. DiGiovanni, MD Associate Professor and Chief, Division of Foot and Ankle, Department of Orthopedic Surgery, Brown University Medical School, Rhode Island Hospital, Providence, RI, USA

Sandro Giannini, MD Director, School of Orthopaedics, Rizzoli Orthopedic Institute, Bologna University, Bologna, Italy

John E. Herzenberg, MD, FRCSC Director, Pediatric Orthopedics, International Center for Limb Lengthening, Sinai Hospital of Baltimore, Baltimore, MD, USA

Beat Hintermann, MD Associate Professor and Chairman, Department of Orthopaedic Surgery, University of Basel, Basel, Switzerlan

Juha Jaakkola, MD Staff Physician, Southeastern Orthopedic Center, Savannah, GA, USA

Anish R. Kadakia, MD Clinical Lecturer, Department of Orthopedic Surgery, University of Michigan, Ann Arbor, MI, USA

Bradley M. Lamm, DPM Head for Foot and Ankle Surgery, International Center for Limb Lengthening, Rubin Institute for Advanced Orthopedics, Sinai Hospital of Baltimore, Baltimore, MD, USA

Nicola Maffulli, MD, MS, PhD, FRCS (Orth) Centre Lead and Professor of Sports and Exercise Medicine, Consultant Trauma and Orthopaedic Surgeon, Centre for Sports and Exercise Medicine, Barts and the London School of Medicine and Dentistry, Queen Mary University of London, London, UK

Peter B. Maurus, MD Orthopedic Surgeon, Steindler Orthopedic Clinic, Iowa City, IA, USA

Mark S. Myerson, MD Director, Foot and Ankle Institute, Mercy Medical Center, Baltimore, MD, USA

James A. Nunley, MD Chairman, Division of Orthopaedic Surgery, Department of Surgery, Duke University Medical Center, Durham, NC, USA

Geert I. Pagenstert, MD Attending Physician, Department of Orthopaedic Surgery, University of Basel, Basel, Switzerland

Dror Paley, MD, FRCSC Director, Paley Advanced Limb Lengthening Institute, St. Mary's Hospital, West Palm Beach, FL, USA

Fernando A. Pena, MD Assistant Professor, Department of Orthopaedic Surgery, University of Minnesota, Minneapolis, MN, USA

Steven M. Raikin, MD Director, Foot and Ankle Service, Assistant Professor; Department of Orthopaedic Surgery, Rothman Institute and Thomas Jefferson University Hospital, Philadelphia, PA, USA

Martinus Richter, MD Professor, Chirurgische Klinik, Klinikum Coburg, Coburg, Germany

Michael M. Romash, MD Private Practice, Orthopedic Foot and Ankle Center of Hampton Roads, Chesapeake Regional Medical Center, Chesapeake, VA, USA

S. Robert Rozbruch, MD Director and Chief, Associate Professor of Clinical Orthopaedic Surgery, Limb Lengthening and Deformity Service, Hospital for Special Surgery, Weill Medical College of Cornell University, New York, NY, USA

Nicholas Savva, MBBS, BMedSci, FRCS (Tr & Orth) Staff,
Foot and Ankle Surgery, Brisbane Private Hospital, Brisbane, Australia

Jonathan R. Saluta, MD Private Practice, Los Angeles Orthopedic Center,
Los Angeles, CA, USA

Roy W. Sanders, MD Director, Orthopaedic Trauma Service,
Tampa General Hospital, The Florida Orthopaedic Institute, Tampa, FL, USA

Terry Saxby, MBBS, FRACS Staff, Foot and Ankle Surgery,
Brisbane Private Hospital, Brisbane, Australia

Amol Saxena, DPM, FACFAS Section Chief, Podiatric Surgery,
Department of Sports Medicine, Palo Alto Medical Foundation, Palo Alto,
CA, USA

Murali K. Sayana, MB, ChB, AFRCSI, FRCS Senior Specalist Registrar,
Department of Trauma and Orthopaedics, Royal College of Surgeons
in Ireland, Dublin, Ireland

Pierce Scranton, MD Associate Clinical Professor,
Department of Orthopedics, University of Washington, Seattle, WA, USA

Steven L. Shapiro, MD Director, Savannah Orthopaedic Foot
and Ankle Center, Savannah, GA, USA

A.C. Stroïnk, MD Department of Orthopaedic Surgery,
Academic Medical Center, University of Amsterdam, Amsterdam,
The Netherlands

C. Christopher Stroud, MD Attending Physician, Department of Surgery,
William Beaumont Hospital-Troy, Troy, MI, USA

Victor Valderrabano, MD, PhD Associate Professor,
Department of Orthopaedics, University Hospital, University of Basel,
Basel, Switzerland

C.N. van Dijk, MD, PhD Department of Orthopaedic Surgery,
Academic Medical Centre, University of Amsterdam, Amsterdam,
The Netherlands

Francesca Vannini, MD, PhD Assistant Professor,
Department of Orthopaedics and Traumatology, Rizzoli Orthopedic
Institute, University of Bologna, Bologna, Italy

Jonathan Young, MB, ChB, MRCS (Edin) Specialist Registrar,
Department of Orthopaedics and Trauma, University Hospitals Coventry
and Warwickshire, Coventry, UK

译者前言

目前，骨科微创手术在国内外均受到广大骨科医生和患者的欢迎。这是因为微创手术随着技术的成熟和器械的发展更新，越来越能达到与传统开放性手术完全相同的治疗效果。它既能减少骨科手术患者的痛苦，又能大大节省患者的住院时间和治疗花费，显然对国家经济建设和医保支出都有好处。特别是对手术患者的损伤轻微，从而术后并发症也明显下降。越来越多的骨科医生都在学习和开展微创手术，它已经成为一项不可或缺的临床技术。

近期，世界最著名的出版公司之一——施普林格公司出版了骨科微创手术学（Minimally Invasive Surgery in Orthopedics）系列专著，包括脊柱、上肢、髋、膝和足踝五本（其中《微创全髋关节置换手术》一书已经由天津科技翻译出版有限公司引进出版）。此系列几乎涵盖了当前骨科领域的全部微创手术。有鉴于此，天津医院骨科组织骨科医师将其翻译为中文版，无论对促进我国骨科临床微创技术应用还是推动我国骨科临床微创手术发展，都必然起到重要作用。

值此中文版出版之际，我们谨表欣慰和祝贺。

主译

目　录

第 1 章　急性跟腱断裂经皮修补术

Jonathan Young, Murali K. Sayana, Nicola Maffulli

跟腱是人体最强有力的肌腱，其拉伸强度为 $50\sim100\mathrm{N/mm^2}$[1]。尽管如此，跟腱却是人体最常断裂的肌腱[2,3]。跟腱断裂常发生于偶尔进行体育运动的中年男性，这可能与常坐着不动的生活方式有关[3]。跟腱断裂的发病机制目前仍不清楚，但是组织学上的明显退变比较常见[2]。

解剖

腓肠肌和比目鱼肌的腱性部分汇合形成跟腱[2]。腓肠肌肌腱于肌腹的远缘呈现为一宽的腱膜，而比目鱼肌肌腱是邻近比目鱼肌后面起始的腱束。跟腱横断面向远端逐渐变圆，直到离跟骨止点约4cm，止于跟骨结节近端之前跟腱圆形变扁[4]。

跟骨止点结构特殊。由肌腱一层透明软骨和一个无骨膜覆盖的骨区组成。在肌腱和皮肤之间有一个皮下滑囊，在跟腱和跟骨之间有一个跟骨后滑囊[5]。

诊断

患者往往有足跟后面听到弹响后继而患侧疼痛不能负重的病史。常常可触摸到跟腱出现的裂隙（图1.1）。Simmonds 和 Matles 临床试验也有助于诊断[6,7]。在 Simmonds 试验中，检查者用手掌轻轻挤压患者的小腿肌肉。如果跟腱无损伤，则踝关节可以跖屈（图1.2）。如果跟腱撕裂，则踝关节保持不动或微微跖屈（图1.3）。Matles 试验时，患者取俯卧位，并屈双膝成90°。如果患足取中立位或背屈，则可诊断为跟腱断裂（图1.4）。

在损伤侧和非损伤侧进行对比试验。如果对诊断尚有疑问，可考虑影像检查，不过在我们的诊断过程中不是常规使用，因为影像检查并不能有助于跟腱断裂的处理。超声检查[8]或磁共振成像（MRI）扫描[9]有助于

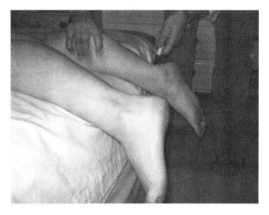

图1.1 Simmonds 试验：跟腱无损伤，左足跖屈。

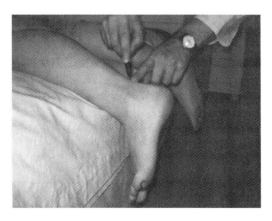

图1.2 图示用手指触摸跟腱裂隙。

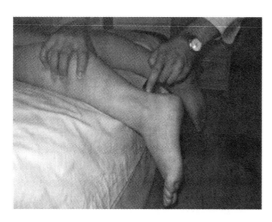

图 1.3 Simmonds 试验：由于右足跟腱断裂，在小腿肚上挤压无足跖屈。

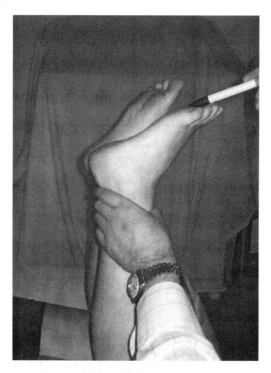

图 1.4 Matles 试验，显示右足跟腱断裂。

确定诊断。超声检查可显示跟腱两个断缘之间的无回声。MRI 在 T2 加权像上显示广泛的高强度信号。在 T1 加权像上，跟腱断裂则表现为腱质内的断裂信号。

处理

急性跟腱断裂的处理方法分成两大类：保守治疗或手术治疗。手术疗法又包括开放手术修补和经皮手术修补两种方法。关于哪种处理方式最好，目前仍存在争论[2]。这主要取决于患者的状况、年龄和适合度。

保守治疗

Wallace 等[10]报道，在改用功能支架前一个月应用硬管型固定一个月的保守治疗有极好的效果。相反，Persson 和 Wredmark[11]发现，应用保守治疗的 27 例患者中有 7 例患者再次出现断裂，另有 7 例患者对治疗结果不满意。Moller 等[12]在一项对 112 例急性跟腱断裂患者的前瞻性随机多中心研究中证实，非手术治疗后再断裂率为 20.8%，手术治疗后再断裂率为 1.7%（$P < 0.001$）。

保守治疗可能会使跟腱加长，并改变跟腱的功能[13]。这可能需要用手术方法加以矫正[14]，如果从一开始就进行手术治疗则可以避免上述情况[2]。许多作者认为，保守治疗除了存在功能问题之外，还有很高的再断裂发生率。Wong 等[15]报道，保守治疗跟腱断裂的再断裂发生率为 10.7%。Lo 等[16]报道，手术治疗跟腱断裂总的再断裂率为 2.8%，非手术治疗则为 11.7%（$P < 0.001$）。

开放手术修补

手术治疗可以明显降低跟腱再断裂的风险，但与保守治疗相比，其感染危险性增加[17]。Arner 和 Lindholm[18]报道的 86 例手术修补患者中并发症发生率为 24%，包括 1 例因肺栓塞而死亡的病例。Lo 等[16]报道开放手术修补所引起的轻度至中度并发症是保守治疗的 20 倍，但是开放手术和保守治疗引起的重大并发症则无明显不同。

应用单纯端对端修补（Bunnell/Kessler），或应用筋膜加强或腱移植等多种方法，可进行开放手术修补[19,20]。没有证据表明在跟腱新鲜断裂时，缝合法优于其他方法。但有些证据显示，采用局部加固或腱移植的一期加强可以延长手术时间，同时可以引发更大的并发症发生率。没有重要证据支持在急性跟腱断裂中采用更复杂的一期手术修补[21]。开放手术修补结果明显不同[18,22]。这些不同可能是多种因素的，并受手术方法、手术医生的手术经验程度、缝线材料类别和局部切口等细微变化影响。

经皮手术修补

经皮手术修补[23]是一种开放手术治疗和保守治疗之间的折中治疗方法。这种治疗方法的目的是提供一种比保守治疗更好的功能效果，其功能效果与开放手术修补相似。经皮手术修补的目的还在于减少与开放手术修补相关的伤口愈合和皮肤破损等问题。一些早期的报道显示再断裂和腓肠神经损伤危险增高，这可能是经皮手术不好的一面。Ma 和 Griffith[23] 提倡该手术方法，并取得无再断裂和 2 例轻微并发症的优良成功率。有些研究者证实经皮手术修补后再断裂发生率高于开放手术方法[24,25]，不过这些研究目前已经过时，同类手术已今非昔比。

最近有关开放手术修补和经皮手术修补的比较研究显示，两种修补手术有相似的效果。例如，Lim 等[26] 在比较经皮手术修补与开放手术时认为，经皮手术修补感染率低，而且更加美观易接受。比较开放手术修补与经皮手术修补的功能结果表明，二者没有明显区别。Cretnik 等[27] 进一步说明了经皮修补的好处以及有关全跟腱新鲜断裂最佳治疗存在的争议。一组研究比较了经皮手术修补和开放手术修补的治疗结果。急性跟腱完全断裂连续 132 例患者仅用局部麻醉下改良的经皮手术修补，并随访至少 2 年的结果，与同一时期在全身麻醉或脊椎麻醉下进行的开放手术修补连续 105 例患者结果比较。与开放手术修补组相比，经皮手术修补组重大并发症明显较少（P = 0.03），并发症总数较低（P = 0.013）。研究报告显示，经皮手术修补后再断裂和腓肠神经并发症稍多，但统计学上无明显差异。根据美国骨科足踝学会等级和 Holz 评分的功能评价，没有显示出任何统计学差异。

已经报道过几种经皮手术修补方法[23,28-31]。Ma 和 Griffith[23] 报道过 18 例患者跟腱应用 6 个刺口的经皮手术修补。缝线通过刺口，并十字交叉穿过跟腱。他们报道，1 例患者发生感觉障碍，1 例有腓肠神经卡压。

Webb 和 Bannister[28] 报道通过将内侧近端切口远离腓肠神经的经皮手术，可以减少腓肠神经损伤危险。McClelland 和 Maffulli[31] 报道了一种跟腱断裂的经皮手术修补法，该方法与 Webb 和 Bannister 所报道的[28] 方法相似，但应用的是 Kessler 缝合法。目前，我们用小切口微创手术方法经皮手术修补跟腱断裂，包括 5 个小切口，4 个切口长 1cm，第 5 个切口长 2cm。

术前计划

患者一旦确诊，需全面评估全身健康和同时存在的疾病情况，也应注意到术前的功能状态。

应该检查患肢皮肤色泽表现和神经血管有无变化，尤其要注意术前腓肠神经是否受累。如果患者有相关的合并症，还需要做相应的血液检查、心电图（ECG）和 X 线胸片（CXR）检查。必须预防深静脉栓塞（DVT）。为了使手术更为舒适，可以使用马蹄足背板。在评估之后，对要进行的手术仔细研究，需要患者签写有效手术同意书，理论上应由手术医生持有。还应告知患者腓肠神经损伤、再断裂、感染和功能受损的可能性。

手术技术

应用局部浸润麻醉。1% 盐酸利多卡因 20mL 和左布比卡因 5mg/mL 50:50 混合剂，沿跟腱断裂处的 8～10cm 区域滴注。患者取俯卧位，于踝前下方放置垫枕，足随意悬垂。使手术台向头侧低成角 20°，以减少足踝静脉淤血。患肢术前准备。应用小腿止血带，加压到 250mmHg。

在跟腱上做 5 个刺开切口（图 1.5）。第一个切口对着可触及的跟腱断裂部位，横行约 2cm。从跟腱断裂部位切取一小块组织送组织学检查。其他切口与第一个切口近侧和远侧各相距大约 4cm。近侧切口是在跟腱内侧和外侧面上纵向 1cm 刺开切口。我们主张直接在跟腱上用小血管钳行钝性剥离，这样可避免损伤腓肠神经，该神经于跟腱到跟骨止点近侧约 10cm 的跟腱外侧缘穿过[32]。

常用小止血钳由覆盖的皮下组织游离腱鞘。在一枚长弯针上穿有 Maxon 双股缝线，横向通过外侧远端刺开切口，穿过腱质，并由内侧远端刺开切口出来。然后针再经肌腱上的不同进入点插进内侧远端，并纵向穿过肌腱近端，锁紧肌腱，朝向中间切口并通过断裂肌腱末端出针（图 1.6）。

将从外侧远端刺开切口伸出未动的缝线重新穿在针上，再经外侧远端刺开切口插进腱质里。针纵向通过肌腱近侧，并由中间切口出来（图 1.7）。牵引缝线，以确保肌腱内的缝线收紧（图 1.8）。拉出缝线后再重复进行一次检查。对于断裂跟腱的近侧部分，缝线采用相同方法抽拉。然后，缝线在踝关节最大跖屈位打结（图 1.9）。皮肤横向切口用

皮下 3-0 Biosyn 缝线缝合。将纵行刺开切口并置，用无菌带闭合，并使用非粘连敷料包扎。在手术室采用踝关节最大马蹄足位完整石膏管型固定。于管型内外两侧劈开，以容纳组织肿胀（图 1.10）。

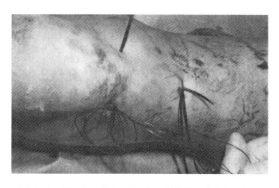

图 1.6　针再经由肌腱上的不同进入点插进内侧远端刺开切口，并纵向过肌腱近侧，朝向中间切口并通过断裂肌腱末端出针。

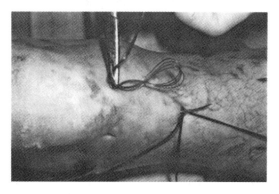

图 1.7　将从外侧远端伸出的缝线重新穿在针上，再经外侧远端切口插进腱质。针纵向通过跟腱近侧并由中间切口出来。

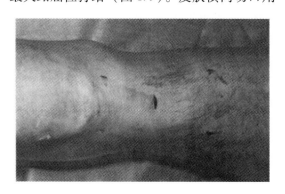

图 1.5　在跟腱上的 5 个刺开切口。

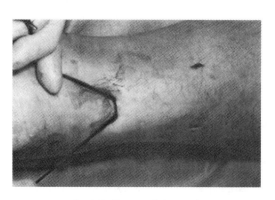

图 1.8　牵引缝线，以确保肌腱内的缝线收紧。

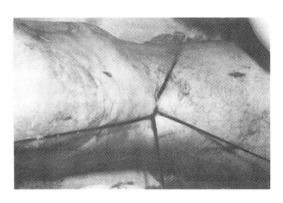

图 1.9　缝线在踝关节最大跖屈位打结。

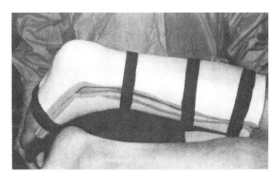

图 1.10　在手术室使用完整石膏管型固定，踝关节取最大的马蹄足位。于石膏管型内外两侧劈开，以容纳组织肿胀。

并发症

血肿可导致感染和手术切口溃破，特别是跟腱的血供脆弱时更易发生[31]。若使用特定的小切口，这种情况则非常少见。腓肠神经损伤可引起神经皮区感觉改变或疼痛性神经瘤。患者足外侧的感觉缺失，有些人还可引起穿鞋困难[33]。在跟腱上用钝的血管钳行直接钝性剥离，可避免腓肠神经损伤的发生。因此，手术切口缝合时要远离腓肠神经。跟腱缺少血供增加了手术伤口感染的概率。这是开放手术修补已公认的并发症，但是采用经皮手术修补则可减少伤口感染的风险[26,31]。

再断裂是许多报道资料提到的并发症[24,25]。与开放手术修补所使用的缝线材料相比较，许多现代腱内缝线材料的使用已经把这种并发症的风险降到最低。最近研究比较了两种修补手术的治疗效果，结果显示经皮手术修补和开放手术修补的再断裂发生率没有区别[26]，但是采用开放手术修补的伤口并发症感染率明显更高[26]。因为患者将用石膏管型固定，所以也应考虑深静脉栓塞。当患者解除石膏管型时，再次常规检查应寻找有无深静脉栓塞，如果怀疑存在，应给予适当处理[33]。术后早期康复治疗目的在于减少这种危险的发生。

术后处理

手术后术侧小腿立即抬高。如果患者腿部神经血管没有问题，并且理疗师确认患者安全且适应石膏管型，那么患者可以出院。完整石膏管型需保留 2 周，如果无不适，患者可负重。在石膏管型固定期间，建议患者进行腓肠-比目鱼肌联合的轻柔功能收缩锻炼，休息时应抬高患肢。

在此期间，患者门诊临床科复查，检查手术切口的部位，并用足跖屈位石膏前托固定 4 周。建议患者活动，最初部分负重，经过 4 周方能增加负重。鼓励患者内翻和外翻足，并使足跖屈对抗一个固定不变数值的阻力。然后去除石膏托，理疗医师随访安排轻量的活动。去除石膏管型后 2 周可以开始少量功能练习。此后患者应能完全负重。

（李世民译　马信龙校）

参考文献

1. Viidik A. Tensile strength properties of Achilles tendon systems in trained and untrained rabbits. Acta Orthop Scand 1962;10:261–272
2. Maffulli N. Rupture of the Achilles tendon. J Bone Joint Surg Am 1999;81:1019–1036

3. Jozsa L, Kvist M, Balint BJ, Reffy A, Jarvinen M, Lehto M, Barzo M. The role of recreational sport activity in Achilles tendon rupture. A clinical, pathoanatomical, and sociological study of 292 cases. Am J Sports Med 1989;17(3):338–343

4. Cummins EJ, Anson BJ, Carr BW, Wright RR. The structure of the calcaneal tendon (of Achilles) in relation to orthopaedic surgery. With additional observations on the planatris muscle. Surg Gynecol Obstet 1946;83:107–116

5. Rufai A, Ralphs JR, Benjamin M. Structure and histopathology of the insertional region of the human Achilles tendon. J Orthop Res 1995;13(4):585–593

6. Simmonds FA. The diagnosis of the ruptured Achilles tendon. Practitioner 1957;179:56–58

7. Matles AL. Rupture of the tendo Achilles. Another diagnostic test. Bull Hosp Joint Dis 1975;36:48–51

8. Maffulli N, Dymond NP, Capasso G. Ultrasonographic findings in subcutaneous rupture of Achilles tendon. J Sports Med Phys Fitness 1989;29(4):365–368

9. Kabbani YM, Mayer DP. Magnetic resonance imaging of tendon pathology about the foot and ankle. Part I. Achilles tendon. J Am Podiatr Med Ass 1993;83:418–420

10. Wallace RG, Traynor IE, Kernohan WG, Eames MH. Combined conservative and orthotic management of acute ruptures of the Achilles tendon. J Bone Joint Surg Am 2004;86:1198–1202

11. Persson A, Wredmark T. The treatment of total ruptures of the Achilles tendon by plaster immobilisation. Int Orthop 1979;3:149–152

12. Moller M, Movin T, Granhed H, Lind K, Faxen E, Karlsson J. Acute rupture of tendon Achillis. A prospective randomised study of comparison between surgical and non-surgical treatment. J Bone Joint Surg Br 2001;83(6):843–848

13. Bohnsack M, Ruhmann O, Kirsch L, Wirth CJ. Surgical shortening of the Achilles tendon for correction of elongation following healed conservatively treated Achilles tendon rupture. Z Orthop Ihre Grenzgeb 2000;138:501–505

14. Soma C, Mandelbaum B. Repair of acute Achilles tendon ruptures. Orthop Clin North Am 1976;7:241–246

15. Wong J, Barrass V, Maffulli N. Quantitative review of operative and nonoperative management of Achilles tendon ruptures. Am J Sports Med 2002;30:565–575

16. Lo IK, Kirkley A, Nonweiler B, Kumbhare DA. Operative versus nonoperative treatment of acute Achilles tendon ruptures: a quantitative review. Clin J Sport Med 1997;7:207–211

17. Bhandari M, Guyatt GH, Siddiqui F, Morrow F, Busse J, Leighton RK, Sprague S, Schemitsch EH. Treatment of acute Achilles tendon ruptures: a systematic overview and metaanalysis. Clin Orthop Relat Res 2002; Jul(400):190–200

18. Arner O, Lindholm A. Subcutaneous rupture of the Achilles tendon. A study of 92 cases. Acta Chir Scand 1959;116(239):1–5

19. Bosworth D. Repair of defects in the tendo Achilles. J Bone Joint Surg Am 1956;38:111–114

20. Lynn T. Repair of torn Achilles tendon, using the plantaris tendon as a reinforcing membrane. J Bone Joint Surg Am 1966;48:268–272

21. Jessing P, Hansen E. Surgical treatment of 102 tendo Achilles ruptures – suture or tenoplasty? Acta Chir Scand 1975;141:370–377

22. Soldatis J, Goodfellow D, Wilber J. End to end operative repair of Achilles tendon rupture. Am J Sports Med 1997;25:90–95

23. Ma GWC, Griffith TG. Percutaneous repair of acute closed ruptures Achilles tendon. A new technique. Clin Orthop Relat Res 1977; Oct(128):247–255

24. Aracil J, Lozano J, Torro V, Escriba I. Percutaneous suture of Achilles tendon ruptures. Foot Ankle 1992; 13:350–351

25. Bradley J, Tibone J. Percutaneous and open surgical repairs of Achilles tendon ruptures. A comparitive study. Am J Sports Med 1990;18:188–195

26. Lim J, Dalal R, Waseem M. Percutaneous vs. open repair of the ruptured Achilles tendon – a prospective randomized controlled study. Foot Ankle Int 2001; 22(7):559–568

27. Cretnik A, Kosanovic M, Smrkolj V. Percutaneous versus open repair of the ruptured Achilles tendon: a comparative study. Am J Sports Med 2005;33(9): 1369–1379

28. Webb JM, Bannister GC. Percutaneous repair of the ruptured tendo Achillis. J Bone Joint Surg Br 1999; 81(5):877–880

29. Gorschewsky O, Vogel U, Schweizer A, van Laar B. Percutaneous tenodesis of the Achilles tendon. A new surgical method for the treatment of acute Achilles tendon rupture through percutaneous tenodesis. Injury 1999;30(5):315–321

30. Cretnik A, Zlajpah L, Smrkolj V, Kosanovic M. The strength of percutaneous methods of repair of the Achilles tendon: a biomechanical study. Med Sci Sports Exerc 2000;32(1):16–20

31. McClelland D, Maffulli N. Percutaneous repair of ruptured Achilles tendon. J R Coll Surg Edinb 2002; 41:613–618

32. Webb J, Moorjani N, Radford M. Anatomy of the sural nerve and its relation to the Achilles tendon. Foot Ankle Int 2000;21(6):475–477

33. Young JS, Kumta SM, Maffulli N. Achilles tendon rupture and tendinopathy: management of complications. Foot Ankle Clin 2005;10(2):371–382

第 2 章 内窥镜腓肠肌后移术

Amol Saxena，Christopher W. DiGiovanni

经皮手术成为许多肌肉骨骼疾病受欢迎的治疗方法。内窥镜腕管和跖筋膜松解术是目前最常见的治疗手术。内窥镜手术报道的优点有：切口小、术后恢复时间短[1-3]。虽然这些手术方法总的可靠性尚待确定，但用内窥镜直接观察手术也可以减少由于瘢痕形成的围术期并发症，如切口刺激或神经炎。最近内窥镜腓肠肌后移术（EGR）已经被广泛用于踝关节马蹄足挛缩的治疗，并成为一种正规的开放性腓肠肌松解术（OGR）或跟腱延长的替代手术[4-21]。开放性腓肠肌松解术仍然是当今腱膜延长术的"金标准"，因为它已经被证实是一种安全、快速、有效的手术方法。不过，该手术逐层切开会形成一个大的难看的切口，这对于年轻女性来说是很不受欢迎的，而且可伴有腓肠神经瘢痕性神经炎[11,14,15,19,22]。内窥镜腓肠肌后移术是一种可采用的经皮手术方法，目的是尽量避免出现上述这些问题，但是内窥镜腓肠肌后移术具有一个重要的学习曲线，这与手术的目测不良有关，而且手术主要依靠器械进行[14,17]。考虑到这种手术可能存在的优缺点，作者经过近几年的试验发明了一种安全可靠的腓肠肌后移的内窥镜手术方法。

应用腓肠肌后移术成功地治疗踝关节挛缩已超过一个世纪，该方法最初是用于治疗神经系统损伤患者[16]。最近的资料显示无神经系统疾病的人也可以有单纯性腓肠肌紧张，不过在美国和欧洲，开放性腓肠肌松解术的应用近 10 年才更广泛流行。内窥镜腓肠肌后移术最早于 2002 年作为一种选择性治疗方法被提出[13,21]。它优于标准开放性腓肠肌松解术的主要好处是切口小、恢复快，以及可在患者任何状态下施行手术的多用性。而它最近引人关注的主要原因是开放手术方法的并发症较明显，目前它的良好效果仍然值得期待，但是尚未被完全证实[14]。

在改善踝关节背屈功能方面，内窥镜手术的早期治疗结果似乎与开放手术相当[5,10-12,14,20]。Saxena 和 Widtfeldt 应用内窥镜手术，术后踝关节背屈近期改善平均达 15°，18 例患者 1 年后随访仍有 12.6°[14]。Pinney 等报道采用 Strayer 开放手术后背屈增大到 18°，并保持 2 个月[11]。DiDomenico 等报道了 31 例内窥镜腓肠肌后移术手术结果，指出在伸膝情况下背屈改善 18°[5]。Trevino 等没有报道内窥镜手术后踝关节背屈改善的数量，仅提到"踝关节背屈明显改善"[20]。这三个研究报道讨论的都是非痉挛性马蹄足。最近欧洲的一项研究报道了脑瘫患者神经性马蹄足的 18 例手术[12]。这些作者在应用内窥镜手术进行治疗后也能达到踝关节背屈 20°的改善。有趣的是，尽管资料可靠，但是马蹄足矫正实际需要的腓肠肌后移量会影响长期成功的结果，在这些患者仍不清楚。事实上，尽管单纯腓肠肌松解术和功能改善之间的关系仍未明确，但许多人（包括这些作者）认为单纯腓肠肌松解术是不同病理所致马蹄足的矫正治疗方法。例如，目前马蹄足纯病理学定义仅最近才予以精细研究。

历史上，将踝关节功能确定为伸膝时

背屈 10°，屈膝时大于 10°（Silverskiold 检测法）[23]。踝关节背屈稍低于此数值被认为是"马蹄足挛缩"。2002 年，DiGiovanni 等研究非神经性伤害人群的踝关节背屈，或者是无症状对照的个体或者是中足和（或）前足痛的患者[24]。他们认为，伸膝位踝关节背屈 5° 和屈膝位踝关节背屈 10° 均属于正常数值，低于此数值时应考虑为腓肠肌或跟腱挛缩的表现。他们也发现符合腓肠肌马蹄足标准的患者与中足痛及前足疾病发生率的增高之间有明显的统计学联系。另一个争论性研究认为，青少年运动员伸膝位踝关节背屈 0° 在无症状时可能"正常"[25]。基于这一论据，我们认为准备接受腓肠肌后移术的患者如果伸膝位踝关节背屈低于 5° 时，则是他们长期足过度负重或炎症的症状或体征的表现。常见的情况可能有胫骨后肌腱功能不全、糖尿病前足溃疡或 Charcot 关节病、应力骨折、跖骨痛、Morton 足畸形、跖筋膜炎和跟腱止点的跟腱炎，不过我们考虑这种挛缩也可能在足的其他许多生物力学和功能性疾病中起作用。进行开放性或内窥镜腓肠肌后移术的其他适应证可能包括：踝关节挛缩有症状或中足关节（Lisfranc 关节）的患者，或者需要关节重建/关节固定、对后足重建对线的跟骨截骨术或距下关节制动术的患者（表 2.1）。如果根据 Silverskiöld 试验是手术指征时，无论进行开放手术还是内窥镜手术，该手术并不意味着能取代跟腱延长术。此外，运动员应当慎用腓肠肌后移术。

表2.1 内窥镜腓肠肌后移术的适应证

1. 腓肠肌马蹄足/紧张：（伸膝时踝关节背屈 <5°）
2. 非痉挛性和非骨性畸形和
    非对称创伤后症状性挛缩和（或）
    跟骨截骨术和（或）后足重新对线和（或）
    距下关节制动术和（或）
    中足关节固定术和（或）
    非感染性前足溃疡/功能障碍

内窥镜腓肠肌后移术一般于仰卧位全身麻醉下进行。在足/踝手术过程中，如果患者需要也可以在俯卧位进行手术。对于不适合全身麻醉或不希望全身麻醉的患者，也可考虑选择脊椎麻醉或局部麻醉，但是我们用这种麻醉方法的经验不多。Tashjian 等在最近的一项解剖研究中明确了切口位置[22]。通过找到腓肠肌内侧肌腹的下延位以及确认腓骨干的中段，确定切口的理想位置。这些标志为最佳松解腱膜提供了有效的途径。必须了解神经血管解剖，特别是腓肠和及其周围结构。大隐静脉和隐神经位于内侧切口的前方，切口最好位于中轴线上。所做切口邻近腓肠肌内侧腱膜边缘，一般距内踝近侧 9～12cm，长 1～1.5cm（图 2.1）。打开小腿后浅间隔筋膜，用一把筋膜起子在皮下脂肪和腓肠肌筋膜之间由内向外做一通道。要注意保持在腓肠肌腱膜正后方（上端）的结构不改变，这是一处特征性发亮的白色结构。然后通过内侧切口放置一个带钝头填充器的内窥镜套管，并小心地向外侧推进。继之取出填充器，通过套管插入 4.0mm 30° 内窥镜。前面可看见腓肠肌腱（图 2.2），此后把内窥镜朝小腿外侧面推进，此处皮下组织呈黄色。向后旋转内窥镜和套管，然后再退回内侧约 1cm，找出腓肠神经。Pinney 等发现，腓肠神经只有不足25% 位于

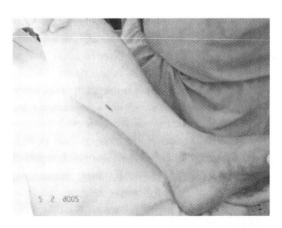

图2.1 内侧切口位置。

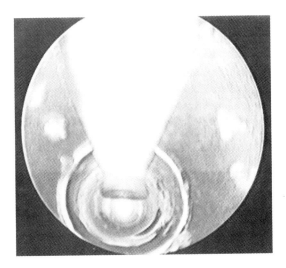

图2.2　内窥镜观察腓肠肌。

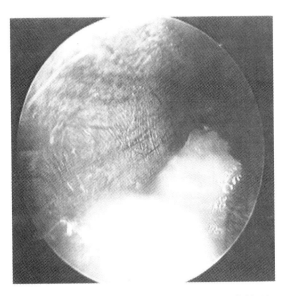

图2.3　内窥镜和套管向后旋转180°，内窥镜观察到的腓肠神经。

腓肠肌腱膜正后方，多数在视野以外，在此平面位于后浅间隔筋膜内侧和外侧的所有比例相等。不管如何走行，都必须注意确保腓肠神经不在内窥镜套管和腓肠肌腱膜松解部位之间。根据 Tashjian 等的发现，腓肠神经在肌腱联合处走行于距腓肠肌外缘内侧约1.2cm 或 20%[19]。他们用内窥镜腓肠肌后移术进行尸检，研究报道了 1 例腓肠神经横断，而且仅 1/3 的尸体标本能看见腓肠神经[19,22]。Webb 等也指出，腓肠神经由外侧穿过跟腱的近端[26]。如果可能的话，大量资料证明，在套管后方查找腓肠神经往往有好处，这样可以避免损伤腓肠神经（图 2.3）。Pinney 等还指出，他们关于 Strayer 手术的研究显示，腓肠神经常与腓肠肌腱膜粘连[11]。这种情况可能需要改变甚至放弃内窥镜手术，而换用更为有效的开放手术。通过小腿外侧面透照，手术医生可以在套管侧小心地做一小切口，然后插入一个细尖的吸引器，此切口也有助于避免发生入口神经瘤（图 2.4）。在横断腓肠肌的过程中，由于皮下脂肪产生的湿气，所以抽吸能改善可见度。有时用一个棉签拭子连续擦拭也有助于内窥镜镜片及其套管的清洁。

　　一旦解剖关系完全可靠地确定下来，可临时取出内窥镜，将套管刀作为内窥镜摄像机的一部分固定在内窥镜上（图2.5）。只要

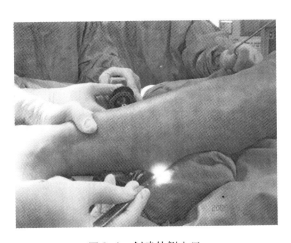

图2.4　创建外侧入口。

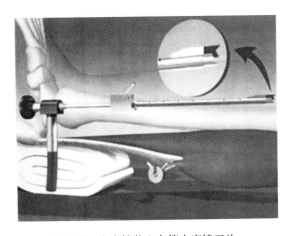

图2.5　内窥镜装上套管内窥镜刀片。

向前推位置紧挨着内窥镜摄像头的固定刀片，就可以用此组合装置来横断肌腱，但只能通过内侧入口进行。另外也可以单独使用一个"钩形刀片"，如果腓肠神经或许多静脉组织位于想要切断的组织附近，这种方法有好处。该种方法需要两个入口和一个单独的刀片/刀柄，在手术切断时向远端牵拉，同时应用摄像头继续松解。我们发现，无论哪种方法均没有特殊的优点，两种方法都必须强行使足背屈达到厚的腓肠肌腱膜紧张，并使其明确切断。如用 Kocher 钳通过各个入口夹住腓肠肌腱膜的内缘和外缘，也可以使手术操作更为方便，但需稍大的切口。因为腓肠肌静态在冠状面观察时多为曲线状而不是直线状，所以这一辅助的操作可能有用。因此，有时这个又硬又直的内窥镜在松解肌腱最内和最外缘时，由于它们远离关节镜/套管的最前面而起不了作用。当用两种刀具任何一种横断腓肠肌时，在其前方均可以看见比目鱼肌腹（图 2.6），要尽量避免损伤比目鱼肌的筋膜。如果伤及该筋膜会引起出血，导致手术视野模糊不清。虽然一般只是浅表出血，但这种情况有时很难避免，这时由外侧入口吸引可能有帮助。根据我们的经验，虽然比目鱼肌筋膜/肌肉的这种无意损伤没有出现任何临床影响，但是这仍然是该手术的一种潜在危险和不确定的失误。如果神经血管结构限制了套管刀的前进，可用各种内窥镜刀片由两个中任意一个入口切断腱膜，然后由外侧入口用钩形刀片完全切断腱膜。

在肌腱完全横断后，可发现踝关节背屈至少改善 10°～15°。未达到这一数值则表明需要跟腱延长或是腓肠肌腱膜未完全切断。最近 Barouk 等的研究认为，只要通过内侧与相对外侧的腓肠肌腱膜松解，几乎全部获得踝关节背屈最大限度的矫正[27]。这与我们自己的观察相一致。去除内窥镜时，探查内侧切口的跖肌腱，并予以切断。根据我们的经验，术后保留该肌腱完整，在踝关节背屈时可因为其弓弦作用而引起内侧不适。然后冲

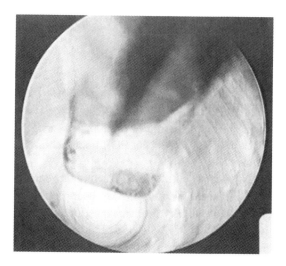

图 2.6 内窥镜所观察到的腓肠肌横断（上方为比目鱼肌）。

洗手术部位，并将 0.5% 5mL 丁哌卡因滴入切口内。用 3-0 尼龙线 1～2 针缝合切口，术后 2 周拆线。口服肌肉松弛剂，与此同时夜里用踝关节背屈夹板固定，可有助于术后状态保持放松和减小肌肉紧张。如果单独应用内窥镜腓肠肌后移术，则患者需保持膝下步行靴固定 4～6 周，2 周后仅夜里需要穿靴，允许患者在未睡眠时承受步行。如果同时进行了足或踝范围较广的手术，一般要求术后制动下负重。在恢复期的头几个月，建议自行按摩腱横断区和两个入口，并鼓励做物理治疗，这有助于改善步态和减少纤维化。内窥镜腓肠肌后移术后 6 周可以具有单腿"足跟抬高"的负重能力[14]。

内窥镜腓肠肌后移术体现了经皮技术的发展，即在腓肠肌后移术后，尽量减小术后瘢痕形成，并尽快恢复健康。不过因为与传统的开放手术相比，这种手术的长期结果和有关的并发症发生率尚不清楚，所以该手术在推荐使用时必须谨慎。该手术术后最常见的有害影响可能是足外侧暂时性感觉减退，这极有可能是由于腓肠神经牵拉性神经炎所致，这种情况我们也曾见于开放手术获得踝关节背屈急剧增大之后[5,15]。不过，这一般是一种良性的自限性表现。根据尸体实验，

腓肠神经撕裂和（或）腓肠肌不完全松解，与开放手术相比可能证明是内窥镜腓肠肌后移术值得注意的危险，主要由于直视观察受到限制所致。内窥镜腓肠肌后移术可能出现的其他并发症尚待完全确定，包括血肿、粘连/索带、迈步无力以及跟骨畸形（图2.7）。

该手术也要求高端的设备，与一般的松解手术相比需要更多的器械。遗憾的是，这种设备虽然可用于腓肠肌后移术，但大多数足/踝手术并不需要，因此这种需求意味着加重了外科医生和手术室工作人员的负担。我们的经验是，内窥镜腓肠肌后移术所需的全部时间与开放性腓肠肌松解术相当。

内窥镜腓肠肌后移术的操作目前仍处于萌芽时期。仅有很少几篇文章介绍了这种手术的优点和缺点，或者手术结果的比较。尽管单纯腓肠肌后移术后切口出现成倍减小及恢复成倍增大，但是其应用仍应慎重考虑，在提倡内窥镜腓肠肌后移术可以普遍安全应用之前，必须进行更全面的评价（表2.2）。不过，我们认为随着内窥镜腓肠肌后移术应用经验的增加，它最终将能成为一种更安全、更可靠的腓肠肌后移术方法。虽然至今开放手术方法仍然是金标准，但也应当考虑最有效、可靠及使患者安全顺利的腓肠肌后移术。

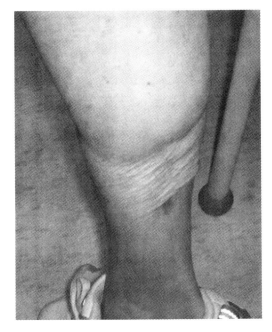

图2.7　"索带形成"或比目鱼肌与皮下组织粘连。

表2.2　内窥镜腓肠肌后移术其他作者研究结果

作者	注解	踝背屈最后改善	神经横断	外侧感觉减退	血肿	足跟步态	外观不良
Tashjian 等[19,22]	尸体的	NS	1	NA	NA	NA	NA
Saxena 和 Widtfeldt[14]	18 例	12.6°	无	3	NS	NS	1
Trevino 等[20]	31 例	NS	无	NS	NS	NS	NS
DiDomenico 等[5]	31 例	18°	无	NS	1	3	NS
Poul 等[12]	18 例脑瘫	20°	NS	NS	0	NS	NS
Saxena 和 Widtfeldt[15]	54 例	14.8°	无	6/54（11%）	1	1	6/54（11%）

NS：无研究。

NA：未提供。

（李世民 译　马信龙 校）

参考文献

1. Leversedge F, Casey P, Seiler J, Xerogeanes J. Endoscopically assisted fasciotomy: description of technique and in-vitro assessment of lower-leg compartment decompression. Am J Sports Med 30(2): 272–278, 2002
2. Mirza A, King E. Newer techniques of carpal tunnel release. Orthop Clin North Am 27:355–371, 1996
3. Saxena A. Uniportal endoscopic plantar fasciotomy: a prospective study on athletic patients. Foot Ankle Int 25(12):882–889, 2004
4. Armstrong D, Stacpoole-Shea S, Nguyen H, Harkless L. Lengthening of the achilles tendon in diabetic patients who are at high risk for ulceration of the foot. J Bone Joint Surg 81A(4):535–538, 1999
5. DiDomenico L, Adams H, Garehar, D. Endoscopic gastrocnemius recession for the treatment of gastrocnemius equinus. J Am Podiatr Med Assoc 95(4): 410–413, 2005
6. Hansen ST. Midfoot arthrodesis In: Wulker N, Stephens M, Cracchiolo A (eds.) Atlas of Foot and Ankle Surgery. St. Louis, MO, Mosby, p. 154, 1998
7. Hansen ST: Tendon transfers and muscle balancing techniques. Achilles tendon lengthening. In: Hansen S (ed.) Functional Reconstruction of the Foot and Ankle. Lippincott Williams & Wilkins, Baltimore, MD, pp. 415–421, 2000
8. Laborde J. Tendon lengthenings for forefoot ulcers. Wounds 17(5):122–130, 2005
9. Mueller M, Sinacore D, Hastings M, Johnson J. The effect of Achilles tendon lengthening on neuropathic plantar ulcers: a randomized clinical trial. J Bone Joint Surg 85-A(8):1436–45, 2003
10. Pinney S, Sangeorzan B, Hansen ST. Surgical anatomy of the gastrocnemius recession (Strayer procedure) Foot Ankle Int 25(4): 247–250, 2004
11. Pinney SJ, Hansen ST, Sangeorzan BJ. The effect on ankle dorsiflexion of gastrocnemius recession. Foot Ankle Int 23(1):26–29, 2002
12. Poul J, Tuma J, Bajerova J. Video-assisted tenotomy of the triceps muscle of the calf in cerebral palsy patients. Acta Chir Orthop Traumatol Cech 72(3): 170–172, 2005
13. Saxena A. Endoscopic gastrocnemius tenotomy. J Foot Ankle Surg 41(1):57–58, 2002
14. Saxena A, Widtfeldt A. Endoscopic gastrocnemius recession: a preliminary report on 18 cases. J Foot Ankle Surg 43(5):302–306, 2004
15. Saxena A, Gollwitzer H, DiDomenico L, Widtfeldt A, Die endoskopische Verlängerungsoperation des Musculus gastrocnemius zur Behandlung des Gastrocnemius equinus (German) Z Orthop Unfall 145:1–6, 2007
16. Saxena A, DiGiovanni C. Ankle equinus and the athlete. In: Maffulli N, Almekinders M (eds.) The Achilles Tendon. Springer, New York, 2006
17. Sgarlato TE. Medial gastrocnemius tenotomy to assist in body posture balancing. J Foot Ankle Surg 37(6):546–547, 1998
18. Takao M, Ochi M, Shu N, Uchio Y, Naito K, Tobita M, Matsusaki M, Kawasaki K. A case of superficial peroneal nerve injury during ankle arthroscopy. Arthroscopy 17(4):403–404, 2001
19. Tashjian RZ, Appel AJ, Banerjee R, DiGiovanni CW. Anatomic study of the gastrocnemius-soleus junction and its relationship to the sural nerve. Foot Ankle Int 24:473–476, 2003
20. Trevino S, Gibbs M, Panchbhavi V. Evaluation of results of endoscopic gastrocnemius recession. Foot Ankle Int 26(5):35–364, 2005
21. Trevino S, Panchbhavi V. Technique of endoscopic gastrocnemius recession: cadaveric study. Foot Ankle Surg 8:45–47, 2002
22. Tashjian R, Appel A, Banerjee R, DiGiovanni C. Endoscopic gastrocnemius recession: evaluation in a cadaver model. Foot Ankle Int 24:607–613, 2003
23. Silverskiold N. Reduction of the uncrossed two-joints muscles of the leg to one-joint muscles in spastic conditions. Acta Chir Scand 56:315–30, 1924
24. DiGiovanni C, Kuo R, Tejwani N, Price R, Hansen T, Cziernecki J, Sangeorzan B. Isolated gastrocnemius tightness. J Bone Joint Surg 84A(6):962–970, 2002
25. Saxena A, Kim W. Ankle dorsiflexion in adolescent athletes. J Am Podiatr Assoc 93(4):312–314, 2003
26. Webb J, Moonjani N, Radford M. Anatomy of the sural nerve and its relation to the Achilles tendon. Foot Ankle Int 21(6):475–477, 2000
27. Barouk L, Barouk P. Techniques, results and comparison between the medial and lateral proximal gastrocnemius release. Presented at the International Spring Meeting, French Foot Society. Toulouse, France June 8–10, 2006

第 **3** 章

Lisfranc 骨折-脱位的经皮复位和内固定

Anish R. Kadakia，Mark S. Myerson

跖跗骨或 Lisfranc 损伤经皮微创复位内固定手术的成功，在于正确掌握了该手术治疗的损伤类型。Lisfranc 脱位的同义词来源于拿破仑年代骑兵部队所遭受的损伤。这种损伤伴有明显的血管和软组织损伤，一般采用拿破仑的外科医生 Lisfranc 的跖跗关节截肢进行治疗。虽然这种损伤继发于骑马活动坠落之后，但是该损伤形式也常见于足的高能汽车肇事伤、跌伤和碾轧伤[14]。损伤机制一般包括明显的骨和软组织损伤，但很少能由闭合性疗法处理（图 3.1）。低能损伤机制的患者,特别是运动员和老年人群主要累及的

韧带损伤，最适合接受经皮内固定（图3.2）。

损伤机制

间接机制与低能损伤有关，一般由于纵向作用力同时跖屈位足旋转引起[5,6]。足跖屈位使较弱的足背侧韧带处于紧张的制动状态，从而导致韧带断裂，并致进一步移位和跖侧

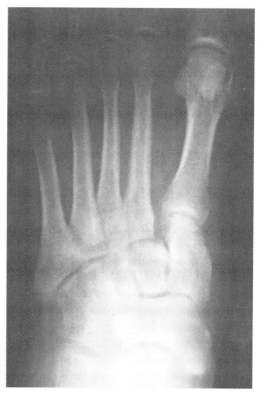

图3.2 一个单纯韧带损伤的前后位 X 线片，通过经皮手术治疗最为理想。

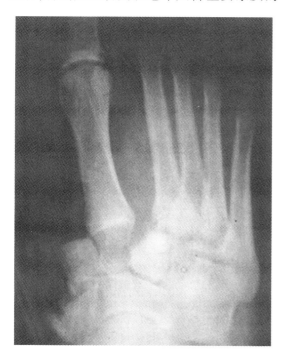

图3.1 一个直接损伤机制的前后位 X 线片显示骨粉碎和明显移位，因此不适合经皮手术治疗。

韧带性制动破坏或跖骨基底骨折[1,6,7]。该类型损伤可能不产生与直接高能损伤如严重肿胀、畸形、不能负重以及神经血管损伤等有关的明显的临床表现[8]。典型表现有全中足肿胀，1 周后肿胀减轻，因此当直接肉眼观察时，延迟性表现可能不会有明显的损伤[5]。全中足持续性疼痛和压痛，并且跖跗关节应力试验加重，提示为该类型损伤[9]。

X 线片评估

评估疑似 Lisfranc 损伤的系列 X 线片应包括：前后位、侧位和双足内斜 30°位片。另外，10°和 20°两个外斜位均具有显示横截面上移位具体情况的作用[9]。为了对中足施用应力并在 X 线片上显示骨折脱位损伤，应在尽可能多效负重下进行拍摄。有时患者很难做到负重，因此如果非负重位 X 线片结果正常，应于 10 ~ 14 天时重新拍摄负重位 X 线片[6]。虽然应力 X 线片可用于诊断不稳定性，但应在麻醉下进行，以免出现假阴性结果。足采用旋前加外展应力，以便发现细小的分离或成角[5,6,10]。Coss 等[11]通过尸体模型证明，足背和 Lisfranc 韧带破裂约束消失，可导致在外展应力下检查时始终看到 X 线片的不稳定表现，起到验证临床检查的有益作用。

跖跗关节的解剖学关系在 X 线片上有相应的表现，与此不相符的则是符合损伤的表现[12]。在前后位 X 线片上，第二跖骨的内侧缘与中楔状骨内侧缘，第一跖骨间隙和内、中楔状骨之间的间隙处于同一条直线上（图 3.3a，b）。在内斜位 X 线片上，第三跖骨外侧缘与外楔状骨的外侧缘在同一直线上。此外，第四跖骨内缘与骰骨内侧缘在同一条直线上。X 线片上的微小发现包括第一跖骨较小的成角或移位（图 3.4）。Myerson 等[3]描述的"斑纹征"是指内楔状骨或第二跖骨基底的小的撕脱性骨折，可用于诊断 Lisfranc 破裂。应对 X 线片进行仔细观察，以免漏掉楔状骨间不稳的 Lisfranc 改变（图 3.5）。

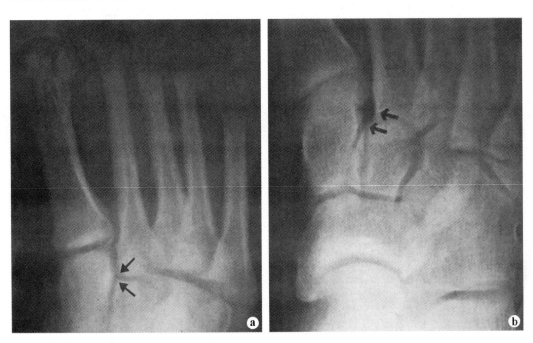

图 3.3 （a）发现第二跖骨基底与中楔状骨的内侧缘相连续。（b）在一名 Lisfranc 损伤患者中，发现第二跖骨相对于中楔状骨的内侧缘有外侧移位。

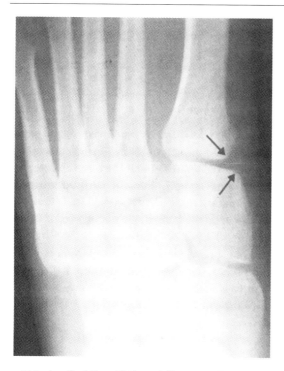

图 3.4　前后位 X 线片显示第一跖骨外移，符合 Lisfranc 损伤。

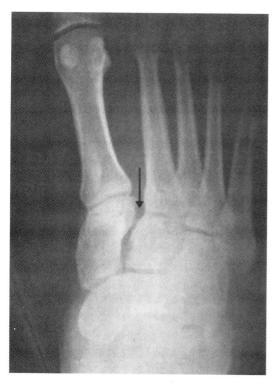

图 3.5　图上可见内、中楔状骨之间存在分离，符合 Lisfranc 损伤，尽管在第二跖骨和中楔状骨之间关系正常。

分类

有多种分类法描述这种复合性关节损伤[2,3,13]。应用 Myerson[6,10,14] 发明的柱分类法，可根据各个运动段来划分中足。内侧柱包括第一跖跗关节和内舟楔关节（图 3.6a）。中柱包括第二及第三跖跗关节、楔状骨间关节、舟楔关节（在中外楔状骨之间）（图 3.6b）。外侧柱包括第四、第五跖骨和骰骨之间的连接关节（图 3.6c）。该分类法可以根据中足运动情况判断预后。内侧柱和中柱仅有微小的运动（分别为 3.5mm 和 0.6mm），不能耐受不协调，创伤性关节炎的发生率最高[14,15]。

Nunley 和 Vertullo 提出一种根据运动员中足的典型扭伤来确定损伤的分类方法[16]。1期是与 Lisfranc 关节相一致的疼痛，在负重下 X 线片没有任何分离表现。2 期在前后位 X 线片上第一和第二跖骨之间有 1～5mm 的分离，外侧弓塌陷明显。3 期有大于 5mm 的分离，中足弓高消失。1 期损伤患者可应用非手术法进行治疗，包括前 6 周非负重玻璃纤维管型制动。

治疗

虽然最近的文献建议韧带性损伤行一期关节固定术，经过复位和内固定平均随访42.5 个月评分出现提高，但早期关节固定术的长期并发症可降低这些早期效果[17]。因此，Lisfranc 损伤的治疗应包括复位和内固定，中足 2 期和 3 期扭伤可用经皮手术或是开放手术治疗。这些损伤不适合采用非手术方法治疗，因此对于大于 2mm 的移位或 15°成角的病例，治疗效果欠佳[3]。

手术技术

应用经皮手术时需要全面了解跖跗关节的解剖结构及其在透视下的形态表现。如果

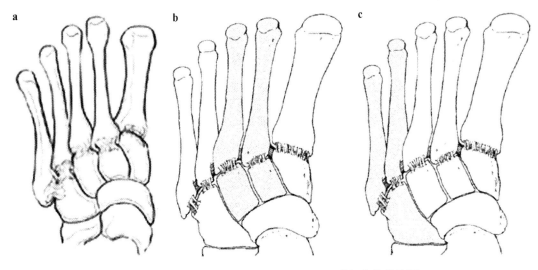

图3.6 （a）内侧柱、（b）中柱和（c）外侧柱的描绘图。

外科医生不能做开放手术，那么也不应该行经皮手术，有时当存在软组织或骨片卡入时，行经皮手术可避免使用闭合方法治疗解剖复位。

在进行任何固定之前，必须注意在一开始就获得解剖复位。跖跗关节复位需纵向牵引，可利用纱布卷牢固地绕在足趾上用力，以帮助复位（图3.7）。一开始着重内侧柱，达到稳定后再对中柱进行复位。复位损伤是牢固抓住姆趾，对跖骨基底向内、外方向用力迫使畸形复位。一旦达到解剖复位，可用导针进行临时固定（图3.8a，b）。用大骨钳使第二跖骨复位进入稳定状态（图3.9a，b）。如果反复调整骨钳仍存在分离，则应行开放手术复位。一般重新手术使第三和第四跖骨达到解剖对位。然后把部分螺钉由内楔骨斜插到第二跖骨基底。在透视下检查评价外侧柱的稳定性，如果仍有不稳定，用1.6mm克氏针或螺钉进行固定（图3.10a，b）。如使用克氏针对外侧柱固定，针的皮下位置对预防感染和针的过早脱落非常重要。

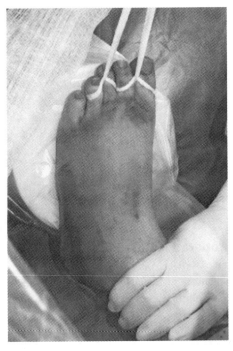

图3.7 使用纱布卷做成趾环，提供纵向牵引，有助于畸形的闭合性复位。

术后康复

最初制动是膝下后石膏夹板，以减轻肿胀和促进伤口愈合。鼓励早期活动和增加运动范围，用螺钉坚强固定对防止复位后再移位很重要。2 周时去除石膏夹板，改穿可脱的长筒靴，不过要继续非负重 8 周。允许患者开始一定范围的运动活动，于 4 周时在游泳池内加强练习，6 周时让患者原地不动骑自行车。12 周时允许完全负重，改为穿有矫形功能的运动鞋。一般于 4 个月时去除固定针，之后在治疗医生的指导下进行积极的康复锻炼。20 周时开始单纯平面跑，24 周时允许剧烈运动。

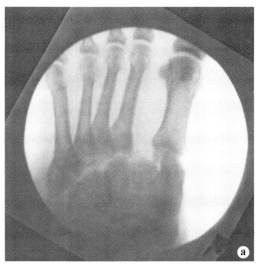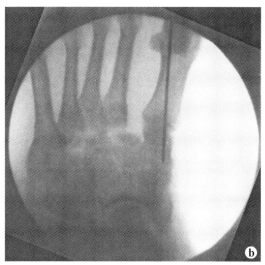

图 3.8　（a）Lisfranc 损伤伴有移位；（b）闭合性复位后内侧柱的临时固定。

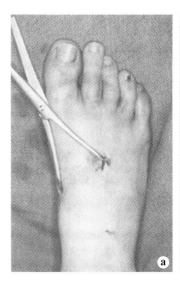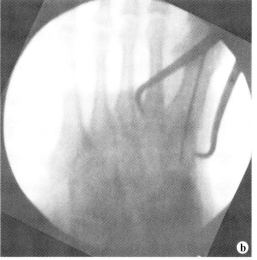

图 3.9　应用骨钳复位第二跖骨基底进入稳定状态的临床照片（a）和 X 线片（b）。

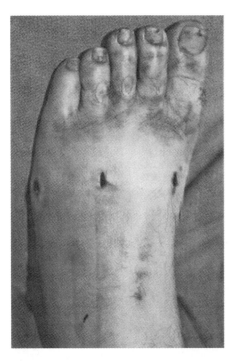

图3.10 闭合性复位和固定后的足部终外观。

结论

跖跗关节断裂，如果误诊且未及时治疗，可导致功能明显丧失。仔细研究患肢负重的X线片与全面掌握正常的解剖标志将有助于临床医生对中足的细微损伤作出正确诊断。经皮治疗是治疗中足损伤的理想方法，因为该方法可避伤口发生并发症的危险以及延伸切口产生的有关疾病。然而，如果存在复位不良的问题，必须改做开放手术。

（李世民 石敬贤 译　马信龙 校）

参考文献

1. Myerson M. Tarsometatarsal arthrodesis: technique and results of treatment after injury. Foot Ankle Clin 1996;1:73–83.

2. Hardcastle P, Reschauer R, Kutscha-Lissberg E, Schoffmann W. Injuries to the tarsometatarsal joint. Incidence, classification and treatment. J Bone Joint Surg Br 1982;64B(3):349–56.

3. Myerson M, Fisher R, Burgess A, Kenzora J. Fracture dislocations of the tarsometatarsal joints: end results correlated with pathology and treatment. Foot Ankle 1986;6(5):225–42.

4. Gossens M, De Stoop N. Lisfranc fracture dislocations: etiology, radiology, and results of treatment. A review of 20 cases. Clin Orthop Relat Res 1983;176:154–62.

5. Curtis M, Myerson M, Szura B. Tarsometatarsal joint injuries in the athlete. Am J Sports Med 1993;21:497–502.

6. Chiodo C, Myerson M. Developments and advances in the diagnosis and treatment of injuries to the tarsometatarsal joint. Orthop Clin North Am 2001;32(1):11–20.

7. Buzzard B, Briggs P. Surgical management of acute tarsometatarsal fracture dislocation in the adult. Clin Orthop Relat Res 1998;353:125–33.

8. Aronow M. Treatment of the missed Lisfranc injury. Foot Ankle Clin N Am 2006;11:127–42.

9. Myerson M. The diagnosis and treatment of injuries to the Lisfranc joint complex. Orthop Clin North Am 1989;20:655–64.

10. Myerson M. The diagnosis and treatment of injury to the tarsometatarsal joint complex. J Bone Joint Surg (Br) 1999;81B:756–63.

11. Coss H, Manos R, Buoncristiani A, Mills W. Abduction stress AP weightbearing radiography of purely ligamentous injury in the tarsometatarsal joint. Foot Ankle Int 1998;19(8):537–41.

12. Stein R. Radiological aspects of the tarsometatarsal joints. Foot Ankle 1983;3:286–9.

13. Quenu E, Kuss G. Etude sur les luxations du metatarse. Reb Chir Paris 1909;39(281).

14. Komenda G, Myerson M, Biddinger K. Results of arthrodesis of the tarsometatarsal joints after traumatic injury. J Bone Joint Surg Am 1996;78:1665–76.

15. Ouzounian T, Shereff M. In vitro determination of midfoot motion. Foot Ankle 1989;10:140–6.

16. Nunley J, Vertullo C. Classification, investigation, and management of midfoot sprains. Lisfranc injuries in the athlete. Am J Sports Med 2002;30(6):871–8.

17. Ly T, Coetzee J. Treatment of the primarily ligamentous Lisfranc joint injuries: primary arthrodesis compared with open reduction and internal fixation. J Bone Joint Surg Am 2006;88A(3):514–20.

第 4 章　慢性踝关节不稳的关节镜修复

Peter B. Maurus, Gregory C. Berlet

踝关节外侧韧带扭伤是矫形外科门诊最常见的损伤类型，估计每天的发生率为 1/10 000[1]。40% 的运动损伤涉及此类损伤[2]。大部分急性踝关节扭伤可通过限制性制动和物理治疗/踝功能康复获得确切愈合，但有 29% ~ 42% 的患者发生慢性踝关节不稳[3]。对于功能性外侧不稳定，Freeman 等描述为踝关节主观感受的无力感[4]。Tropp 的研究把这种损伤进一步描述为主观控制能力降低，但踝关节生理活动范围正常[5]。机械性不稳定是指活动超过踝关节正常生理活动极限，原因证实为踝关节过度的前外侧松弛。

踝关节扭伤最易损伤的韧带为距腓前韧带（ATFL）。尽管距腓前韧带的主要作用被描述为踝跖屈时限制前移位，但在踝关节各角度屈曲及翻转情况下，它可以起到主要的限制作用[6,7]。踝关节扭伤翻转的典型机制是首先损伤前外侧关节囊，紧接着是距腓前韧带，然后是跟腓韧带（CFL）和距腓后韧带（PTFL）。外侧韧带复合体的持续性破坏（反复打软腿）是手术稳定踝关节的指征。

有多种手术方法可用于稳定慢性踝关节不稳定，包括解剖学和非解剖学稳定两大类。非解剖学外侧韧带稳定术的特点是利用肌腱移植物重建来恢复外侧韧带复合体，这些方法存在踝关节过度受限的风险，并且对踝关节的作用是非等长运动。因此，这些方法应在修补或者单一临床选择的情况下使用。

解剖学方法虽然保留了正常的韧带植入点，但是改变了正常韧带结构的张力。这种方法不干扰韧带等长运动，并且很少造成踝关节过度受限。解剖学重建包括 Brostrom 外侧韧带重建和关节囊热修复。本章对开放手术不作讨论。

不论是采用开放手术还是关节镜技术处理踝关节不稳定，术前进行关节镜检查均是非常重要的。关节镜检查允许微创评估踝关节，并且在外侧韧带重建时能够处理关节内的病变。1993 年，Taga 等对 31 例踝关节的研究发现，89% 的急性踝关节损伤发生软骨损伤，而慢性踝关节损伤则为 95%[8]。Hintermann 等指出，66% 踝关节在韧带重建前已发生软骨损伤[9]。Komenda 和 Ferkel 对 51 例踝关节的研究发现，93% 发生关节内病变，包括游离体、滑膜炎、距骨骨软骨损伤、骨碎片、骨赘、粘连和软骨软化[10]。Takao 等对 72 例踝关节损伤患者的研究发现，伤后 2 个月这些患者仍然残留踝关节不稳，关节镜检查证实 14 例患者存在关节内病变，但没有被任何临床或者放射学检查证实[11]。

关节囊热修复

最近有报道采用关节囊热修复治疗慢性踝关节外侧不稳定[12,13]。该技术已经成功用于治疗肩关节不稳，治疗踝关节的早期疗效令人鼓舞。该技术观念的提出是基于 65℃ ~ 70℃ 的热能可以挛缩胶原这一事实，而关节囊、韧带和肌腱（TACS）的胶原构成超过 90%。热能可以通过电能（单极或者双极）或者激光实施。

许多因素影响传递到组织的热能，如组织自身特性或者相关能源的变化（包括密度、实施时间和集中范围）[14]。脉冲能可减少组织破坏并控制穿透深度。作者的经验是，电能更加可靠并且已经利用 Mitek 或者 Arthrocare 装置获得成功。

我们选择使用关节囊热修复进行外侧韧带重建受到以下因素影响，包括患者体型、活动模式和韧带损伤程度。手术适应证包括患者轻度重建、韧带内的拉长（非骨止点撕脱）、无显著韧带松弛的功能性踝关节不稳、保证术后可以坚持进行康复锻炼和术前没有进行过踝关节韧带重建手术。手术禁忌证包括肌无力、肌腱撕裂和不稳、距下关节不稳和胫腓关节不稳。

术前需要对患者进行详细的体格检查，以评估踝关节不稳、肌无力、肌腱撕裂和肌腱不稳、本体感觉障碍、距下关节不稳和胫腓关节不稳。对踝关节进行 X 线检查，如果怀疑腓侧韧带撕裂和距骨软骨损伤还需要进行磁共振成像（MRI）检查。

手术技术

踝关节无菌准备和铺单后，应用无创性踝关节牵引皮带。建立前内侧和前外侧入口。手术医生需要进行全面的关节镜检查，并且相应地处理所看到的病变（如滑膜炎和骨软骨缺损）。前外侧沟经常有撞击损伤，需要用关节镜截头锯破坏性清除骨赘，以充分显露前外侧沟。在进行热治疗时需要保护好关节囊。

一旦看到前外侧关节囊并且确定腓骨远端，就应通过外侧入口插入热控制棒，热棒到达相应位置后开启撑开装置。需要始终确定距腓前韧带的位置[15]。最高温度设置为 65℃（使用反向热供装置，或使用 Arthrocare 装置设定温度可再高 2°），通过热棒装置可治疗前外侧关节囊组织（腓骨末端的远侧及前侧）和距腓前韧带，方法是采用绘画

技术从前外侧沟深处开始向前处理，要避免对特定位置的重复治疗。热治疗要低于关节镜外侧入口中线，以免造成医源性碰撞损伤。关节囊处理后颜色发白。熟悉肩关节热修复的手术医生应该注意到，在对盂肱囊下方进行治疗时，肩关节囊明显收缩，而踝关节囊则很少出现明显的收缩。给予充分热效应治疗后，去除关节镜设备。缝合切口，踝关节处于轻度的背屈外翻位，并在手术肢体处放置一个合适的后侧垫/沟形夹（带有冷敷袋）。

结果

从 1999 年 2 月到 2001 年 12 月，作者对前外侧关节囊和距腓前韧带实施了 42 例关节囊热修复[16]。AOFAS 后足评分显著改善：平均随访时间 14.1 个月，术前平均得分为 29.57（标准差为 15.6），术后提高到 55.36（标准差为 13.56）（$P < 0.001$）。

1 例患者因为踝关节牵引带引起小腿部皮肤破裂，通过伤口换药保守治疗愈合，没有发生感染。

患者术后每 3 周进行一次体格检查，患者前 3 周佩戴非负重石膏管型，接着行 3 周负重石膏管型，后 3 周行负重行走，术后 9 周行踝关节康复物理治疗。

有报道称热稳定效果良好，然而，目前所发表的有关踝关节热修复文献没有前瞻性研究[12,17-19]。

作者认为，经过一段时间保守治疗而无效的慢性外侧不稳患者，最适宜行关节镜下关节囊和距腓前韧带热皱缩治疗。必须进行长期随访，以确定踝关节是否一直保持稳定性。长期随访可与传统手术方法（如改良 Brostrom 修补术）进行比较。

关节囊热修复有一定的局限性。镜下容易看到距腓前韧带，而不能看到跟腓韧带，因此关节镜下不能定位跟腓韧带，而且，用 Brostrom 手术切开修补的伸肌支持带是一个非

关节内结构，不能同时修补。在内翻应力下，跟腓韧带和伸肌支持带是距骨内侧倾斜的重要限制结构。采用混合手术方法或许可以处理整个外侧韧带复合体，包括镜下评估治疗距腓前韧带及小切口手术治疗跟腓韧带或者伸肌支持带。

展望

由于关节镜医生镜下打结技术更加进步以及新的矫形外科内植物的发展，我们可以看到许多新观点的出现。对关节囊距腓前韧带瓦状缝合技术的早期工作正在开展，但还没有报道使用结果。

（魏学磊 解敏坤 译 李世民 校）

参考文献

1. Trevino SG, Davis P, Hecht PJ. Management of acute and chronic lateral ligament of the ankle. Orthop Clin North Am 1994;25:1–16
2. Holmer P, Sondergaard L, Konradsen L, Nielsen PT, Jorgensen LN. Epidemiology of sprains in the lateral ankle and foot. Foot Ankle Int 1994;15:72–74
3. Berlet GC, Anderson RB Davis WH. Chronic lateral ankle instability. Foot Ankle Clin 1999;4:(4):713–728
4. Freeman MAR. Instability of the foot after injuries to the lateral ligament of the ankle. J Bone Joint Surg 1965;47B:669–676
5. Tropp H, Ekstrand J, Gillquist J. Stabilometry in functional instability of the ankle and its value in predicting injury. Med Sci Sports Exerc. 1984;16:64–66
6. Colville MR, Marder RA, Boyle JJ, Zaring B. Strain measurement in lateral ankle ligaments. Am J Sports Med 1990;18:196–200
7. Johnson EE, Markolf KL. The contribution of the anterior talofibular ligament to ankle laxity. J Bone Joint Surg 1983;65:81–88
8. Taga I, Shino K, Inoue M, Nakata K, Maeda A. Articular cartilage lesions in ankles with lateral ligament injury. An arthroscopic study. Am J Sports Med 1993;21(1):120–126
9. Hintermann B, Boss A, Schafer D. Arthroscopic findings in patients with chronic ankle instability. Am J Sports Med 2002;30(3):402–409
10. Komenda GA, Ferkel RD. Arthroscopic findings associated with the unstable ankle. Foot Ankle Int 1999;20(11):708–713
11. Takao M, Uchio Y, Naito K, Fukazawa I, Ochi M. Arthroscopic assessment for intra-articular disorders in residual ankle disability after sprain. Am J Sports Med 2005;33(5):686–692 (Epub 2005 Feb 16)
12. Ryan AH, Lee TH, Berlet GC. Arthroscopic thermal assisted capsular shrinkage in anterolateral ankle instability: a retrospective review of 13 patients. AOFAS Annual Summer Meeting, Vail, CO, July 2000
13. Myers JB, Lephart SM, Bradley JP, et al. Proprioception following thermal capsulorrhaphy. AAOS Annual Meeting, San Francisco, CA, 2001
14. Arnoczky SP, Aksan A. Thermal modification of connective tissues: basic science considerations and clinical implications. J Am Acad Orthop Surg 2000; 8:305–13
15. Leyes M, Hersch J, Sferra J. Arthroscopic identification of the anterior talofibular ligament. AOSSM, Orlando, FL, July 2002
16. Berlet GC, Saar WE, Ryan A, et al. Thermal-assisted capsular modification for functional ankle instability. Foot Ankle Clin 2002;7:567–76
17. Orecchio A. "Running Start," Study reports heat shrinkage technique for ankle instability. Biomechanics April 2000, 14–15
18. Berlet GC, Raissi A, Lee TH. Thermal capsular modification for chronic lateral ankle instability, AOFAS Annual Summer Meeting, Traverse City, MI, July 2002
19. Fanton GS. Thermal ankle stabilization – clinical Update 2002. AOSSM Annual Meeting, Orlando, FL, July 2002

第 5 章 关节镜下距下关节融合术：适应证和手术方法

Dominic S. Carreira, Pierce Scranton

距下关节是一个具有重要功能的关节，在足的内外翻运动中通过传递和分散跟骨近端作用力起着重要作用。距下关节疾病可表现为明显的疼痛和功能障碍，发病原因可能是风湿性、炎性、创伤后或者退行性。疼痛性距下关节病患者不管是否有进行性畸形，所采用的治疗手段通常是关节融合术[1]。如果距下关节的关节力线正常，人们发现不使用骨移植物的距下关节融合术同样有效。Mann 和 Baumgarten 报道的成功率很高，方法是剥除距下关节后方的小关节面，"羽化"骨表面和使用内固定[2]。这种方法或者其他开放手术行距下关节融合术可引起明显疼痛，并可能需要住院控制疼痛。

为了减少潜在病变及费用，我们介绍一种替代技术。人们已经证实关节镜手术可以减少各种关节病变。其理论上的优点包括切口小、出血少、疼痛轻和康复时间短。

距下关节关节镜手术适应证同开放手术类似，包括去除游离体、评估骨及骨软骨骨折、切除关节内粘连和关节融合术。如果选择关节镜下行关节融合术，其相对禁忌证包括明显畸形、骨缺损、严重水肿和血供不足。绝对禁忌证为感染。

一项回顾性研究比较了关节镜手术和开放手术，这些随机研究均进行了原位、单纯的距下关节融合术，并与采用自体骨移植的开放手术和注射骨形态增强蛋白的关节镜治疗进行了比较[3]。8 例患者行切开关节融合术，5 例患者行关节镜治疗。随访发现，各组均有 1 例患者需要去除 AO 螺钉。开放手术组仅有 1 例糖尿病患者需要再次手术（修正骨

移植物）融合。关节镜组止血带平均时间较开放手术组长约 5 分钟（63 分钟对 58 分钟）。关节镜组平均费用与住院时间相关（报道费用约为 600 美元/天）。

在另一项关节镜下融合研究中，Tasto 等对 24 例平均随访时间超过 31 个月的患者进行了报道[4]，所有患者均取得成功融合，平均融合时间为 8.9 周。Tasto 等认为该手术的其他好处是保护后足关节血供和并发症率低。

Easley 和 Myerson 报道了 148 例距下关节融合术[5]，骨融合率为 84%。所报道的并发症包括内固定突出（20%）、腓肠神经损伤（9%）、感染（3%）、外侧撞击（10%）和后足力线不良（6%）。30 例骨不连患者手术时均可发现 2mm 或更深的无血运骨。

Mann 和 Baumgarten[2] 以及 Mangone 等[6] 报道单纯距下关节融合术可不必常规使用骨移植物。骨移植物的使用取决于畸形程度和现有骨量，可能适合的病例为脊髓灰质炎、痉挛性脑瘫或创伤后跟骨骨折[6-8]。Thordarson 和 Kuehn 进一步研究发现，采用商品化的 Grafton putty 或者 Orthoblast 骨移植物进行距下融合与对照组相比或者二者之间相比融合率一样[9]。

有报道对 64 例后足关节融合术患者使用脉冲电磁场进行了研究[10]。所有患者进行了开放三关节/距下关节融合术，患者被随机分为对照组和脉冲电磁场实验（PES）组。PES 组患者全部使用石膏，并且每天给予 12 小时电磁场治疗。X 线片评估证

实，实验组关节融合时间较短。对照组 33 例患者平均融合时间为 14.5 周，4 例不融合。实验组平均融合时间为 12.9 周，没有不融合病例。特别需要指出的是，平均治疗费用为 3000 美元，绝大多数保险公司不支付基本关节融合费用。

解剖

距下关节被跗骨窦和跗骨管分为前后两部分，跗骨管由距骨下面的沟和跟骨上表面构成，侧面开口称作跗骨窦。跗骨管的边界包括：后距下关节囊的前面部分构成管的后界，距跟舟关节囊的后面部分构成管的前界。跗骨管内有颈韧带、距跟骨间韧带、伸肌支持带内侧部、血管和脂肪垫。

距下关节前部由前、中两个小关节面及距舟关节和跟舟足底韧带构成。正常情况下，距下关节前后两部分互不相通，因为骨间韧带充填于跗骨管内。

距下关节后部与踝关节后部毗邻。由于距骨后侧倾斜，距腓后韧带恰好接近距下关节线的后面。后侧小关节面与足的纵轴有 40°倾斜。跟骨关节面凸向上，而距骨关节面凹向下。外侧关节囊受到跟腓韧带和距跟韧带的加强，并且形成一个后囊和一个小的侧隐窝。

距下关节支持韧带分为三层[11]：表层构成包括伸肌下支持带外侧跟部、距跟外侧韧带、跟腓韧带、距跟后韧带和距跟内侧韧带；中层由伸肌下支持带中间跟部和颈韧带组成；深层由伸肌下支持带内侧跟部和距跟骨间韧带构成。

解剖学入口

Parisien 描述了前后入口，Frey 及其同事描述了中间入口，Mekhail 描述了中间入口，Ferkel 描述了辅助前外侧和后外侧入口。手术医生必须保证不同入口有充分间隔，以免工具拥挤。

后侧入口（Ferkel 称之为后外侧入口）靠近外侧面，最大的风险是导致腓肠神经损伤。后侧入口位置也可造成小隐静脉、腓骨肌腱和跟腱损伤。正常腓肠神经位于外踝后侧及下方各 2cm 处。皮肤行小切口后，沿皮下组织至关节囊进行彻底止血。套管针角度向上并轻度向前（图 5.1）。

Frey 在一项研究中提出了一个安全的解剖学入口[12]，该切口位于腓骨尖后侧平均 25mm（范围，20 ~ 28mm），近侧平均 6mm（范围，0 ~ 10mm），在隐静脉和隐神经后面及跟腱的前面。对 10 例病例进行解剖发现，7 例后侧入口位于腓肠神经后面，2 例位于前面。1 例腓肠神经横断，1 例发生小隐静脉横断。腓骨腱鞘位于入口前面平均 11mm 处，跟腱位于入口后面平均 15mm 处。

前侧入口（Ferkel 称之为前外侧入口）位于外踝尖前侧 2cm、远侧 1cm 处。套管针轻度向上成角并向后侧成角约 40°[13]。Frey 等[14]研究认为该入口位置距腓骨尖前面平均 28mm（范围，23 ~ 35mm）。该入口位置组织

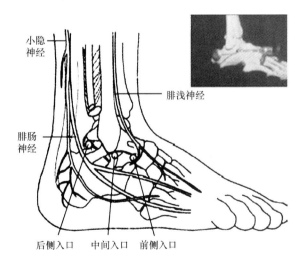

图 5.1　距下关节镜入口位置和邻近神经。（From Frey CC, DiGiovanni C. Gross and arthroscopic anatomy of the foot. In：Guhl JF, Parisien MD, Boyton JS（eds.）Foot and Ankle Arthroscopy, 2004, with kind permission of Springer Science + Business Media.）

损伤风险包括腓浅神经中间背侧皮支、腓肠神经背外侧皮支、第三腓骨肌腱和小隐静脉分支。腓浅神经中间背侧皮支位于入口前面平均17mm处（范围，0～28mm）（图5.1）。

附加前外侧入口通常比前侧入口略靠前，该入口最好在后侧或者前侧入口直视下进入。附加后外侧入口位于后侧入口侧面，直视下使用该入口时应注意避免损伤上述结构。

中间入口位于腓骨尖前侧约1cm处，正好在距骨窦上方[14]。该入口没有组织损伤风险，因此相对安全。

Mekhail等[15]描述了内侧入口的建立方法[15]。将钝头套管针置入跗骨窦并穿过跗骨管后内侧，然后关节略偏向头侧，同时踝关节处于马蹄足状态，足转向反侧，目的是松弛后内侧血管神经束使其轻度移向后侧，套管针要高于皮肤内侧出口，与足外侧缘成角约45°。入口位置在内踝和跟骨结节内侧连线，前上3/4和后下1/4的交点。后内侧和前外侧入口提高了距下后关节视野。作者对足部具有明显脂肪或者水肿的情况也提出警告，因为入口位置更靠后，所以接近血管神经束。该切口很少发生并发症。

到达后侧小关节软骨的最佳结合入口是前入口进入关节镜和后入口进入工具[16]。这种方法可以直接观察，并且几乎可以探测到整个后关节面、骨间韧带后侧部、外侧关节囊及其小隐窝和后囊。

通过前侧入口探测可以提高后侧关节面外侧部视野。对于后关节前面及外侧部分以及跗骨窦关节外结构的探测，最佳结合方法是前侧入口进入关节镜，中间入口进入工具。

关节镜技术

患者体位首选仰卧位，同侧臀部垫枕，其他体位还包括侧卧和膝关节屈曲90°。手术可在全身麻醉或者区域麻醉下进行，坐骨神经阻滞可用于术后附加延长麻醉。肌肉松弛十分重要，因此不推荐局部麻醉，必须使用止血带，并通过有创或者无创设备进行牵引。Tasto报道在跗骨窦使用椎板撑开器可以较方便置入工具[17]。我们通常使用AO牵引针，牵引针经手动置入并经X线证实。跟骨针从外侧置入，位置正好是血管三角的后侧。螺纹针进入对侧内侧骨皮质但不穿透。距骨针在距腓前韧带止点的前部横穿距骨颈。接着安装AO牵引器并逐渐撑开（图5.2）。

在皮肤表面标记出解剖点：腓骨、跗骨窦和前、中、后入口。使用18号针观察关节囊隆起和液体回流，通过仔细检查踝关节隆起来判断是否进入关节。用11号刀片切开入口，当加大牵引时，骨间韧带和颈韧带边缘紧张，可使用11号刀片连续切开。使用一个30° 2.7mm或者4.0mm关节镜（依据患者大小）进入前入口。70°范围对进一步观察整个角落非常有用。重力作用通常能使液体充满关节，因此一般不需要使用关节镜泵。刨削器通过中间入口进入并清除滑膜碎屑。可使用多种型号的剃须刀样手术刀，包括1.9mm、2.0mm、2.9mm和4.0mm。

应对后关节面进行最主要的融合，因为距下关节大部分由它构成。切除跗骨窦后，

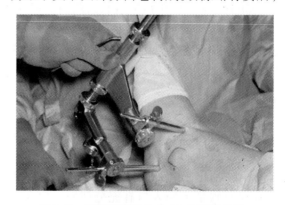

图5.2　距下关节融合术AO牵引器放置。

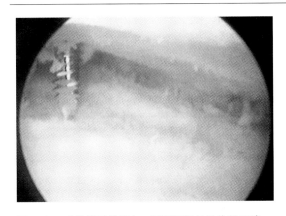

图 5.3　后关节面关节内，视图证实导针位置正确。

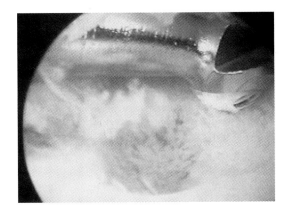

图 5.4　后关节面用 4mm 磨钻所制造的骨泥。

对中间小关节面也要进行去除和融合。通常应避免对前侧小关节融合，因为该方法需要过度切断韧带。使用 4mm 磨钻打磨骨面，以确保骨床出血良好。

空心针从距骨颈肩部前内侧进入，直到在后关节面上方的距骨表面看到针尖（图 5.3）。去除踝关节空心针，以免螺钉发生碰撞和影响踝关节背屈。一旦确定好位置，从关节表面退出导针，重新插入 4mm 磨钻。通过磨钻打磨关节两面制造骨泥，同时关闭吸引（图 5.4）。如果使用骨移植物，可仅把关节镜取出，并通过关节镜鞘注入 5mL 骨诱导凝胶。使用填塞器作活塞使用，推注凝胶到融合部位。

去除牵引器，并通过压紧距骨和跟骨牵引针复位关节（0°～5°外翻）。距骨空心针穿过距下关节固定于跟骨，接着将空心螺钉固定，并通过 X 线证实（图 5.5）。另一种方法是使用一枚或者多枚螺钉从跟骨进入距骨，采用 4-0 尼龙线缝合切口，敷料加压包扎并使用后侧夹板固定。

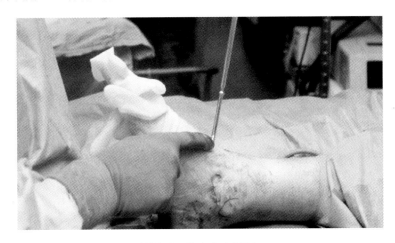

图 5.5　拧入空心螺钉。

术后康复

术后 7～14 天检查患者伤口，并采用石膏固定或者穿行走靴。拄拐非负重 6 周，接着使用行走靴 6 周。如果影像学检查证实骨连接，可换穿一种舒服、透气的鞋，鞋底略硬并有良好的弓形支架。如果怀疑患者融合不彻底，则需要石膏重新固定 4～6 周。

（魏学磊 解敏坤 译　李世民 校）

参考文献

1. Scranton PE. Results of arthrodesis of the tarsus: talo-calcaneal, midtarsal, and subtalar joints. Foot Ankle Int 12:156–164, 1991

2. Mann RA, Baumgarten M. Subtalar fusion for isolated subtalar disorders. Clin Orthop Relat Res 226:260–265, 1988

3. Scranton PE. Comparison of open isolated subtalar arthrodesis with autogenous bone graft versus outpatient arthroscopic subtalar arthrodesis using injectable bone morphogenic protein-enhanced graft. Foot Ankle Int 20(3):162–165, 1999

4. Tasto JP, Frey C, Laimans P, et al. Arthroscopic ankle arthrodesis. Instr Course Lect 49:259–280, 2000

5. Easley ME, Trnka H-J, Schon LC, et al. Isolated subtalar arthrodesis. J Bone Joint Surg 82A:613–624, 2000

6. Mangone PG, Fleming LL, Fleming SS, Hedrick MR, Seiler JG III, Bailey E. Treatment of acquired adult planovalgus deformities with subtalar fusion. Clin Orthop Relat Res, 341:106–112, 1997

7. Grice DS. An extra-articular arthrodesis of the subastragalar joint for correction of paralytic feet in children. J Bone Joint Surg 34A:927–930, 1952

8. Scranton PE, McMaster JH, Kelly E. Dynamic fibular function: a new concept. Clin Orthop Relat Res 118:76–82, 1976

9. Thordarson DB, Kuehn S. Use of demineralized bone matrix in ankle/hindfoot fusion. Foot Ankle Int 24(7):557–60, 2003

10. Dhawan SK, Conti SF, Towers J, Abidi NA, Vogt M. The effect of pulsed electromagnetic fields on hindfoot arthrodesis: a prospective study. J Foot Ankle Surg 43(2):93–96, 2004

11. Harper MC. The lateral ligamentous supports of the subtalar joint. Foot Ankle Int 12:354, 1991

12. Frey C, Gasser S, Feder K. Arthroscopy of the subtalar joint. Foot Ankle Int 15:424–428, 1994

13. Parisien JS (ed.). Arthroscopic Surgery. New York, McGraw-Hill, 1988

14. Frey C, Gasser S, Feder K. Arthroscopy of the subtalar joint. Foot Ankle Int 15:424–428, 1994

15. Mekhail AO, Heck BE, Ebraheim NA, et al. Arthroscopy of the subtalar joint: establishing a medial portal. Foot Ankle Int 16:427–431, 1995

16. Frey C. Subtalar arthroscopy. In: Myerson MS (ed.) Foot and Ankle Disorders. Philadelphia, PA, Saunders, 1999, pp. 1494–1501

17. Tasto JP. Subtalar arthrodesis. Presented at the Arthroscopy Association of North America, Orlando, FL. February, 1995

第 6 章

微创踝关节融合术
Jamal Ahmad, Steven M. Raikin

踝关节为受限制的屈戌关节，由腓骨关节面远端与胫骨穹顶构成。踝关节炎可以发生疼痛、关节不稳、活动度减少和功能障碍。最常见的踝关节炎是由创伤后引起，包括软骨损伤和韧带功能缺陷[1]。其他引起踝关节炎的少见病因包括炎症性关节炎、骨坏死、感染和夏科神经性关节病[2]。

目前，踝关节仍然是下肢主要关节之一，对于经保守治疗失败的进行性关节炎，踝关节融合术是金标准。1879 年，Albert最早提出了踝关节切开融合[3]。从那时起，关节切开融合经历了多种改进，但仍然保留手术显露这一广泛使用的技术。踝关节切开融合术目前最常使用的手术入路是外侧经腓骨入路。腓骨远端截骨可用作骨移植物或作为侧方连接杆以增加融合关节的稳定性。腓骨远端和距骨穹窿切开手术的准备包括"穹窿"切除或者平切。穹窿切除肢体高度丢失最小，但不能过多矫正成角。直接平切可以矫正显著畸形，但会产生高度丢失。

然而，通过关节切开术行踝关节融合并非没有缺点。踝部大切口可能发生皮肤坏死、伤口裂开和感染。由于开放手术切除了下胫腓联合韧带和腓骨远端，导致踝关节屈戌和侧方稳定性丢失。这是人们不希望发生的，所以后来改为踝关节成形术。Greisberg 等最近报道，腓骨远端切除患者行踝关节成形术与腓骨留作融合的患者相比，术后更易发生明显的疼痛和松弛[4]。腓骨远端截骨也同时损伤了腓动脉，这可能影响踝关节融合及伤口愈合。腓动脉在踝关节发出分支到跗骨窦，供应距骨外侧 1/8 ~ 1/4 的血运。跗骨窦动脉在跗骨管处与跗骨管动脉相连构成跗骨吊索动脉。这支动脉进入距骨颈后上方并从远向近供应距骨颈及其他部分。没有腓动脉，踝关节融合术血供可能不是最佳。而且，典型的踝关节融合术需要广泛剥离软组织，这可能会破坏融合部位的骨外血供。当缺乏血供时，会对融合质量和时间造成负面影响。最后需要注意的是，经外踝入路切除腓骨远端会丢失腓韧带的力学支点，从而影响后足外翻。

为了避免踝关节切开融合术的上述缺点，人们提出了关节镜融合术[5-7]。踝关节镜标准手术需要在踝部行 2 ~ 3 个入口。在关节牵引下，使用刮匙和机械磨钻去除软骨和软骨下骨。关节镜导向下经皮置入 2 ~ 3 枚松质骨空心螺钉达到融合。自从 1983 年该方法首次被提出以来，一些作者已经报道了他们的经验[5]。Ogilvie-Harris 等报道了 19 例关节镜融合术，融合率为 89%，平均融合时间为 10.5周[8]。Zvijac 等报道了 21 例关节镜融合术，融合率为 95%，平均融合时间为 8.9 周[9]。Myerson 和 Quill 回顾性比较了 33 例患者的关节镜和切开融合术效果[10]，关节镜组 100%融合，平均融合时间为 8.7 周；切开组 94%融合，融合时间较长，平均为 14.5 周。但是，由于实验为回顾性研究，所以切开组有较多的畸形或者骨坏死患者。目前最大宗病例研究是 Winson 等所报道的 105 例关节镜踝关节融合术，不愈合率为 7.6%，结果为一般或者较差的达到 20%[11]。从目前报道的文献来看，关节镜踝关节融合术主要用于畸形较小的患者。

然而，关节镜踝关节融合术也存在一定的缺点，该方法本身需要掌握外科技术，并且学习曲线陡峭[1]。由于需要在腓骨远端和距骨穹窿表面使用磨钻，因此会对骨表面造成热损伤，从而增加骨不连的风险[12]。

为了结合切开手术及关节镜踝关节融合术这两种方法的优点，同时限制各自的缺点，人们于1996年详细报道了微创或者"小切口"的方法[1,12]。这种新方法的优点包括：（1）切口减小以降低相关病变的发生，包括皮肤坏死、伤口裂开和术后感染；（2）保留腓骨远端，有利于融合术后进行关节成形术；（3）保留腓动脉；（4）消除磨钻对骨表面的准备，从而避免热坏死；（5）缩短融合时间。

适应证

微创踝关节融合术的主要适应证为有疼痛和功能障碍的严重踝关节炎患者，经保守治疗无效。而非手术治疗可包括非甾体类抗炎药（NSAIDs）、软边护踝和活动限制性支具。但踝关节融合技术最适合于踝关节没有畸形或畸形较小的患者[1,12]。另一个理论上的优点是年轻患者由于年龄原因不适合行踝关节成形术，但他们将来有可能需要选择这种手术方法。

禁忌证

微创踝关节融合术的相对禁忌证包括：（1）踝关节明显畸形或者半脱位；（2）踝关节骨缺损；（3）距骨或胫骨远端重要部位骨坏死。这是因为通过微创手术难以解决上述问题。明显的踝关节畸形通常必须通过对胫骨平台和距骨穹窿截骨加以矫正，同时还需要结合广泛软组织松解和再平衡，而小切口则不可能实现。有明显骨缺损、骨坏死和塌陷的患者通常需要彻底去除病变骨组织，并且要填充结构性骨移植物，此种情况下最适合的方法是经腓骨入路行踝关节切开融合术。

术前计划

微创踝关节融合术手术计划的关键是进行负重位前后位、侧位和踝穴位X线拍片（图6.1）。负重位片可以更准确地评估力线不良和关节间隙损伤。由于病变较早，负重位X线片表现为轻度影像学畸形的患者仍然最适合行微创融合术。踝关节炎影像学表现为关节间隙变窄、软骨下硬化、软骨下囊性变、骨赘、游离体和力线不良[13]。

需要和患者进行正式的术前谈话，以便患者对术后实际情况有所准备。应告知患者微创踝关节融合术的风险包括出血、感染、神经损伤和骨不连，并告知患者术后可能需要延长负重及穿可调节的足靴。

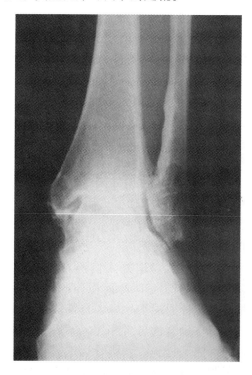

图6.1 严重踝关节炎患者的前后位X线片显示没有明显内翻或外翻畸形。

手术方法

患者采用全身麻醉或脊椎麻醉,并进行区域神经阻滞控制术后疼痛。患者取仰卧位,同侧髋下垫枕,旋转骨盆使足部保持直立位,胫骨结节要于一、二趾蹼间对正。术中使用可透 X 线手术台以便进行 X 线透视,术中显影则通常使用"小图像"X 线摄影机。术中小腿近侧需要安装充气止血带,并在驱血后加压至 250mmHg。除足、踝和止血带以远腿部外,手术铺单覆盖其他区域。在止血带充气前,术前应常规预防性应用抗生素。

手术技巧

该手术需要做两个 2cm 长的纵向切口,这两个切口应位于踝关节镜标准入口的中心。然后在每个准备切口位置插入 18 号针头,以确定切口最佳位置,这样就很容易显露踝关节。在胫前肌腱内侧行前内侧切口,切口位于肌腱和内踝切迹之间。做此切口时必须仔细,应避免损伤隐神经分支,因为这可能引起神经瘤性疼痛。前外侧切口位于第三腓骨肌腱外侧缘和腓骨前缘之间,需要特别小心以免损伤腓浅神经外侧皮支,向内侧牵拉第三腓骨肌确定神经位置(图 6.2)。通过两个切口钝性剥离至踝关节囊,然后纵行切开关节囊显露关节。用撬拨器打开前踝膜下切口,以获得最佳显露。使用锋利的骨凿去除前踝骨赘,以提高关节视野,通过其中一个切口剥除关节软骨,而另一个切口保持撑开。为了更好地显露踝关节,可在其中一个切口处放置椎板撑开器来撑开关节(图 6.3)。关节内置入椎板撑开器非常必要,可以避免过度跖屈踝关节。关节撑开下可以使用锋利的骨凿和(或)带角度的刮匙通过另一切口去除软骨(图 6.4a,b)。从胫骨远端和距骨穹窿去除足够的软骨到软骨下骨板,去除程度是在两块松质骨表面均观察到出血。典型的切除厚度为 1 ~ 2mm。一旦踝关节一侧(内侧或

者外侧)完成软骨去除,则把椎板撑开器换到另一侧,并利用骨凿和刮匙通过相应的另一切口去除踝关节另一侧的软骨。去除软骨时必须十分注意内侧和外侧骨槽的一致性,这可以保证踝关节融合时力线正常(图 6.5)。我们不推荐使用骨锯或骨钻,以降低骨坏死的可能,从而避免关节融合骨不连的发生。使用咬骨钳去除所有切除的骨和软骨完成踝关节软骨去除后,使用生理盐水充分冲洗关节内游离体和骨碎屑。

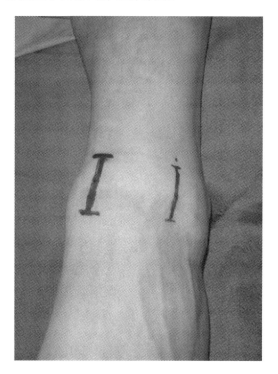

图 6.2 标出微创踝关节融合术的切口位置。

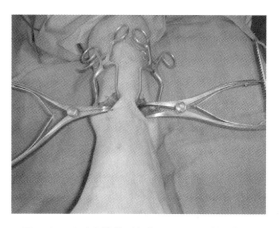

图 6.3 通过支持带延长切口,以显露踝关节。

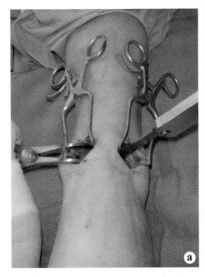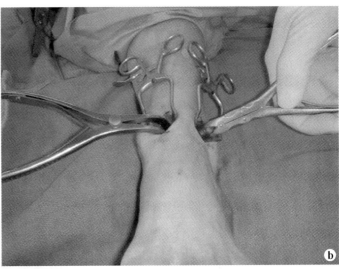

图6.4 （a，b）一侧切口使用椎板撑开器撑开踝关节，另一侧切口使用咬骨钳和（或）骨凿清除软骨。

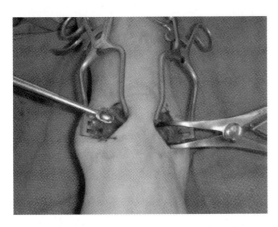

图6.5 撑开一侧踝关节，清除对侧骨槽。

对于在微创踝关节融合术中是使用自体骨还是异体骨移植物，目前还没有一致性意见。主要作者手术常规使用自体松质骨移植物加强融合[1]，取材位置可从跟骨外侧进行[14]。

上述操作完成后可将踝关节于合适位置融合，融合时可通过X线证实。踝关节融合位置是外翻5°、背屈0°和外旋10°[15]，该位置是最佳位置，因为患者可以足跖行和获得最大功能[16]。需要指出的是，对于女性踝关节融合，医生可能倾向于轻度踝跖屈位，目的是方便以后穿高跟鞋。但我们认为应该避

1 英寸＝2.54cm

免这种做法，理由有两点：一是踝跖屈融合可增加跗横关节压力并有发生继发性关节炎的风险；二是不穿高跟鞋行走时可引起膝反屈[17,18]。假设没有后足或者中足关节炎，踝关节融合术后的代偿活动常允许穿2英寸的高跟鞋行走。

一旦获得最佳力线，可在透视下插入固定螺钉导针。踝关节融合术使用三枚7.3mm（或者6.5mm）短螺纹松质骨空心螺钉，生物力学研究显示三枚螺钉所获得的踝关节融合强度最大[19-21]。三枚螺钉的使用方法是先取两枚螺钉交叉固定，第三枚螺钉从后向前行"全垒打"固定[1,22]。第一枚导针从胫骨远端内侧向距骨体外侧经皮置入，第二枚导针从胫骨远端前外侧向距骨体内侧经皮置入，两枚导针位置彼此交叉。实验室数据显示，采用这种方式进行固定可显著增加融合强度[12,23]。X线下证实两枚导针全部穿过胫骨远端和距骨，而没有进入距下关节（图6.6）。一旦两枚导针的位置可以接受，则测量长度。过进这两枚导针，置入两枚7.3mm（或者6.5mm）短螺纹松质骨空心螺钉（图6.7）。选用螺钉长度通常要比测量长度短5～10mm，这样在踝关节融合时行螺钉加压，

不会使螺钉进入距下关节。拧入两枚螺钉后，去除导针。螺钉长度由患者个体骨大小决定，通常这两枚螺钉长度约为 50mm。

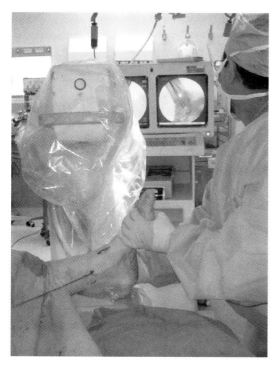

图 6.6　X 线透视下矫正关节融合位置。

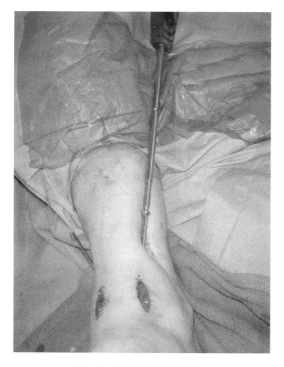

图 6.7　经皮置入融合螺钉。

第三枚导针从胫骨远端后侧（跟腱外侧）进入，到达距骨颈和距骨头。X 线透视下确定导针位置完全穿过胫骨远端和距骨颈，没有进入距舟关节。一旦导针位置可以接受，则测量长度。过进导针，置入 7.3mm 短螺纹松质骨空心螺钉。与前两枚螺钉类似，第三枚螺钉选用长度比导针测量长度短 5mm，这样在踝关节融合时行螺钉加压，不会使螺钉进入距舟关节。同样，螺钉长度依据个体骨大小而定，通常约为 65mm。拧入螺钉后，去除导针。对三枚螺钉中任一枚加垫圈以增加骨质疏松性骨的挤压力。最后通过 X 线透视确定踝关节融合力线和螺钉位置良好。实施该手术时，我们常规预留钢板位置，钢板若阻挡关节复位或者位于融合螺钉的进入点，则不预留。

常规方法闭合所有伤口。以 0 号可吸收线间断闭合踝支持带，以 2.0 号可吸收线间断闭合三处伤口的皮下组织，使用缝合钉关闭所有切口处的皮肤。

切口无菌覆盖，使用消毒干纺、纱布和纤维网分层覆盖伤口，然后止血带放气，并去除无菌铺单。术后即刻进行包扎，患者足后部避免负重并用"U"形石膏夹板固定。

术后康复

术后夹板完整保留 2 周，术后 2 周去除夹板，患者使用非负重短腿石膏固定 4 周。

术后 6 周，典型的 X 线片显示骨融合位置骨愈合。只要看到这一表现，患者即可去除石膏，改穿骨折靴逐渐负重。微创踝关节融合术后，患者负重计划目前还不一致。主要作者认为，只要 X 线证实骨性连接，患者术后 6 周可穿靴以 25%～50% 重量负重。如果患者感觉良好，每 2 周可增加 25% 重量。如此，患者在踝关节融合术后 12 个月可以穿靴完全负重。一旦患者穿靴完全负重没有不适，并且 X 线片显示关节融合完全愈合（图 6.8），患者就可逐渐脱离骨折靴恢复以前正

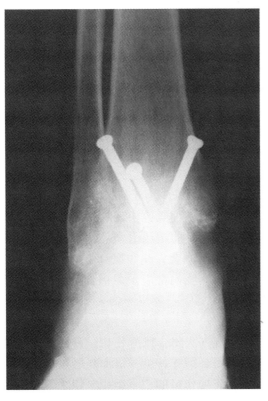

图6.8 患者X线片显示，采用微创踝关节融合术后踝关节完全愈合。

常活动。矫形鞋如带有硬踝垫跟（SACH）的硬底鞋可较大程度帮助患者恢复正常步态。

微创踝关节融合术后，对患者术后活动水平应该提供保守性的指导方针。有氧锻炼鼓励进行骑自行车、游泳和其他低影响活动。患者术后9~12个月可打高尔夫。踝关节融合术后不鼓励进行慢跑和跑步。术后反复性的高冲击载荷能够引发和增加膝、后足及中足载荷。

公开发表的手术效果

目前为止，关于小切口踝关节融合术的出版资料非常少。Myerson等在两项单独的研究中描述了该方法，并公布了他们的研究结果[12]。同一篇文章中首次提及该技术，并且研究了腓骨切除后的血供代偿。Miller等报道32例患者接受微创踝关节融合术[24]，融合率为96.8%，2例患者延迟融合，平均融合时间为8周（范围，6~22周）。Paremain等报道了15例微创踝关节融合术，融合率达到100%，平均融合时间为6周（范围，3~15周）[12]。

目前没有关于小切口踝关节融合术转为全踝关节成形术的研究报道，但Greisberg等报道了23例切开踝关节融合患者转为关节成形术[4]，19例患者获得随访，其中有3例患者因为顽固性疼痛最终选择膝下截肢术，其余16例患者后足AOFAS评分从平均42分提高到68分。他们明确指出，原始关节融合术采取腓骨远端截骨的患者行关节成形术后病变最为复杂。该结果支持保留腓骨的小切口融合技术，因为患者以后改为关节成形术效果可能更好。

主要作者经验

主要作者对16例患者实施了微创踝关节融合术，随访时间超过12个月，患者年龄为28~52岁（平均24.1岁），患者包括10名男性和6名女性。左右踝均等，各为8例。创伤性关节炎为最常见诊断，共有14例患者（87%），1例患者有青少年类风湿性关节炎（JRA）病史，1例患者因哮喘使用激素继发距骨骨坏死。所有患者没有踝关节畸形，或者表现为轻度，而且全无骨缺损或塌陷。术后平均随访37.5个月（范围，15~68个月），融合率为100%，术后平均融合时间为11.4周（范围，10~16周）。术后结果满意度调查发现，所有患者（100%）均表示除非选择关节成形术，他们都将重新做同一手术。术后没有发生并发症，例如伤口感染、神经损伤和延迟愈合。需要指出的是，所有患者没有因为他们的损伤获得工作赔偿、起诉或者因此获益。目前为止，所有患者没有准备行关节成形术。

（解敏坤 魏学磊 译　李世民 校）

参考文献

1. Raikin S. Arthrodesis of the ankle: arthroscopic, mini-open, and open techniques. Foot Ankle Clin North Am 8:347–359, 2003

2. Coughlin M. Arthritides. In: Coughlin M (ed.) Surgery of the foot and ankle. St. Louis: Mosby; pp. 560–650, 1999

3. Albert E. Beitrage zur operativen chiurgie. Zur resection des kniegelenkes. Wien Med Press 20:705–708, 1879

4. Greisberg J, Assal M, Flueckiger G, Hansen, ST. Takedown of ankle fusion and conversion to total ankle replacement. Clin Orthop Relat Res 424:80–88, 2004

5. Schneider D. Arthroscopic ankle fusion. Arth Video J 3, 1983

6. Morgan C. Arthroscopic tibio-talar arthrodesis. Jefferson Orthop J 16:50–52, 1987

7. Myerson M, Allon S. Arthroscopic ankle arthrodesis. Contemp Orthop 19:21–27, 1989

8. Ogilvie-Harris D, Lieberman I, Fitsialos D. Arthroscopically assisted arthrodesis for osteoarthrotic ankles. J Bone Joint Surg 75A:1167–1173, 1993

9. Zvijac J, Lemak L, Schurhoff M, Hechtman K, Uribe J. Analysis of arthroscopically assisted ankle arthrodesis. Arthroscopy 18(1):70–75, 2002

10. Myerson M, Quill G. Ankle arthrodesis: a comparison of an arthroscopic and an open method of treatment. Clin Orthop Relat Res 268:84–95, 1991

11. Winson IG, Robinson DE, Allen PE. Arthroscopic ankle arthrodesis. J Bone Joint Surg Br 87(3): 343–347, 2005

12. Paremain G, Miller S, Myerson M. Ankle arthrodesis: results after the miniarthrotomy technique. Foot Ankle Int 17(5):247–252, 1996

13. Demetriades L, Strauss E, Gallina J. Osteoarthritis of the ankle. Clin Orthop Relat Res 349:48–57, 1998

14. Raikin SM, Brislin K. Local bone graft harvested from the distal tibia or calcaneus for surgery of the foot and ankle. Foot Ankle Int 26(6):449–453, 2005

15. Buck P, Morrey BF, Chao EY. The optimum position of arthrodesis of the ankle. A gait study of the knee and ankle. J Bone Joint Surg 69A:1052–1062, 1987

16. Mann R, Van Manen J, Wapner K, et al. Ankle fusion. Clin Orthop Relat Res 268:49–55, 1991

17. King H, Watkins T Jr, Samuelson K. Analysis of foot position in ankle arthrodesis and its influence on gait. Foot Ankle 1:44–49, 1980

18. Wu W, Su F, Cheng Y, et al. Gait analysis after ankle arthrodesis. Gait Posture 11:54–61, 2000

19. Dohm M, Benjamin J, Harrison J, et al. A biomechanical evaluation of three forms of internal fixation used in ankle arthrodesis. Foot Ankle Int 15:297–300, 1994

20. Ogilvie-Harris D, Fitsialos D, Hedman T. Arthrodesis of the ankle. A comparison of two versus three screw fixation in a crossed configuration. Clin Orthop Relat Res 304:195–199, 1994

21. Verkelst M, Mulier J, Hoogmartens M, et al. Arthrodesis of the ankle joint with complete removal of the distal part of the fibula: experience with the transfibular approach and three different types of fixation. Clin Orthop Relat Res 118:93–99, 1976

22. Holt E, Hansen S, Mayo K, et al. Ankle arthrodesis using internal screw fixation. Clin Orthop Relat Res 268:21–28, 1991

23. Nasson S, Shuff C, Palmer D, et al. Biomechanical comparison of ankle arthrodesis techniques: crossed screws vs. blade plate. Foot Ankle Int 22:575–580, 2001

24. Miller SD, Paremain GP, Myerson MS. The miniarthrotomy technique of ankle arthrodesis: a cadaver study of operative vascular compromise and early clinical results. Orthopedics 19(5):425–430, 1996

第 7 章

关节镜踝关节融合术

C. Christopher Stroud

微创手术的优势不但在科学会议上，而且在非专业人士中均获得了广泛的关注。通常患者会询问这种"简单"的手术能否用来治疗他们的特殊问题。长久以来，踝关节融合术采用切开的手术入路并获得普遍良好的结果[1,2]，现在已经开始推崇通过小切口完成这种手术。以往采用扩展的外侧入路显露踝关节，现在改良的"小切口"入路技术则被应用于大部分此种手术[3]。遵循这一思路，关节镜手术已被应用于足踝的融合术中。然而使用这种创新技术时，手术医生应保证手术效果等同于或优于传统治疗效果，这是我们义不容辞的责任。

文献清楚地记录了标准关节镜手术的优势，其显著优势包括：患者围术期疼痛较轻，手术切口更小并且更美观、有吸引力，手术解剖较小，以及手术可用于门诊患者。接下来需要清楚的是这项手术的确切适应证，包括关节镜手术能够处理的畸形和骨缺失的程度。需要指出的是，这种"小"手术不会缩短愈合或融合的时间。本章主要介绍对选定患者实施关节镜踝关节融合术的适用手术技术。

适应证

踝关节炎一般不常见，尽管踝关节是主要的负重关节[4]。最常见的病因是创伤后因素，其次是原发性骨关节病、骨坏死、炎性关节病变和神经病理性原因。通常起病隐袭，患者典型的主诉是踝关节广泛性疼痛。需检查导致踝关节疼痛的潜在原因，包括创伤史、不稳定性或系统性疾病如糖尿病或其他炎症或自身免疫疾病。疼痛通常被描述为久坐时的钝痛以及负重和旋转时出现的锐痛。活动或运动时患者可能注意到"摩擦"或"弹响"。查体通常存在肿胀，部分踝关节或全踝关节有压痛。需要记录存在的畸形。检查肢体的力线非常重要，特别要注意膝和后足。可通过机械轴线、负重位 X 线和膝关节相关的症状来检查膝关节存在的任何畸形。需要记录踝、后足和中足的活动范围，并观察所有的活动受限。患者的神经血管情况也需要被评估。

放射学检查包括足踝负重位前后位、侧位和踝穴位 X 线片（图 7.1）。通过这些 X 线片检查关节炎的程度和存在的骨赘、囊变和畸形。胫距关节前侧较大的骨赘将使最初的关节镜手术更加困难。如果发现有骨缺损，则需要判断此骨缺损是否造成踝关节畸形以及是否需要自体骨手术。较小的囊性缺损常见，可通过关节镜手术处理；较大的骨缺损则需要自体骨填充，或者当其发生在胫骨侧时最好采用切开方式。没有明确的指南说明何时应放弃关节镜手术而采用开放手术，但当距骨或胫骨表面缺损大于 30% 时最好采用直视方法，也就是传统的开放手术[5]。此外，应检查放射学资料发现存在的畸形。如果畸形是关节外的，应考虑踝上或跟骨截骨术。如果畸形发生在踝关节，手术决定应基于医学判断。如果患者的踝关节可以矫正，则可以通过将踝置于被动的跖屈位来实施关节镜手术。如果畸形是僵硬的并超

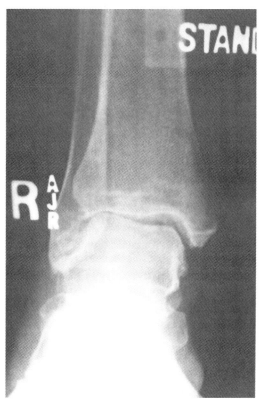

图 7.1　有症状的右踝关节炎患者的前后位 X 线片，显示关节间隙狭窄及轻度外翻畸形。这种很小的畸形可通过关节镜关节融合术矫正。

过 10°～15°，应放弃关节镜手术而采用开放手术[5]。如果存在骨缺损，则提示这一选择特别适用。

主诉踝关节炎造成进行性疼痛的患者，最初应采用保守治疗，包括使用口服止痛药物或抗炎药物，以及限制或调整他们的活动。完全限制正常活动比较困难，但患者经常发现减少负重活动能减轻他们的症状。游泳或骑固定的自行车通常不仅能帮助爱运动的患者保持健康，还能减轻有症状的踝关节的载荷。合适的鞋也很重要，包括软底网球鞋和可调节的矫形鞋都能帮助减轻踝关节疼痛。还可采用多种支具，如系带的踝支具以及踝足矫正或定制的半硬式踝部护具，目的是减少踝部承受的压力和载荷。有时也可采用类固醇注射暂时缓解踝部症状。

保守治疗失败的患者和放射学证据显示

有严重关节炎的患者，可选择行关节镜手术。该手术的优点是消除或明显减轻疼痛，提高患者的正常活动能力。潜在的缺点包括丧失一部分足踝的活动度。随着时间的推移，这会将应力转移到足踝的其他区域即距下关节复合体，因此可能会在将来依次出现症状。其他缺点包括肢体短缩、慢性肿胀和跛行。然而，总的来看，目前患者长期随访的结果非常满意。

综上，关节镜踝关节融合术的优点包括围术期疼痛较轻、较少的手术剥离、可作为门诊手术进行等。不足之处是要求外科技术以及学习曲线相对陡峭。手术医生必须充分耐心并能熟练地使用关节镜器械以完成此种手术。

禁忌证

存在感染或有神经病变的关节是行关节镜关节融合术的禁忌证。相对禁忌证包括严重的骨畸形，如胫距力线超过 15°或在矢状面上位移超过 1mm。距骨或胫骨区域存在超过 30% 的骨缺损或明显骨坏死，将使关节镜融合治疗十分困难。

手术技术

患者被带入手术室并仰卧于手术床上。切口 1 小时内给予术前预防抗生素。结合麻醉剂的全身麻醉有助于使肌肉完全放松。或者使用脊椎麻醉或区域麻醉，并使用大腿止血带。患者的腿置于外展的大腿支撑物上，使腿和踝部抬离手术床（图 7.2）。应确保足和踝的下方有足够的空间存在，以便术中进行器械操作（表 7.1）。然后对肢体进行备皮和铺巾。此时可使用市场买到的制约牵引器进行牵引（图 7.3）。将踝关节牵引带固定在无菌侧，并直接固定在手术床上，这样就可以不用专门的助手来进行牵引。肢体驱血后给大腿止血带充气。

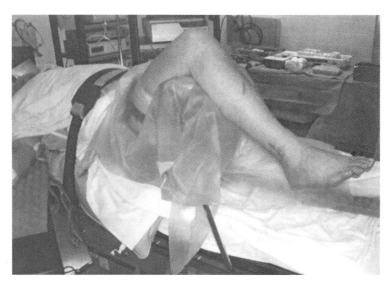

图 7.2　在大腿下方放置垫好的下肢支撑物，使踝悬空以便有空间从后外侧入口置入器械。

表 7.1　关节镜踝关节融合术需要的器械

大腿支撑物

踝牵引器

30°/70°，2.7mm 短的关节镜

短、直和角刮匙

短、直和角开放刮匙

关节镜剥离器

电动刨削器/打磨器

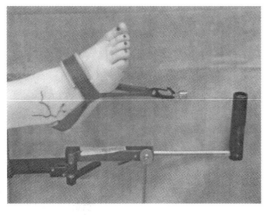

图 7.3　市场可买到的踝牵引器以达到自动牵引的目的。

用 15 号手术刀片行标准的前内侧切口，入口紧邻胫前肌腱的内侧（图 7.4）。切开皮

肤，用蚊式钳向下分离软组织至关节囊。钝性闭孔器向外成角大约 30° 插入踝关节。灌注可通过此视野孔完成，或通过单独的后外侧入口完成。可使用重力灌注或用泵替代，通

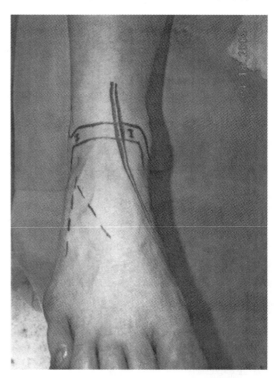

图 7.4　在踝的前内侧面进行标记。标记在胫前肌腱内侧的前内侧入口。前外侧入口恰好在第三腓骨肌腱外侧，通常邻近在许多患者皮下可见的腓浅神经。

常压力设置为 40mmHg。此外通常因存在明显的瘢痕和粘连而阻碍足够的视野。接下来使用 23 号针置于第三腓骨肌的外侧建立前外侧入口。小心操作，避免损伤通常于皮下可见的腓浅神经支（图 7.5）。合理设置此入口很关键。在踝关节内应能看得到针模仿放置器械左右移动。接下来切开踝部前外侧皮肤，同样向下分离软组织至关节囊，用更大的钝性闭孔器扩大入口以便器械通过（图 7.6）。

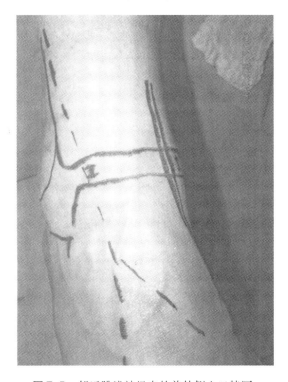

图 7.5　邻近腓浅神经支的前外侧入口特写。

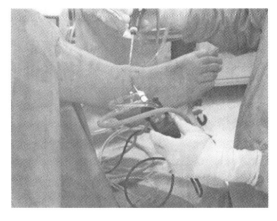

图 7.6　悬吊踝关节给器械操作留有足够的空间。

此外，胫骨前侧的骨赘需用电动刨削器或磨钻去除。小心地将器械指向踝关节，而不能指向前方，因为前侧血管神经结构破裂会发生明显的出血而遮蔽视野。通常肩关节镜手术器械中的关节镜起子可用来提起关节前面瘢痕化的关节囊。需要自胫腓关节至 Havdy 凹尽量去除前侧骨赘，因为通过术前 X 线片记录的骨刺的程度往往被低估。手术的这一步骤需要极其仔细和耐心，此处的仔细清理将使接下来的手术难度明显降低。

接下来清理踝关节外侧沟（图 7.7）。首先用刮匙逐渐由后向前刮，然后再用刨削器去除外来的碎屑和骨赘。此时可以看到腓骨下端和距腓前韧带。转换入口，以同样的方式完成内侧踝沟的清理。另外，使用后外侧入口进行灌注有助于避免阻塞关节镜或用于刨削时吸引或灌洗。完成清理术（通常需花费大量时间）后，去除残余的胫距关节软骨。开放的弯刮匙在这一步比较有用。在关节面的两侧，逐步采用由后向前、由外向内的分进方式是有帮助的。再次更换入口，由内向外去除软骨。通常刮匙由后外侧入口置入，并清除后侧软骨。任何囊性缺损均应用刮匙或刨削器彻底清理以去除纤维组织，接下来

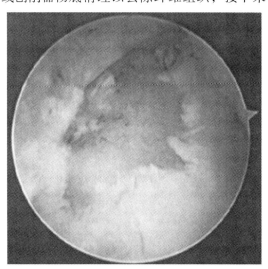

图 7.7　踝关节外侧沟通常有明显的瘢痕和软骨碎屑，手术中需要清理。

决定是否需要同时行植骨手术。

去除损伤的软骨后灌洗踝关节，并使用电动球形打磨器去除 1～2mm 硬化骨，直至表面出血。这需要按如上所述采用逐步的方式完成。然后关闭注水，确保去除了足够的骨质。如有必要，可用 1.6mm 克氏针在胫骨和距骨上钻出小孔作为将来血流通道，以利于愈合。如果是经胫骨入路，用 MICRO VECTOR 钻孔导向装置可帮助克氏针钻孔。

关节清洗完毕后，放置大空心螺钉导针，并于关节线近端 3～4cm 处行一个 1cm 的切口。将一枚导针从内侧打入关节表面，并指向中心或轻度向后。第二枚导针可经腓骨打入关节表面，或从胫骨外侧打入，轻度指向前方（图 7.8）。目前对于螺钉的数量和放置位置存在争议。大多数作者推荐至少使用两枚固定可靠和位置满意的螺钉。第三枚螺钉通过后侧切口于关节线近端约 4cm 处的跟腱外侧置入，这枚导针从关节面打入，指向距骨颈并轻度偏内。去除各装置并复位关节，复位必须被证实位于合适的位置。也就是矢状面上中立位，冠状面中立位至外翻 5°，以及与对侧相等的外旋度（大约 10°）。此时应检查后足的位置和肢体的力线。胫骨嵴应与第二跖骨位于一条线上，后足应有轻度的外翻。医生可能试图通过踝关节的代偿来矫正关节外的异常。这种情况应行跟骨或踝上截骨矫正。

迷你 C 形臂成像获得前后位、斜位、侧位片。此时若出现任何不匹配，都要重新放置内植物并将表面磨平。如果不能获得正常力线，应将切口延伸实施有限切开手术。

如果力线满意，助手维持关节的复位，然后置入导针。接下来，影像学证实针的长度合适，力线良好，小心避免损伤距下关节复合体。确认后可拧入 6.5mm 或

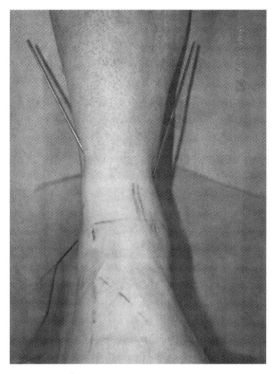

图 7.8 去除关节软骨后，保持踝关节在合适位置，经皮置入两枚导针。

7.3mm 空心螺钉，并完成良好的固定。最后再次拍片确认。

用尼龙线缝合切口，并用有衬垫的后侧 U 形夹板固定。此时（或术前）行胫神经阻滞，有助于术后止痛。

指导患者抬高和冰敷肢体，术后第 10 天随访前不能负重。10 天时患肢可置于石膏或行走靴形支具内。患者 6～8 周内不能负重，当水肿减轻，影像学显示有骨化表现时开始负重（图 7.9a，b）。

文献回顾

从 2000 年开始，有关关节镜踝关节融合手术研究结果的报道数量成倍增加。这说明无论是这一领域有经验的外科医生还是非专业人士，都倡导推动微创手术的发展。但是其治疗结果能与已有长期且满意治疗记录的传统开放手术相当吗？虽然有报道称传统的

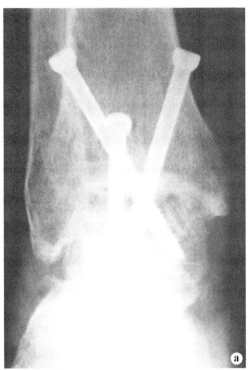
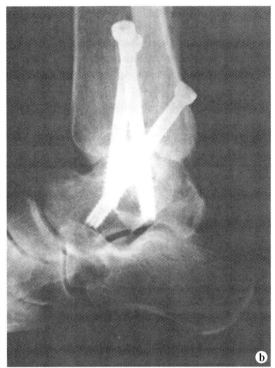

图 7.9　（a）最终在 8 周时前后位 X 线片显示胫距融合部位融合。（b）最终侧位 X 线片显示通过关节镜手术置入的位置合适的螺钉。

开放手术融合率高达 41%，但近期的报道不融合率为 1% ~ 5%[1]。开放手术的其他缺点包括手术需要广泛的组织剥离、手术入路引起了相关不适。

Myerson 和 Quill[6] 回顾性对比了 33 例患者采用开放手术与关节镜融合术的治疗结果。随访发现关节镜组的融合时间（8.7 周）比开放手术组（14.5 周）要短。此外，两组的融合率和并发症发生率相同。O'Brien 等[7] 同样回顾分析了一组行关节镜融合术的患者，发现两组的融合率相同。两项研究都发现关节镜组住院时间更短，但有局限性包括对于比较复杂的病例本质上存在异议，例如那些存在明显畸形的病例需要实施开放手术治疗。

Ferkel 和 Hewitt[8] 报道在他们的机构实施了 35 例该项手术，平均随访 72 个月。他们报道平均融合时间为 11.8 周，有 3 例延迟愈合，1 例需要翻修手术。最常见的并发症是内植物突出，有 11 例患者要求取出螺钉。他们发现使用一致的（mazur）评分系统优良率为 83%。Glick 等[5] 在一项多中心回顾性研究中报道了 35 例关节镜融合术，随访 8 年，融合率为 97%。其中 86% 的患者达到优良结果。对于畸形超过 15° 和（或）平移超过 1cm 的病例要想获得良好的结果是十分困难的。

旧的文献报道多组病例使用关节镜行踝关节融合，其融合时间更长且有较高的不融合率[9-11]，但近期的文献报道融合率达 90% ~ 95%，融合时间为 8 ~ 12 周[12-20]。并发症出现概率与开放手术相当，不良事件中最常见的是不愈合、感染、内植物突出和血栓栓塞事件[10]。有报道称，行踝关节融合术后患者随访时出现影像学上的后足关节炎的概率很高[2]。然而，Winson 等[16] 指出大部分患者手术前可能已经存在这种情况，但在手术中这种情况是不需要特殊治疗的。

结论

如上所述，虽然需要相当陡峭的学习曲线，但关节镜技术能用于踝关节融合[21-26]。治疗效果至少等同于标准的开放手术，优点是有较少的围术期疼痛和住院时间较短。这项手术同肩关节镜技术一样将会不断普及。

（张涛 译　李世民 校）

参考文献

1. Monroe MT, Beals TC, Manoli A. Clinical outcome of arthrodesis of the ankle using rigid internal fixation with cancellous screws. Foot Ankle Int 20:227–231, 1999

2. Coester LM, Saltzman CL, Leupold J, Pontarelli W. Long-term results following ankle arthrodesis for post-traumatic arthritis. J Bone Joint Surg 83-A: 219–228, 2001

3. Paremain GD, Miller SD, Myerson MS. Ankle arthrodesis: results after the miniarthrotomy technique. Foot Ankle Int 17:247–252, 1996

4. Schon LC, Ouzounian TJ. The ankle. In: Jahss MH (ed.). Disorders of the Foot and Ankle, Vol. 2, Edition 2. Philadelphia, WB Saunders, pp. 1417–1460, 1991

5. Glick JM, Morgan CD, Myerson MS, Sampson TG, Mann JA. Ankle arthrodesis using an arthroscopic method: long-term follow-up of 34 cases. Arthroscopy 12(4):428–434, 1996

6. Myerson MS, Quill G. Ankle arthrodesis. A comparison of an arthroscopic and an open method of treatment. Clin Orthop Relat Res 268:84–95, 1991

7. O'Brien TS, Hart TS, Shereff MJ, Stone J, Johnson J. Open versus arthroscopic ankle arthrodesis: a comparative study. Foot Ankle Int 20(6):368–374, 1999

8. Ferkel RD, Hewitt M. Long-term results of arthroscopic ankle arthrodesis. Foot Ankle Int 26(4):275–280, 2005

9. Dent CM, Patil M, Fairclough JA. Arthroscopic ankle arthrodesis. J Bone Joint Surg 75-B(5):830–832, 1993

10. Crosby LA, Yee TC, Formanek TS, Fitzgibbons TC. Complications following arthroscopic ankle arthrodesis. Foot Ankle Int 17(6):340–342, 1996

11. DeVriese L, Dereymaeker G, Fabry G. Arthroscopic ankle arthrodesis preliminary report. Acta Arthop Belg 60(4):389–392, 1994

12. Ogilvie-Harris DJ, Lieberman I, Fitsialos D. Arthroscopically assisted arthrodesis for osteoarthrotic ankles. J Bone Joint Surg 75-A(8):1167–1174, 1993

13. Kats J, van Kampen A, de Waal-Malefijt MC. Improvement in technique for arthroscopic ankle fusion: results in 15 patients. Knee Surg Sports Traumatol Arthrosc 11:46–49, 2003

14. Turan I, Wredmark T, Felländer-Tsai L. Arthroscopic ankle arthrodesis in rheumatoid arthritis. Clin Orthop Relat Res 320:110–114, 1995

15. Zvijac JE, Lemak L, Schurhoff MR, Hechtman K, Uribe J. Analysis of arthroscopically ankle arthrodesis. Arthroscopy 18(1):70–75, 2002

16. Winson IG, Robinson DE, Allen PE. Arthroscopic ankle arthrodesis. J Bone Joint Surg 87-B(3):343–347, 2005

17. Cameron SE, Ullrich P. Arthroscopic arthrodesis of the ankle joint. Arthroscopy 16(1):21–26, 2000

18. Fisher RL, Ryan WR, Dugdale TW, Zimmermann GA. Arthroscopic ankle fusion. Conn Med 61(10):643–646, 1997

19. Corso SJ, Zimmer TJ. Technique and clinical evaluation of arthroscopic ankle arthrodesis. Arthroscopy 11(5):585–590, 1995

20. Fleiss DJ. Arthroscopic arthrodesis of the ankle joint. Arthroscopy 16(7):788, 2000

21. Wasserman LR, Saltzman CL, Amendola A. Minimally invasive ankle reconstruction: current scope and indications. Orthop Clin North Am 35:247–253, 2004

22. Raikin SM. Arthrodesis of the ankle: arthroscopic, mini-open, and open techniques. Foot Ankle Clin 8(2):347–359, 2003

23. Stroud CC. Arthroscopic arthrodesis of the ankle, subtalar, and first metatarsophalangeal joint. Foot Ankle Clin 7(1):135–146, 2002

24. Tasto JP, Frey C, Laimans P, Morgan CD, Mason RJ, Stone JW. Arthroscopic ankle arthrodesis. Instr Course Lect 49:259–280, 2000

25. Fitzgibbons TC. Arthroscopic ankle debridement and fusion: indications, techniques, and results. Instr Course Lect 48:243–248, 1999

26. Stone JW. Arthroscopic ankle arthrodesis. Foot Ankle Clin 11(2):361–368, 2006

第 8 章　内镜跟骨成形术

P. A. J. de Leeuw, C. N. van Dijk

1928 年，Haglund 描述了第一例由于跟骨后上部增生和穿后帮过紧的鞋引起后足跟疼痛的病例[1]。如今，我们描述 Haglund 疾病的临床表现是跟骨后外侧的压痛和疼痛。体格检查此区域时可触及骨性突起，此骨性突起有多种不同的命名，如"打气筒-撞击"[2]、黄瓜脚后跟[3]、冬季脚后跟[4]等。在 Haglund 综合征中，跟骨后滑囊发炎会引起肿胀，有时会合并跟腱止点处的腱的病变。此综合征是由于跟腱的前面与跟骨增大的后上部分反复撞击造成的。患者典型的表现是经一段时间休息后开始行走时出现疼痛。手术治疗包括切除发炎的跟骨后滑囊和切除跟骨骨突。

Haglund 疾病必须与其他足跟后部疾病相鉴别，其中最重要的是跟腱炎。跟腱病变分为止点病变和非止点病变[5,6]。非止点病变又分为腱的病变、腱周病变，或两者皆有。典型症状出现在跟骨止点近端 4~6cm 处。止点处腱的病变是指腱在其止点处发生的病变。疼痛最常位于跟骨止点的中线处，已知同时存在跟骨后滑囊炎。作为 Haglund 综合征一部分的跟骨后滑囊炎，触及跟骨后上骨突水平的跟腱内外侧时可引发疼痛。踝关节背屈时，跟腱的前部与跟骨后上缘相互撞击，导致跟骨后滑囊炎。存在弓形足时，跟骨不但内翻而且更加垂直，这将导致跟骨后侧突起更加显著[7]。

有多种方法用于治疗慢性跟骨后滑囊炎。跟骨后滑囊炎保守治疗方法包括避免穿后帮过紧的鞋、非甾体类抗炎药物、改变活动、垫鞋垫、物理治疗、跟骨后区单次注射皮质激素。如果保守治疗失败，可采用两种不同的手术方法，一种是内镜手术治疗，另一种是开放手术，包括跟骨后上部切除或跟骨楔形截骨。并发症包括皮肤破溃、手术瘢痕周围压痛、丑陋的手术瘢痕以及足跟周围感觉改变[8-12]。更加严重的并发症包括跟腱撕脱和跟骨（应力）骨折[10,12,13]。还有报道继发于骨切除不彻底导致的复发的顽固性疼痛和跟腱僵硬导致的踝背屈活动受限[14]。有报道在开放手术患者中出现伤口愈合问题的比例达 30%[15]。

与开放手术相比，内镜治疗能提供微创手术相关的优势，如低发病率、优良的瘢痕愈合、治疗后功能恢复良好、恢复时间短、恢复运动快。本章我们将介绍内镜跟骨成形术技术，并对比微创技术与开放手术技术的治疗结果[16]。

内镜跟骨成形术适应证

患者主诉包括休息、站立、（上坡）行走、跑和走不平路时疼痛。X 线片显示跟骨后上部增生（图 8.1）。如果保守治疗失败，则是内镜手术的适应证。

手术技术

患者取俯卧位，在全身麻醉或区域麻醉下实施手术。用箭头标记患肢，以免出现手术侧别错误。将足置于手术床边。下肢下方放置小支撑物，使患肢轻度抬高（图 8.2）。通过重力使足处于跖屈位。将跖屈位的足抵在手术医生身上并背屈，以便医生能够用两

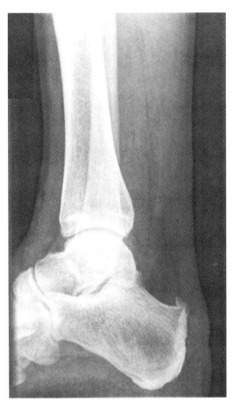

图 8.1 后足跟顽固性疼痛患者右踝侧位 X 线片显示跟骨后上部增生（Haglund 综合征）。

只手自由操纵关节镜和器械。手术前应标记重要的解剖结构，包括跟腱的内外侧边缘和跟骨。外侧入口位于跟骨上表面水平跟腱的外侧。首先通过行皮肤纵向小切口建立这一入口。用钝性穿刺针穿入跟骨后间隙，插入 4.5mm 30°的关节镜（图 8.3a，b），实施重力冲洗或 100mmHg 压力冲洗。也可使用 70°的关节镜，但很少有必要。直视下由跟腱内侧插入脊椎穿刺针，同样位于跟骨上表面水平，以此定位内侧入口（图 8.4a，b）。通过纵向切口建立内侧入口后，在关节镜下插入 5.5mm 骨刨削器。首先去除发炎的跟骨后滑囊（图 8.5a，b），接下来在看到跟骨上表面后去除其纤维层和骨膜。在切除滑囊和跟骨上表面纤维层和骨膜时，刨削器要始终对着骨以免损伤跟腱。当足处于完全背屈位时，可以发现跟骨后上缘与跟腱之间的撞击。将足置于跖屈位，去除跟骨后上缘。此处的骨

质松软，可用滑膜切除器或骨锯切除，且不需要使用打磨器。这个入口可交替使用关节镜和切除器，目的是完全去除骨突。在后内侧和外侧角去除足够的骨质很重要（图 8.6a，b）。通过滑膜切除器在跟骨内外侧壁后缘上方来回移动使边缘圆钝。手术全过程中为了保护跟腱不受损伤，应使切除器远端远离跟腱。足位于完全跖屈位时，可见到跟腱止点。将骨锯置于止点处，对准跟骨使跟这部分骨变光滑。最后，插入刨削器清除碎屑并打磨可能粗糙的边缘（图 8.6c）。为预防窦道形成，可用 3.0 爱惜康线缝合皮肤切口。切口和周围皮肤注射 10mL 0.5% 的丁哌卡因或吗啡溶液。无菌加压包扎。术后，患者在耐受的条件下允许负重，并建议不行走时抬高患肢。术后 3 天去除敷料，允许洗澡。鼓励患者行主动的活动范围练习，每天至少 3 次，每次 10 分钟。患者能耐受后允许重新正常穿鞋。术后 2 周伤口拆线。拍 X 线片确认多余的骨已被切除（图 8.6d）。如医生和患者均满意，则不必门诊复查。有活动受限的患者可直接就诊于理疗师。

患者结果

从 1995 年至 2000 年，我们在阿姆斯特丹学院医疗中心对 36 例患者实施了 39 例手术。患者平均年龄 35.0 岁（范围，16 ~ 50 岁）。患者体格检查有后足跟和跟腱内外侧软组织疼痛性肿胀，跟腱本身没有触痛。保守治疗至少 6 个月，症状无减轻。X 线片显示上跟骨角超过 75°。平均随访 4.5 年（范围，2 ~ 7.5 年）。除 1 例患者出现足跟上方区域感觉减退外，其余患者无手术并发症。手术后没有出现感染、疼痛或丑陋的瘢痕，所有患者对小切口很满意。除 2 例患者外，所有患者均获得改善。依据 Ogilvie-Harris 评分[17]，结果 4 例尚可，6 例良，24 例优。恢复工作和运动的时间平均分别是 5 周（范围，10 天 ~ 6 个月）和 11 周（范围，6 周 ~ 6 个月）。

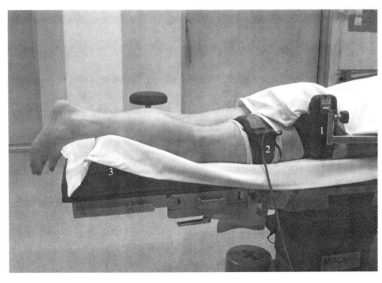

图 8.2 内镜跟骨成形术时患者取俯卧位，髋部放置支撑物（1），大腿环绕止血带（2），小支撑物置于下肢下方（3），使踝关节能够自由活动。

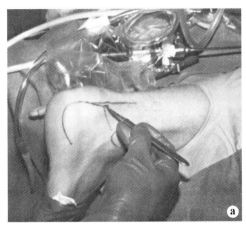

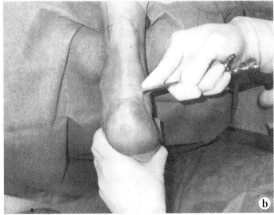

图 8.3 （a）外侧入口位于跟骨上缘水平跟腱的外侧。指出重要的标志。（b）外侧入口采用垂直的皮肤切口，接下来倾斜 30° 插入 4.5mm 关节镜。

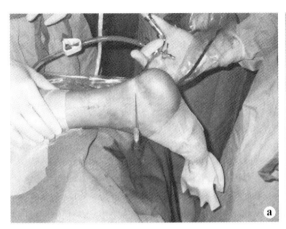

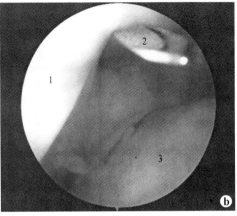

图 8.4 （a）用脊椎穿刺针确定内侧入口的准确位置，大致在跟骨上缘水平跟腱的内侧。（b）在直视关节镜图像下检查脊椎穿刺针的位置（在内侧入口处）。（1）跟腱；（2）硬膜外针；（3）跟骨。

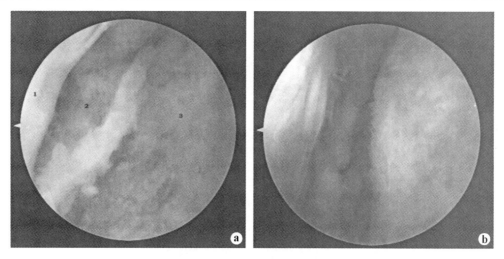

图8.5 （a）后外侧入口的关节镜所示右踝发炎的跟骨后滑囊的内镜图片。（1）跟腱；（2）发炎的跟骨后滑囊；（3）跟骨上缘。（b）用全半径切除器将发炎的跟骨后滑囊完全切除的内镜图片。

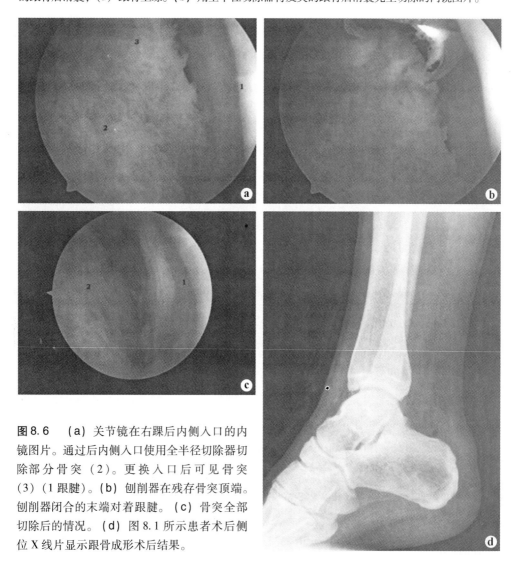

图8.6 （a）关节镜在右踝后内侧入口的内镜图片。通过后内侧入口使用全半径切除器切除部分骨突（2）。更换入口后可见骨突（3）（1跟腱）。（b）刨削器在残存骨突顶端。刨削器闭合的末端对着跟腱。（c）骨突全部切除后的情况。（d）图8.1所示患者术后侧位X线片显示跟骨成形术后结果。

讨论

跟骨后滑囊炎的保守治疗包括跟骨后滑囊单一可的松注射[14,18,19]。不建议重复注射，因为这将导致跟腱薄弱且有潜在断裂的风险。保守治疗失败后，采用手术治疗跟骨后滑囊炎的目的是防止跟腱与跟骨的撞击。这可以通过切除发炎的跟骨后滑囊，然后再接着切除跟骨后上缘或行闭合楔形截骨来完成。跟骨后上缘切除可通过后外侧或后内侧切口或后外侧联合后内侧切口完成[8,11,20]。

内镜跟骨成形术提供了一种很好的微创方法来替代开放手术。熟悉内镜入路的外科医生更喜欢这种手术，因其比开放手术有更好的视野。由于在开放手术中不能很好地显露跟腱，所以有报道称该方法会损伤跟腱，甚至造成跟腱断裂[10,13]。开放切除手术后的整体恢复时间会长达 2 年[21]。依据 Ogilvie-Harris 评分，我们这组病例优良结果的百分比很高。这样的结果与 Morag 等[22]报道的结果以及 Jerosch 和 Nasef[23]报道的结果相同。Morag 等采用内镜跟骨成形术治疗 4 例患者，平均随访 2 年（范围，1～3.5 年），无并发症、疼痛、活动范围减少或功能丧失等的报道[22]。2003年，Jerosch 和 Nasef 报道采用内镜跟骨成形术治疗 10 例患者，平均随访 5.2 个月（范围，2～12个月）；依据 Ogilvie-Harris 评分：3 例良，7 例优。没有出现术中或术后并发症。除 2 例患者没有遵从术后不能立即负重的指导建议外，整体恢复期为 2～5 周[23]。

关节镜手术对比开放手术的优势在于手术切口小，避免了一些并发症，如 Huber 等[9]描述开放手术后出现的伤口粘连、疼痛和（或）丑陋的瘢痕及瘢痕内神经卡压。Huber 采用手术切除跟骨后上方凸起治疗 32 例 Haglund 病，平均随访 18.6 年（范围，2～41年），他发现 32 例临床和放射学检查的患者中有相当数量的患者有残余不适。32 例中 14 例存在软组织问题，包括过度的瘢痕形成和

持续的肿胀。8 例患者骨切除不彻底，其中有 2 例形成新骨，但都导致了持续的疼痛性肿胀。8 例患者跟腱功能受损[9]。

目前还没有统一的理想的手术入路，内侧、外侧或内外侧[8,11,24]。Jones 和 James 采用部分跟骨切除治疗 10 例跟骨后滑囊炎，术后用短腿行走石膏固定并进行康复治疗。6 个月内所有患者均恢复到期望的活动水平[24]。Angermann 对有相同指征的 32 例患者的 40 个后足采用后外侧入路实施手术。术后 29 例患者允许立即负重。并发症包括 1 例后足浅表感染，1 例血肿，2 例皮肤延迟愈合。平均随访 6年（范围，1～12 年），50% 的患者治愈，20% 的患者改善，20% 的患者无变化，10% 的患者比手术前的症状加重[8]。这项研究中结果为差的概率与 Taylor 的结果相符，他报道相同类型的手术有 36% 结果为差[25]。Pauker 等手术治疗 22 例患者的 28 个 Haglund 病足。所有患者均采用行走石膏固定，术后 4 周开始运动练习。19 例患者平均随访 13 年（范围，3～20年），15 例术后结果良好，2 例尚可，2 例较差。作者主张采用一个切口，因为许多患者主诉术后 1 年以后手术瘢痕仍有压痛，手术切口越大症状越明显[11]。Schepsis 等在一项研究中发现，24 例跟骨后滑囊炎患者中 6 例（25%）结果尚可，需要再次手术[26]。Schneider 连续手术治疗 36 例患者的 49 个病足，平均随访 4.7 年（范围，1～11 年）。4 例患者有早期并发症（血肿和浅表感染），晚期并发症导致 3 例患者需要进行翻修手术。7 例患者记录有改善，1 例患者描述无变化，7 例患者报道手术后症状加重[27]。Brunner 等手术治疗 36 例患者的 39 个病足，平均随访 51 个月，根据 AOFAS 评分，结果较术前平均改善 32 分。恢复时间从 6 个月至 2 年。报道 36 例患者中有 6 例术后出现持续的后足跟疼痛[21]。

由于关于 Haglund 畸形是采用内镜手术还是开放手术还没有一致的意见，因此进行了对比研究。Leitze 等对比内镜手术（n = 30；随访 22 个月）和开放手术（n = 17；随访 42 个月）。

内镜手术组获得 19 例优、5 例良、3 例尚可、3 例差的结果，从数字来看并没有明显优于开放手术。两组恢复时间相同，但是内镜手术在手术时间、并发症数量和组织瘢痕方面更具有优势[28]。Lohrer等最近在一项研究中对比了内镜切除和开放手术切除治疗 Haglund 疾病。在这项尸体研究中，9 个尸体足采用开放手术，6 个尸体足采用内镜跟骨成形术。手术后，足被分解以确定手术对其损伤程度，并对比了发生腓肠神经、跖肌腱、跟腱内侧柱损伤的数量[29]。由于这是一项解剖性研究，所以无法搜集恢复时间和瘢痕愈合等显示内镜手术优势的数据。此外，由于尸体的足比患者的足僵硬，所以导致实施内镜手术更加困难。

总之，无论是采用内镜手术还是开放手术，都应去除足量的骨质以防止跟骨和跟腱之间的撞击。与开放手术的结果相比，内镜跟骨成形术已被证明有以下优势，包括发病率低、治疗后功能恢复、可门诊治疗、瘢痕愈合良好、恢复期短、恢复运动快。

（张涛 译 李世民 校）

参考文献

1. Haglund P. Beitrag zur Klinik der Achillessehne. Zeitschr Orthop Chir 1928;49:49–58
2. Dickinson PH, Coutts MB, Woodward EP, Handler D. Tendo Achillis bursitis. Report of twenty-one cases. J Bone Joint Surg Am 1966;48(1):77–81
3. Fowler A., Philip JF. Abnormalities of the calcaneus as a cause of painful heel: Its diagnosis and operative treatment. Br J Surg 1945;32:494–498
4. NISBET NW. Tendo Achillis bursitis (winter heel). Br Med J 1954;2(4901):1394–1395
5. Clain MR, Baxter DE. Achilles tendinitis. Foot Ankle 1992;13(8):482–487
6. Saltzman CL, Tearse DS. Achilles tendon injuries. J Am Acad Orthop Surg 1998;6(5):316–325
7. Fuglsang F, Torup D. Bursitis retrocalcanearis. Acta Orthop Scand 1961;30:315–323
8. Angermann P. Chronic retrocalcaneal bursitis treated by resection of the calcaneus. Foot Ankle 1990;10(5):285–287
9. Huber HM, Waldis M. [The Haglund exostosis - a surgical indication and a minor intervention?]. Z Orthop Ihre Grenzgeb 1989;127(3):286–290
10. Miller AE, Vogel TA. Haglund's deformity and the Keck and Kelly osteotomy: a retrospective analysis. J Foot Surg 1989;28(1):23–29
11. Pauker M, Katz K, Yosipovitch Z. Calcaneal osteotomy for Haglund disease. J Foot Surg 1992;31(6):588–589
12. Leach RE, DiIorio E, Harney RA. Pathologic hindfoot conditions in the athlete. Clin Orthop Relat Res 1983;(177):116–121
13. Le TA, Joseph PM. Common exostectomies of the rearfoot. Clin Podiatr Med Surg 1991;8(3):601–623
14. Nesse E, Finsen V. Poor results after resection for Haglund's heel. Analysis of 35 heels in 23 patients after 3 years. Acta Orthop Scand 1994;65(1):107–109
15. Segesser B, Goesele A, Renggli P. [The Achilles tendon in sports]. Orthopade 1995;24(3):252–267
16. van Dijk CN, van Dyk GE, Scholten PE, Kort NP. Endoscopic calcaneoplasty. Am J Sports Med 2001;29(2):185–189
17. Ogilvie-Harris DJ, Mahomed N, Demaziere A. Anterior impingement of the ankle treated by arthroscopic removal of bony spurs. J Bone Joint Surg Br 1993;75(3):437–440
18. Myerson MS, McGarvey W. Disorders of the Achilles tendon insertion and Achilles tendinitis. Instr Course Lect 1999;48:211–218
19. Subotnick SI, Block AJ. Retrocalcaneal problems. Clin Podiatr Med Surg 1990;7(2):323–332
20. Kolodziej P, Glisson RR, Nunley JA. Risk of avulsion of the Achilles tendon after partial excision for treatment of insertional tendonitis and Haglund's deformity: a biomechanical study. Foot Ankle Int 1999;20(7):433–437
21. Brunner J, Anderson J, O'Malley M, Bohne W, Deland J, Kennedy J. Physician and patient based outcomes following surgical resection of Haglund's deformity. Acta Orthop Belg 2005;71(6):718–723
22. Morag G, Maman E, Arbel R. Endoscopic treatment of hindfoot pathology. Arthroscopy 2003;19(2):E13
23. Jerosch J, Nasef NM. Endoscopic calcaneoplasty – rationale, surgical technique, and early results: a preliminary report. Knee Surg Sports Traumatol Arthrosc 2003;11(3):190–195
24. Jones DC, James SL. Partial calcaneal ostectomy for retrocalcaneal bursitis. Am J Sports Med 1984;12(1):72–73
25. Taylor GJ. Prominence of the calcaneus: is operation justified? J Bone Joint Surg Br 1986;68(3):467–470
26. Schepsis AA, Wagner C, Leach RE. Surgical management of Achilles tendon overuse injuries. A long-term follow-up study. Am J Sports Med 1994;22(5):611–619
27. Schneider W, Niehus W, Knahr K. Haglund's syndrome: disappointing results following surgery – a clinical and radiographic analysis. Foot Ankle Int 2000;21(1):26–30
28. Leitze Z, Sella EJ, Aversa JM. Endoscopic decompression of the retrocalcaneal space. J Bone Joint Surg Am 2003;85-A(8):1488–1496
29. Lohrer H, Nauck T, Dorn NV, Konerding MA. Comparison of endoscopic and open resection for haglund tuberosity in a cadaver study. Foot Ankle Int 2006;27(6):445–450

第 9 章 第一跖趾关节关节镜技术

Nicholas Savva, Terry Saxby

在 20 世纪 30 年代，试图用关节镜治疗小关节疾病的想法失败了，其原因是当时关节镜尺寸与小关节的容量相差很大。1968 年，日本大阪的日本平板玻璃公司和东京的日本电气公司联合开发了一种新的名为自聚焦传光纤维（Selfoc）的发光物质。1970 年，Watanabe 利用 Selfoc 玻璃棒开发了可在小关节进行关节镜操作的 Selfoc 关节镜。这种镜子的直径是 1.7mm，外套管直径为 2mm。Watanabe 在其 1972 年出版的《关节镜图集》一书中第一次报道了 5 例第一跖趾关节（MTP）行关节镜操作的情况[1]。

解剖

第一跖趾关节为一种球窝关节，这种关节由于关节面表浅，所以稳定性差。此关节最重要的稳定装置是关节囊和内、外侧副韧带。外展肌、内收肌、短屈肌和短伸肌的肌腱对其稳定性有一定作用。多数稳定结构在跖侧，这就使得背侧成为手术入路的选择。背侧最主要的标志是姆长伸肌（EHL）（图9.1）。

在跖骨头跖侧中心有一骨嵴。姆短屈肌的两条肌腱各含有一个籽骨，它们位于骨嵴的两侧。这两条肌腱继续向远侧延伸，终止于近侧趾骨基底，并发出纤维与增厚的跖板相融合。姆长屈肌均位于跖板的浅层，在姆短屈肌两头之间穿过，并向远侧延伸，终止于远侧趾骨。

关节镜操作中最危险的结构是皮神经，

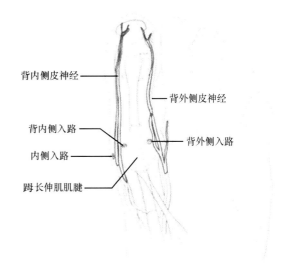

图 9.1 手术入路背侧观。注意各条手术入路相对于姆长伸肌肌腱和神经血管束结构的位置。

特别是腓浅神经的背内侧支，它主管姆趾的主要感觉，于关节水平姆长伸肌内侧走行 6 ~ 18mm[2]。跖侧的感觉由趾神经支配，这些神经为内侧跖神经的分支。它们位于副韧带的跖侧，在侧方位于跖横韧带的浅层。

关节镜操作的解剖

Ferkel 描述了对第一跖趾关节从外侧开始向内侧进行系统性检查的方法[3]。他提出了通过背外侧入路进行 13 点检查的方法。通过背内侧或直接内侧入路可以很好地显露跖侧结构，包括籽骨及跖骨头中心。

1. 外侧沟
2. 跖骨头外侧角

3. 跖骨头中心部分
4. 跖骨头内侧角
5. 内侧沟
6. 内侧关节囊反折处
7. 中间安全区域
8. 外侧关节囊反折处
9. 近侧趾骨内侧部分
10. 近侧趾骨中间部分
11. 近侧趾骨外侧部分
12. 内侧籽骨
13. 外侧籽骨

适应证

在诊断第一跖趾关节病理改变中，X 线片、骨扫描和计算机断层（CT）扫描都非常有用。在过去 10 年中，第一跖趾关节的磁共振成像（MRI）技术取得了巨大的进步，有作者提出用关节镜技术进行诊断性检查基本可以废除。然而，经保守治疗后患者如果仍有持续性疼痛、肿胀、僵硬及关节交锁或有关节摩擦症状，则可行诊断性关节镜检查。关节镜治疗的适应证包括对软骨软化、滑膜炎、骨软骨损伤、骨赘、游离体和关节纤维化的治疗。最近有报道可通过凿骨术治疗踇趾僵直[4]。还有报道通过关节镜辅助技术来行关节融合，但这种方法比较耗时，技术上也存在困难[5;6]。另有报道通过关节镜技术切除内侧和外侧籽骨，但可能需要额外入路或行一个小的关节切开[7-9]。

仪器设备

由于这个关节空间比较狭小，所以需要用体积小的关节镜设备来进行操作（图9.2）。理想条件是应用一个小的 1.9mm 带有30°倾斜角度观察镜的关节镜。由于这种设备易碎，操作时要非常小心。如果没有这种设备，也可应用 2.7mm 关节镜，但操作比较困难。

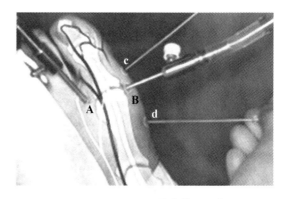

图 9.2　1.9mm 30°关节镜和趾套。

肩关节牵引系统
大腿止血带
消毒的趾套
1.9mm 30°关节镜
小关节刨削系统
2mm 探针
2mm 刮匙
小关节抓持器
2 枚 23 号针头
10mL 注射器

手术入路

通常情况下可通过三个手术入路来观察这个关节（图9.1）。背内侧入路位于该关节水平踇长伸肌肌腱的内侧。这个入路应靠近肌腱，以免损伤腓浅神经的背内侧支。背外侧入路位于踇长伸肌肌腱的外侧，内侧入路位于关节背侧与跖侧的中间。如果必要的话，可在直视下进行操作。

手术技术

第一跖趾关节的关节镜操作可在全身麻醉、脊椎麻醉、硬膜外麻醉或局部麻醉下进行。患者仰卧于手术床上，皮肤按照标准方法消毒至膝关节水平。尽管徒手牵引能够充分显露整个关节，但通过牵引装置牵引可提供更加良好的视野。在第一足趾处应用一枚消毒的趾套，通过肩关节牵引系统上的一组滑轮系统进行牵引。通常情况下 2 ~ 3kg 的牵引重量足可以充分显露关节内部结构（图 9.3）。在此关节水平用 23 号针头于姆长伸肌肌腱内侧刺入关节内。用正常的生理盐水将关节膨胀起来。然后，在此关节水平用另一枚 23 号针头于姆长伸肌肌腱外侧刺入关节内。当已经建立起顺畅的流水通道后（图 9.4），用 15 号刀片行皮肤纵向切口。用小的动脉止血钳分离软组织，分辨出关节囊。这可以尽量减少损伤血管神经结构的风险性，特别是靠近背内侧入路的背内侧皮神经。用 2mm 带有钝头套芯的套管通过任一入路刺透关节囊，将关节镜引入。通过其他背侧入路插入 2mm 探针。可在直视下行内侧入路来保证正确的定位，这有助于显露足趾跖侧结构，避免损伤趾神经。在操作过程中，为了便于观察关节内情况，可将关节镜及其他设备在不同切口内调换使用，以达到病变组织（图 9.5）。

当关节镜操作结束后，冲洗关节，注入局部麻醉药物，并用 4-0 尼龙线缝合伤口。用大量敷料包扎伤口。手术后，鼓励患者抬高患肢以减轻肿胀和降低感染的风险。术后可允许患者穿硬底鞋活动大约 10 天，直到将伤

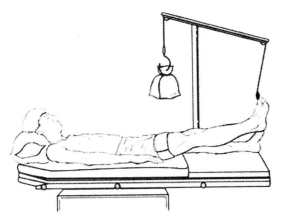

图 9.3　患者躺在手术床上并捆绑止血带，第一足趾用趾套吊起。悬吊的构架固定在手术侧对面的床上。

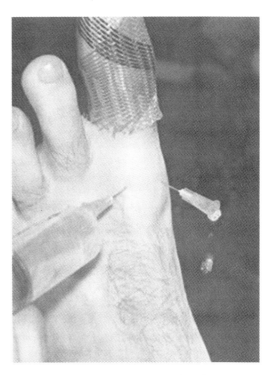

图 9.4　通过自由流动的生理盐水的水流证实两枚 23 号针头正确地插入关节内。

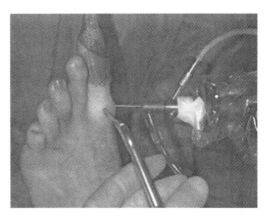

图 9.5　关节镜和其他装置成功放置于关节内。

口缝线拆除。然后根据疾病治疗情况来进行活动。如果是关节融合，患者可穿此鞋进一步活动 4 ~ 5 周，否则活动范围和力量的训练要待患者适应后再开始进行。

治疗结果

Watanabe 在其 1972 年出版的《关节镜图

集》一书中首次报道了 5 例第一跖趾关节行关节镜操作的情况[1]。在 1986 年出版的《小关节关节镜的设备和操作》中，Watanabe 报道了前 22 例第一跖趾关节行关节镜治疗的结果[10]。同一年，Yovich 和 McIlwraith 报道用关节镜清理马的跖趾关节的骨软骨缺损[11]。1988 年，Bartlett 报道用关节镜清理发生在青少年第一跖趾关节的骨软骨损伤，术后允许患者恢复运动，大约 1 年时间症状完全消失[12]。在这些报道后又有 4 组病例报道和大量个案报道。

在 1996 年出版的《关节镜手术：足踝》一书中，Ferkel 描述了第一跖趾关节的关节镜技术及其适应证[3]。他也报道了 22 例施行此项操作后平均随访 54 个月的患者情况。以下是疾病的病变情况。

退行性关节疾病	5
关节纤维化	4
滑膜炎	3
骨突形成	3
跖骨的骨软骨损伤	3
游离体形成	2
软骨软化	2

有 73% 的患者效果良好，其他患者还需行关节融合术。对于大多数术前活动范围受限的患者，通过手术可提高活动范围。没有特殊的并发症发生。

1987 年，Iqbal 和 Chana 报道了 15 例趾僵直患者行关节镜下凿骨术，平均随访 9.4 个月[4]。所有患者对治疗结果基本满意，有 2/3 的患者完全解决了疼痛问题。患者术后平均 3.7 周恢复非运动性活动，相比切开手术有优势，但其术后活动范围平均为 47.6°，比切开手术稍差一些。有些病例需要内下方入路来充分显露骨突。同时也注意到牵引装置持续牵引并不是非常

有益处，因为这可致骨突背侧关节囊紧张，使得骨突切除更加困难。这些病例均没有并发症发生。

1998 年，van Dijk 等报道了大约 2 年里对 25 例第一跖趾关节行关节镜治疗的情况[9]。12 例患者因背侧撞击而通过关节镜将背侧骨突切除，8 例患者结果良好或优秀。4 例患者通过清理损伤和将游离体摘除来治疗剥脱性骨软骨炎，其中 3 例患者效果良好或优异。通过清除骨突来治疗趾僵直成功率较小。5 例患者由于籽骨病变行切除术，3 例获得良好或优异效果。还需要两个额外入路，一个是在近侧，位于内侧中线，另一个是在第一背侧趾蹼。2 例患者通过关节镜将外侧籽骨切除，但有 3 例患者需要另一个小切口来切除内侧籽骨。在所有这些患者中，1 例患者趾内侧出现暂时性感觉丧失，1 例患者外侧出现这种情况，需要继续观察。

本章作者对 11 例患者行 12 例关节镜治疗，6 例患者为损伤性病变[13]。6 例患者 X 线片没有发现影像学异常，但在一些病例中，同位素、CT 和 MRI 骨扫描可帮助诊断，而一些病例只有通过关节镜才能准确诊断。关节镜下，7 例关节发现有滑膜炎，包括 1 例色素绒毛结节性滑膜炎（PVNS）。4 例患者有软骨损伤，4 例关节在跖骨头处有骨软骨损伤（图 9.6 和图 9.7）。背侧骨突 1 例，近趾骨囊肿 1 例，游离体 1 例，新月形损伤 1 例（图 9.8）。后者损伤可认为是纤维组织凝结，这与 Wolin 等[14]所描述的踝部软组织损伤相似，当时所有病变均使用关节镜治疗。有 3 例患者需要行一个小的关节切开术来完成手术操作。早期治疗的 1 例患者施行关节切开来排除其他病理改变，但没有发现病变。另 1 例患者由于关节镜仪器出现故障，只能行关节切开术，还有 1 例患者通过关节切开完成大范围的滑膜切除。除 1 例患者发生轻微的伤口感染外，其余患者没有发生与手术相关的并发症。术后平均随访

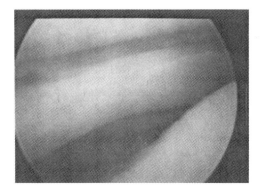

图9.8　新月形损伤。（From Davies and Saxby[13]，by permission of J Bone Joint Surg（Br））

摩擦症状的患者，以及诊断不明确的患者。这项技术可治疗多种疾病，包括软骨软化、滑膜炎、骨软骨损伤、骨突、游离体和关节纤维化，特别是对于那些有症状但不适宜行关节融合或关节成形的患者。现已证实趾僵直行关节镜下关节融合术和凿骨术是比较有效的，但操作技术要求比较高，而且比开放手术具有明显优势。籽骨病变治疗技术要求也比较高，可能需要额外入路。

（王敬博 译　李世民 校）

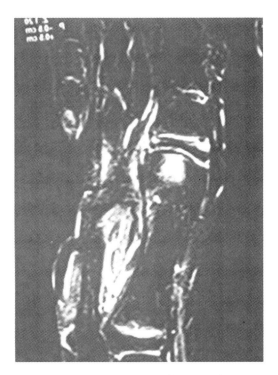

图9.6　跖骨头骨软骨损伤的 MRI 表现。

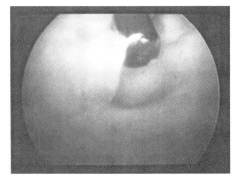

图9.7　跖骨头骨软骨损伤的术中图像。（From Davies and Saxby[13]，by permission of J Bone Joint Surg（Br））

19.3 个月，所有患者活动范围大大改善，没有疼痛或疼痛减轻。1 例残留关节僵直的患者存在退行性关节疾病和骨折的背侧骨突。

对于足部外科医生来说，第一跖趾关节的关节镜操作范围小，但必须熟练掌握。这项技术的适应证是虽经保守治疗但仍存在持续性疼痛、肿胀、僵直及关节交锁或有关节

参考文献

1. Watanabe M, Takeda S, Ikeuchi H. Atlas of Arthroscopy, 2nd edition. Igakui-Shoin, Tokyo, 1969
2. Solan MC, Lemon M, Bendall PS. The surgical anatomy of the dorsomedial cutaneous nerve of the hallux. J Bone Joint Surg Br 2001;83B:250–252
3. Ferkel RD. Arthroscopic Surgery. The Foot and Ankle. Lippincott-Raven, Philadelphia. 1996
4. Iqbal MJ, Chana GS. Arthroscopic cheilectomy for hallux rigidus. J Arthrosc Relat Surg 1998;14:307–310
5. Perez-Carro L, Busta-Vallina B. Arthroscopic-assisted first metatarsophalangeal joint arthrodesis. J Arthrosc Relat Surg 1999;15:215–217
6. Stroud CC. Arthroscopic arthrodesis of the ankle, subtalar, and first metatarsophalangeal joint. Foot Ankle Clin N Am 2002;7:135–146
7. Chan PK, Lui TH. Arthroscopic fibular sesamoidectomy in the management of the sesamoid osteomyelitis. Knee Surg Sports Traumatol Arthrosc 2005;14:1–4
8. Perez Carro L, Escevarria Llata JI, Martinez Agueros JA. Arthroscopic medial bipartite sesamoidectomy of

the great toe. J Arthrosc Relat Surg 1999;15:321–323

9. van Dijk CN, Veenstra KM, Nuesch BC. Arthroscopic surgery of the metatarsophalangeal first joint. J Arthrosc Relat Surg 1998;14:851–855

10. Watanabe M, Ito K, Fuji S. Equipment and procedures of small joint arthroscopy. In: Watanabe M (ed.) Arthroscopy of Small Joints. Igakui-Shoin, Tokyo. 1986

11. Yovich JV, McIlwraith CW. Arthroscopic surgery for osteochondral fractures of the proximal phalanx o the metacarpophalangeal and metatarsophalangeal fetlock) joints in horses. J Am Vet Med Assoc 1986;
188:273–279

12. Bartlett DH. Arthroscopic management of osteochondritis of the first metatarsal head. Arthroscopy 1988;4:51–54

13. Davies MS, Saxby TS. Arthrosopy of the first metatarsophalangeal joint. J Bone Joint Surg Br 1999; 81B:203–206

14. Wolin J, Glassman F, Sideman S. Internal derangement of the talofibular component of the ankle. Surg Gynaecol Obstet 1950;91:193–200

第 **10** 章 | 第一跖趾关节疾病的关节镜治疗

A. C. Stroïnk, C. N. van Dijk

在骨科手术领域中，关节镜手术是一项需要掌握的基础操作之一。在 20 世纪 80 年代，就有用关节镜治疗小关节疾病的趋势[14]。尽管现在关节镜手术已经普遍应用于膝关节、肩关节、肘关节、踝关节及腕关节疾病的治疗，但第一跖趾（MTP-I）关节疾病的关节镜治疗还没有得到足够的重视[5]，文献报道也不多。1986 年，Watanabe[1]首次描述了第一足趾关节镜操作。1999 年，Frey 等[6]报道第一跖趾的关节镜手术仍是一项正处于发展中的技术，在应用领域方面还不十分明确。1998 年，我们第一次报道了 27 例第一跖趾关节的关节镜操作，在后续发表的文献中，我们报道了此项技术最主要的适应证为：骨软骨缺损、背侧撞击综合征和感染性关节炎[7]。目前，我们还缺乏第一跖趾关节的关节镜手术的长期随访结果。虽然经过了许多年，但这项操作技术还需要进一步完善。尽管第一跖趾关节的关节镜操作在技术上是可行和可以接受的，但具体操作还需要依据手术医生的能力。在本章中，我们将介绍这个关节的基础解剖、适应证、关节镜操作过程和结果。

解剖

足部皮肤和皮下组织可出现明显差异。与足底皮肤相比较，足背侧皮肤感觉迟钝且较薄。第一跖趾关节稳定性主要由关节周围的软组织决定，如关节囊、韧带和肌肉肌腱结构。第一跖骨头浅球形和近侧趾骨的臼窝结构对关节的稳定性所起的作用相对小一些[6]。从关节的背侧观察，跛长伸肌将关节分成内、外两部分。关节的内侧部分由腓浅神经的分支支配，关节的外侧部分由腓深神经支配。第一足趾的内侧部分由隐神经的终末支支配。足底血液由胫后动脉的内、外侧足底动脉供应。它们与从足背动脉来源的背侧动脉组成血管网。

第一跖趾关节的足底部有两块籽骨，它们分别位于跛短屈肌肌腱的内、外侧。这个肌腱的纤维接下来附着于跖板和近侧趾骨的基底部。浅表的跛长屈肌肌腱走行于跛短屈肌的两个肌腱之间。

适应证

随着关节镜技术的发展和关节镜设备的改进，了解第一跖趾关节的关节镜手术的相对优势很重要；同时，还要牢记关节镜手术是以患者为中心的操作。

第一跖趾关节的开放手术可导致活动范围受限、长期肿胀、伤口愈合欠佳和很难找到合适的鞋[6]。而关节镜手术可以很好地观察关节内情况、手术创伤小、软组织破坏少、外形美观、功能良好[7,8]。关节镜治疗的另一个优势是能快速恢复正常运动和工作。表 10.1 列出了第一跖趾关节行关节镜治疗的适应证。对于内侧籽骨病变，第一跖趾关节的关节镜治疗与保守治疗相比较没有明显优势。

表 10.1　MTP-Ⅰ关节的关节镜治疗的适应证

背侧骨突
  姆趾活动受限
  姆趾僵直
剥脱性骨软骨炎/软骨软化
  游离体
  撞击综合征
籽骨病变
炎症/感染
  关节炎
  滑膜炎
诊断性操作

手术技术

关节镜手术可在脊椎麻醉、全身麻醉或局部麻醉下进行,在同侧大腿应用止血带。患者取仰卧位,足跟放在手术台边缘上[7]。为了扩大关节间隙并获得良好的牵引方向,在第一跖趾处放置消毒的趾套,将其与手术医生腰间的带子相连(图 10.1)。

大多数手术操作可通过两个主要入路来创造手术操作空间:可在关节线水平的姆长伸肌肌腱内、外侧辅助背外侧和背内侧入路[7]。

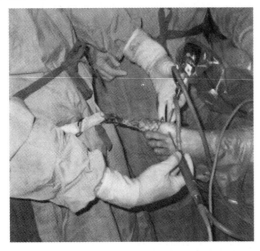

图 10.1　手术中的体位。

此外,还可以辅助另两条手术入路来更全面地观察第一跖趾关节情况,它们位于关节线水平,在足背侧和跖侧之间,一个是纯内侧,另一个为近侧足底。近侧足底入路位于姆短屈肌与姆长屈肌之间的关节线近侧 4cm 处。

手术操作可通过背内侧入路开始,这条入路位于姆长伸肌内侧。在行此入路之前,先在皮肤层行一个 4mm 纵向切口,为针刺入口。为了防止血管神经损伤,特别是腓浅神经的背内侧皮神经支,可用止血钳分离皮下组织,直到分辨出关节囊。

用直径 2.7mm 的钝头套管针刺入关节内,然后插入带有 30°倾斜角度的 2.7mm 关节镜。用生理盐水将关节膨胀起来,通过高速流动的正常生理盐水来增加清晰度。在看清关节后,将脊椎穿刺针在直视下通过其他入路插入关节内。

通过背内侧入路放置操作仪器,通过背外侧入路行关节镜下观察。需要特别检查的 9 个区域包括:内侧沟和外侧沟;跖骨头的内侧角、外侧角和中间部分;近侧趾骨的内侧、中间和外侧部分,以及内侧籽骨。如果要检查外侧籽骨,需要两个额外入路。表 10.2 列出了所需仪器的基本目录。

表 10.2　MTP-Ⅰ关节的关节镜治疗所需设备表

2.7mm 关节镜(30°)

钝头套管针

刀片(11 号)

止血钳

蚊式钳

刨削系统

肩峰减压装置

脊椎穿刺针

大腿/踝止血带

消毒的趾套

带子

生理盐水

将第一跖趾关节背屈可以更好地观察第一跖骨头背侧的骨突。接下来从远侧向近侧及从内侧向外侧，用磨钻、刨削器或小的肩峰减压装置将这些骨突清除。为了改善关节活动范围，可切除超过1/3的关节面[6]。在清除骨突之前，将趾套松开，以防止关节囊牵拉骨突[6]。对于比较大的骨突，建议将手术方式改为凿骨术。

关节镜下凿骨术可通过两个主要入路施行。对于表现为剥脱性骨软骨炎或游离体者，可刮除并清理缺损处，直到骨表面有出血；接下来将松动的骨片移除（图10.2）。切除外侧籽骨时，需要前面提及的两个额外入路。

在第一跖趾关节感染病例中，关节镜方法可鉴别关节炎、滑膜炎和骨炎；对术中采集的材料进行培养。感染的滑膜组织可用刨削器或筈帚样器械处理。如果是关节炎，当需要用生理盐水冲洗关节时，可用这套系统进行冲洗。

出现以下情况可用关节镜对第一跖趾关节进行诊断性治疗：反复出现炎性症状、伴有交锁症状，经保守治疗无效[6]；或保守治疗后仍出现关节肿胀、持续性疼痛、活动范围减少且没有改善，而患者又"非常适合"行关节融合或关节成形[5]。

手术操作后，小的手术切口用4-0尼龙线缝合，术后10~14天拆除缝合线。为了防止

瘘管形成，用大量敷料包扎4~7天，允许患者在两个肘拐保护下行走。当肿胀消退且形状改善后，可正常穿鞋[5]。将背侧骨突切除后，允许患者即刻行屈伸练习，手术后5天可进行负重训练[6]。行关节清理术者，术后5天开始行活动范围练习，术后14天允许完全负重。

并发症

与其他关节镜手术相似，第一跖趾关节的关节镜操作也可并发感染或形成瘘管。然而，最特殊的并发症是第一足趾外侧或内侧感觉（短暂性）丧失，这是由于腓深神经机能性麻痹或受挤压所致[5]。

结果

我们通过27例关节镜手术[7,9]总结出这种操作主要用于以下疾病诊断：剥脱性骨软骨炎、感染性关节炎、背侧撞击综合征和病变籽骨摘除。对于背侧撞击综合征患者，关节镜手术可以很好地缓解症状，增加活动范围。

1998年，Iqbal等[10]将15例行关节镜下凿骨术患者与以往开放手术患者的生骨疣的复发率治疗结果进行了比较。他们发现，开放手术组复发率为10%，而关节镜下凿骨术

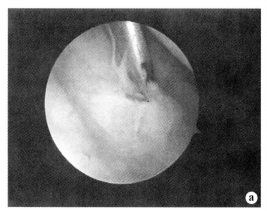
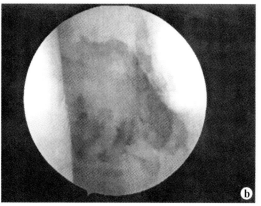

图10.2 第一足趾近侧趾骨基底剥脱性骨软骨炎。（a）清理前；（b）清理后。

组没有这种情况发生。

与关节切开相比，关节镜操作能够很好地评估第一跖趾关节内的情况[8]。此外，开放手术可造成广泛软组织剥离，并损伤籽骨周围韧带和肌腱结构，从而导致踇内翻和趾背伸畸形[8]。

关节镜手术的其他主要优势还包括康复期短、可很快恢复运动和工作[9,10]、切除手术住院时间短、手术后疼痛和僵硬少、术后外观好[7]。

讨论

应用关节镜可以很好地观察第一跖趾关节内病变。这种方法主要的适应证是剥脱性骨软骨炎的治疗、游离体摘除，以及在背侧撞击综合征病例中清除背侧骨突。对于经保守治疗后仍持续疼痛和肿胀的患者，关节内疾病的评估也是关节镜行诊断性治疗的另一个适应证（复发性炎性症状和交锁性疼痛，保守治疗无效；关节持续肿胀和活动范围受限）[5]。

第一跖趾关节镜技术的优势还没有得到足够的重视；当施用于正确的病症时，这项技术如同应用在踝、膝和肩关节一样有效。从技术上讲，应用这种技术仅受制于外科医生的技术能力、疾病的种类和可以应用的仪器设备。该项操作手术切口小，其切口瘢痕纤维化的概率小，对第一跖趾的活动范围的影响也小。第一跖趾关节镜的这些优势还可以产生额外的价值，特别是对于运动员和舞蹈演员，他们的表演主要依靠第一足趾的活动范围[9]。

（王敬博 译　李世民 校）

参考文献

1. Watanabe M, Ito K, Fuji. Equipment and procedures of small join arthroscopy. In: Watanbe M, editor. Arthroscopy of small joints. New York: Igaku-Shoin, 1986
2. Lundeen R. Arthroscopic approaches to the joints of the foot. J Am Podiatr Med Assoc 1987;77:41–55
3. Richard O, Lundeen D. Review of diagnostic arthroscopy of the foot and ankle. J Foot Surg 1987;26:33–36
4. Bartlett M. Arthroscopic management of osteochondritis dissecans of the first metatarsal head. Arthroscopy 1988;4:51–54
5. Davies M, Saxby T. Arthroscopy of the first metatarsophalangeal joint. J Bone Joint Surg 1999; 81-B:203–06
6. Frey C, Van Dijk C. Arthroscopy of the great toe. AAOS Instr Course Lect 1999;48:343–346
7. Van Dijk C. Arthroscopy of the first metatarsophalangeal joint. In: James F, Serge Parisien J, Melbourne D, eds. Foot and ankle arthroscopy. New York: Springer, 2004:207–14
8. Chan K, Lui T. Arthroscopic fibular sesamoidectomy in the management of the sesamoid osteomyelitis. Knee Surg Sports Traumatol Arthrosc 2006; 14:664–67
9. Van Dijk C, Kirsten M, Veenstra M. Arthroscopic surgery of the metatarsophalangeal first joint. Arthroscopy 1998;14:851–55
10. Iqbal M, Gursharan S, Chana F. Arthroscopic cheilectomy for hallux rigidus. Arthroscopy 1998; 14:307–10

第 11 章

镜下跖腱膜切开术

Steven L. Shapiro

足底跖腱膜炎是成人跟痛症最常见的病因。最主要的症状表现为开始行走时足底区的疼痛。其病理学改变是在跟骨止点上的部分跖腱膜发生退行性撕裂，随后伴发一系列反应性肌腱炎的症状。

解剖

足底跖腱膜是由纵向纤维束构成并附着于跟骨结节上的韧带结构。通常情况下跖腱膜的内侧带最厚，厚度达到 3mm。中间带和外侧带的厚度为 1～2mm[1]。跖腱膜向远端发出 5 束，分布到各个足趾。跖腱膜对足弓起支撑作用，在行走步态的起步相足趾伸展，跖腱膜就像绞盘一样被牵张拉紧，足底纵弓也因此升高，并出现后足倒置、大腿外旋。在窥镜下观察，趾展肌位于中间，然后是跖腱膜。行跖腱膜切开术后，可以同时显露趾短屈肌和中间的肌间隔。

病理

对手术中获取的跖腱膜样本进行光谱分析，揭示了从纤维组织的退变到成纤维细胞的增殖这一病理改变过程。跖腱膜通常明显增厚或者呈沙砾样。这些病理学改变习惯上被称作跖腱膜变性而不是跖腱膜炎，但跖腱膜炎的表述仍然在文献著作中被采纳。

病史

典型的病例表现为：成年患者主诉足跟痛，活动后加重，休息后缓解。迈出第一步行走时疼痛明显。长时间站立、跑或跳容易导致跖腱膜紧张。足的过度内翻也是一个常见的病因。跖腱膜炎患者也常伴足弓僵硬。在跟痛症患者中，同时患有肥胖症的人群占 70%。跖腱膜炎在长跑运动员及芭蕾舞者中也十分常见。其中约 15% 为双足同时发病。女性较男性发病率高。

体格检查

跟骨结节处的局限性压痛是最常见的查体所见。疼痛部位多出现在内侧，但有时也出现在外侧。罕见的情况下，疼痛可能出现在足底远端，这种情况被称作足底远端跖腱膜炎。通常情况下，足跟内侧的软组织会出现肿胀。与健侧的足跟仔细对比是观察肿胀的必要方法（图 11.1）。

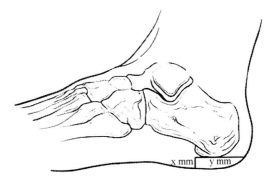

图 11.1 通过准确测量术前非负重下的跟骨侧位 X 线片来准确定位跟骨内侧手术切开入路。

影像学检查

拍摄 X 线片是跟痛症患者的常规检查方法。跟痛症患者中有 50% 被发现有跟骨骨刺，但不考虑是骨刺直接导致了疼痛。应力骨折、单房性骨囊肿及骨巨细胞瘤在平片中常常被发现。骨扫描检查通常被认为是非必要性检查，但对 95% 以上的跖腱膜炎具有积极的诊断意义。磁共振成像（MRI）可以用于存在疑问的患者，也可以用于直观地证实跖腱膜厚度，同时可以排除软组织或者骨肿瘤、距下关节炎及应力骨折等。通过超声检查测量跖腱膜厚度既经济、有效又简单易行，如果跖腱膜厚度超过 3mm 就应该纳入跖腱膜炎的范围（图 11.2）。

鉴别诊断

跖腱膜撕裂通常在剧烈的体育活动后急性发作，一般可以在足弓处发现皮下瘀斑。通过 MRI 或者超声检查能够确诊。

跗管综合征造成的胫后神经压迫，可以造成麻木以及足跟、足底或者足趾的疼痛。敲击试验可以引出阳性体征，且 50% 的患者在肌电图（EMG）检查中会发现肌电传导异常。

应力骨折有时仅通过平片就可以诊断，

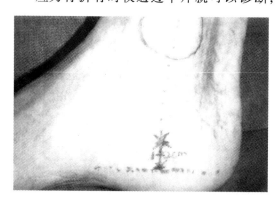

图 11.2 图中展示了另一种手术切口的定位方法，该切口位于沿跟骨结节纵轴方向，角质皮肤和非角质皮肤交界上方 1~2cm。

但有些病例则需要依靠 MRI 才能明确诊断。

骨肿瘤有时在平片上可见，但最终需要 MRI 诊断。其症状特点为持续性疼痛及夜间痛明显。

对于感染的病例，通常呈持续性疼痛，且伴有发红、肿胀或波动感。平片、MRI 和（或）生物学检查都具有诊断意义。实验室检查结果可见血细胞沉降率加快（ESR）、C 反应蛋白（CRP）或白细胞计数（WBC）升高。

足跟垫疼痛综合征通常发生于经常跑步的人群，考虑其原因是跑步对跖腱膜纤维间隔造成干扰引起的。

足跟垫萎缩多发生于老年人群，通常不会出现明显的晨起痛。

关节炎造成的疼痛通常双侧发病，并且呈扩散性。多数患者能够查出类风湿性关节炎（RA）、人类白细胞抗原-B27 及血细胞沉降率加快等阳性结果。

非手术治疗

保守治疗包括休息、冰疗、服用非甾体类抗炎药（NSAIDs）、跖腱膜及跟腱牵张训练、应用硅胶足跟垫、定制矫正器、佩戴夜间矫形支具、限位锁支具、石膏、物理治疗、穿运动鞋、正确使用局部激素注射、冲击波治疗等。95% 的患者都会积极配合保守治疗，如果经 6~12 个月的保守治疗后症状无明显改善，则应考虑采取手术治疗。

手术治疗

跖腱膜切开术针对一小部分经保守治疗无效的患者。虽然开放手术取得了良好的效果，但内窥镜下跖腱膜切开术（EPF）具有诸多优势：（1）微创的软组织切开；（2）直观的跖腱膜镜下显露良好；（3）对 1/3~1/2 的内侧跖腱膜进行精确的横向切断；（4）将术后疼痛降到最低，并早期恢复完全负重能力；（5）尽早恢复日常生活及工作。

术前计划

在非负重状态下拍摄足侧位像，并在跟骨结节的前方和下方做一标记，然后测量前方到后方的皮肤连线[2]。这些术前测量有助于选定手术切口。

体位与麻醉

患者取仰卧位，患侧臀下垫枕，方便下肢进行旋转，用一个足托支撑并抬高患足，在小腿远端束缚止血带。肢体被置于这个体位并以无菌敷料覆盖。术前给予 1g 头孢唑啉预防感染。麻醉可以是局部麻醉或者全身麻醉。踝阻滞或胫神经阻滞可以与全身麻醉或静脉镇静联用。这些操作可以作为门诊手术进行。

设备

手术要求配备 Instratek Endotrac 系统，包括一个跖腱膜起子、密闭式套管、探针、非一次性手术刀、一次性钩状三角刀和一个 4mm 30°的短关节镜。另外，还需要一些松软的棉签（图 11.3）。

手术技巧

将患足备皮消毒以无菌敷料覆盖，并置于足托上，用弹力绷带驱血。小腿远端气性止血带加压至 250mmHg。在跟骨结节内侧正前方跖面做一个长约 8mm 的纵向手术切口。切口的定位可以参照非负重状态下的跟骨侧位像。另一个明显的定位标志是内踝尖。手术切口可以位于内踝中点的纵轴线或者中点与后 1/3 之间的纵轴线上。手术入路的定位对于手术的成功实施至关重要。

用肌腱剥离剪沿手术切口钝性分离深层组织，然后经手术切口用跖腱膜起子自跖腱膜内侧向后侧剥离出一通道。将密闭器及套管通过此通道，穿透对侧软组织，在密闭器的尖端做外侧皮肤切口，然后将密闭器从套管上拔出，并用棉签清理套管内的脂肪组织。套管穿行的方向必须与患足的长轴垂直（图 11.4）。

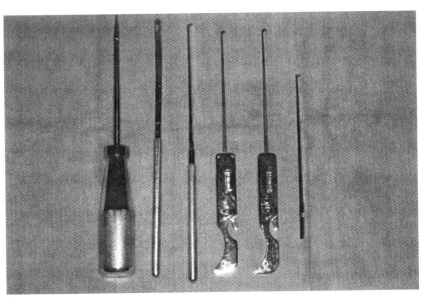

图 11.3　镜下跖腱膜切开术使用的 Instratek Endotrac 手术系统，从左到右分别是：（1）密闭式套管；（2）跖腱膜起子；（3）探针；（4）一次性三角刀，带非一次性手柄；（5）一次性钩状刀，带非一次性手柄；（6）不带手柄的一次性三角刀。

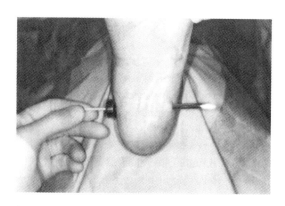

图 11.4 用松软的棉签清理套管内的脂肪，使跖腱膜的视野显露清晰。

将 4mm 30° 关节镜经内侧入路进入术野，首先进入视野的是位于内侧的蹈展肌，然后显露跖腱膜。探针经外侧进入术区，探查并逐渐接近需要被切除的跖腱膜，然后用三角刀切割跖腱膜的内侧束。此时应背屈踝关节，使跖腱膜处于牵张状态。在一定控制范围内拉动三角刀，对跖腱膜的内侧束进行切割。通常需要反复操作数次才能完全切断。跖腱膜内侧束完全切断后能够显露趾短屈肌肌腹，当内侧的肌间隔完全显露后才能说明腱膜切开术完成。跖腱膜切开的宽度一般在 14mm 左右，可以利用探针来详细测量。钩状刀同样可以用来切开跖腱膜，但是相比之下，三角刀可操控性更强，可以有效避免误伤肌肉。在完成腱膜切开术后，关节镜从外侧入路探视，检查是否有残存未切除的跖腱膜，三角刀可经由内侧入路来清理残留的腱束。双侧入路比单侧手术入路在操作上有更好的灵活性和功能多样性。

手术完成后，经由套管灌洗术野，套管针再次插入导管，并与导管一起拔出。切口用 4-0 尼龙线缝合，并以轻薄的敷料覆盖，加以后跟部的夹板固定保护。将术前、术后的影像资料打印或刻录成 CD（图 11.5）。

术后护理

术后 48~72 小时建议冰敷和抬高患肢，必要时给予药物以减轻术后疼痛。术后 1 周拆线，并在可以耐受的前提下佩戴限位锁支具进行负重训练 3 周，以降低侧柱疼痛风险。多数患者在 6 周后可以恢复正常生活，术后 12 周可进行剧烈的体育运动。

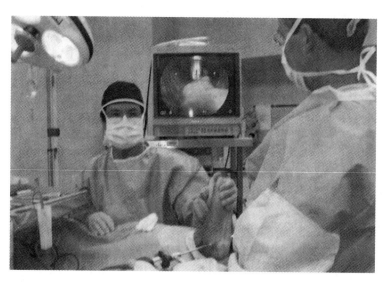

图 11.5 术中将患足以足托固定，将显示器与患足置于同侧，关节镜及套管放置于内侧入路一侧，探针经由外侧入路进入术区，在显示器上可见探针触到的就是跖腱膜。

结果

根据所有关于镜下跖腱膜切开术的报道，与传统的开放手术相比，该方法 90% 以上都取得了显著的成效[1-7]。根据作者的临床经验，这些病例中未出现感染及神经损伤。在过去的 11 年里，400 余例患者中仅有 4 例伴有侧柱疼痛。镜下跖腱膜切开术显然比体外的微波治疗效果明显。此外，该项手术已经被医疗保险公司纳入保险范畴，而微波理疗在医疗保险方面始终没有被确切认可。

镜下跖腱膜切开术是一种微创、操作简单且容易掌握的手术技巧。相关的设备要求不高，且有良好的经济效益。该手术的切口仅有 8mm，而开放手术的切口至少 4cm，有时甚至延长至 10cm。

有一定关节镜操作经验的外科医生会发现镜下跖腱膜切开术非常容易掌握。Instratek 手术光盘及技术指导手册浅显易懂。另外，骨科进修中心或 Instratek 为外科医生提供了尸体实训课程。通过 10 个病例的实训后，外科医生就能感到这种操作技术得心应手。在积累一定经验后，该手术操作一般能在 10 ~ 15 分钟内完成。

并发症

侧柱痛及足弓痛是最常见的并发症，在所有病例中占 3% ~ 5%。限位锁支具固定 4 周以及限制跖腱膜内侧束及中间束的剥离可以有效地减少并发症的出现，In-stratek 手术系统套管上有单线和双线为手术医生提供导航，以限制跖腱膜的切除宽度在 14mm 以内，探针上有一个 1cm 的标志。也可用记号笔在一次性手术刀上标记至 14mm。最后，利用肌间隔来定位跖腱膜切除的起止点是最好的解剖标志，它能最直观地看出中间束在哪里结束、侧腱束在哪里发出。

镜下跖腱膜切开术感染率非常低。在 400 余例患者中，我们仅遇到 1 例浅表的感染（发生于 1 名糖尿病患者）。我们曾对足底内、外侧的神经损伤进行了深入的讨论，但临床中该病却非常罕见。对尸体标本的研究表明，只要选择正确的皮肤切口，就能进入一个非常安全的手术区域。报道有 1 例足底外侧的假性动脉瘤和 1 例楔状骨的应力骨折。借助正确的手术操作技巧及术后制动，上述并发症都极其少见。

风险和陷阱

术前需精心准备足托或支架，为足踝提供良好的稳定性是手术顺利进行的关键。U 形垫、足托等装置最好放置在手术室一角的桌面上备用。我们也常用一个肢体的托举装置，可以把整个下肢抬起放置在一个舒服的体位。

手术切口的位置至关重要，最理想的部位是角质皮肤和非角质皮肤交界处的上方 1.5 ~ 2cm，自内踝中点做一垂线，两线的交点即为该切入点。使用松软的棉签和除雾剂处理术野，可以为手术提供良好的视野（图 11.6）。

在切开跖腱膜时维持足底跖腱膜的张力非常关键，三角刀通常比钩状刀的可操

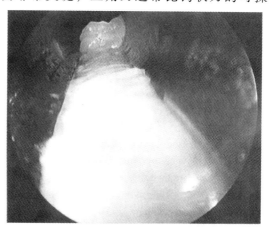

图 11.6　从套管中可见到如何将跖腱膜切开。

控性更好。保持刀具位于套管的中心，不
与套管发生过度摩擦对手术的精确实施非
常重要。虽然医生可以一手握住关节镜，
一手握着刀具，但为了方便操作，必要时
可以让助手一手握住关节镜，一手背屈患
足，医生则双手执刀进行更加精确、稳妥
的操作（图11.7）。

在某些病例中，中央腱束异常增厚且呈
沙砾样变性，需要使用三角刀多次切割，必
要时还需要借助钩状刀。切记术中应清楚地
看到跖腱膜与趾短屈肌肌腹完全分离。手术
失败常常是跖腱膜不彻底或不恰当剥离造成
的（图11.8）。

导致手术失败的其他原因还包括手术入
路太靠近端，远离了跖腱膜的走行部位，使
松解跖腱膜变得异常困难。此外，误诊也容
易导致疗效不满意。因此术前需仔细评估患
者不同的病理改变以作出正确的诊断（正如
前面所描述的那样）。

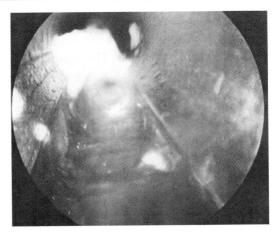

图11.8　跖腱膜被切开后可见趾短屈肌，注意中央腱束和外侧束仍然有所接触。

（苏啸天 蔡 迎 译　李世民 校）

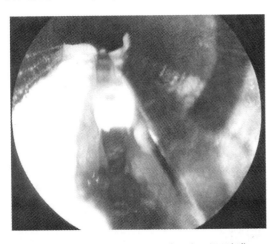

图11.7　套管中显示镜下用三角刀切开跖腱膜。

参考文献

1. Barrett SL, Day SV. Endoscopic plantar fasciotomy: preliminary studies with cadaveric specimen. J Foot Surg. 1991 30:170–172.
2. Barrett SL, Day SV. Endoscopic plantar fasciotomy two portal endoscopic surgical techniques – clinical results of 65 procedures. J Foot Surg. 2004 32:248–256.
3. Buchbinder R. Clinical practice. Plantar fasciitis. N Engl J Med. 2004 350(21):2159–2166.
4. Hofmeister EP, Elliott MJ, Juliano PJ. Endoscopic plantar fascia release: an anatomic study. Foot Ankle Int. 1995 16(H):719–723.
5. Hogan KA, Weber D, Shereff M. Endoscopic plantar fascia release. Foot Ankle Int. 2004 25(12):875–881.
6. Sabir N, Debirlenk S, Yagzi B, Karabulut N, Cubukus S. Clinical utility of sonography in diagnosing plantar fasciitis. J Ultrasound Med. 2005 24(8);1041–1048.
7. Saxena A. Uniportal endoscopic plantar fasciotomy: a prospective study on athletic patients. Foot Ankle Int. 2004 25(12):882–889.

第 12 章

单入口内窥镜减压趾间神经治疗 Morton 神经瘤

Steven L. Shapiro

Morton 神经瘤又称为神经卡压综合征，是指第二和（或）第三趾蹼间的趾间神经受到跖骨间韧带和神经周围组织的卡压和增生[1-4]。

内窥镜解剖

跖骨间横韧带（TIML）是一个最重要的软组织结构，它连接着跖板。行走蹬地时跖骨间横韧带绷紧，这时能够清晰地看到跖骨间横韧带。其长度为 10~15mm，厚度为 2~3mm[1]。

蚓状肌位于跖骨间横韧带的跖外侧。趾间神经内镜减压过程中常被切断，但仔细分离仍可保留。即使蚓状肌被误切，也不会引起任何后果。跖骨间肌在第二、三、四跖骨间位于跖骨间横韧带的上方。

趾间神经位于跖骨间横韧带的跖侧，在内镜分离跖骨间横韧带过程中无法看到，但将内镜旋转 180°至 6 点的位置则能够看到趾间神经。在手术技术章中将进一步讨论。

病理

1845 年，Durlacher 首次描述了这种疾病的临床症状。1876 年，Morton 再次报道了这种疾病，人们因此称之为 Morton 神经瘤。最近的文献报道认为 Moton 神经瘤是由于神经卡压所致，通过电子显微镜检查已经得到证实。在神经卡压部位可以看到周围神经纤维。

病史

Morton 神经瘤的症状为足部呈球形范围内钝痛，经常放射至第二、三和（或）第四趾，也可出现刺痛、烧灼或麻木感。这些症状有可能几个月内逐渐出现或者迅速加重。活动量大、鞋过紧和穿高跟鞋都被认为是致病因素。女性患者占 75%，平均发病年龄为 54 岁[5]。创伤有时也可引起趾间神经瘤。有些患者脱鞋后疼痛减轻。

体格检查

患者典型表现是第二和（或）第三跖骨间局部压痛。受累的跖骨间可见轻度肿胀，两个相邻的足趾轻度分离。刺激患者受累的趾间病变处可使患者出现 Mulder 尖叫（触及传电感）。跖骨卡压试验呈阳性。检查方法是检查者握紧或挤压患者前足，如果患者出现疼痛症状则试验为阳性。

影像学检查

平片检查能够排除其他疾病。如果诊断困难或无法判断病变部位，有经验的医生通过超声检查也能够作出准确诊断。MRI 检查的经验不足，容易出现假阳性或假阴性，而且价格昂贵。神经瘤在超声影像上显示为在跖骨头部位可见椭圆形低回声区，并且能够测量出神经瘤的大小[5]。

鉴别诊断

鉴别诊断包括跖骨应力骨折、Frieberg 病（跖骨头缺血性坏死）、滑膜炎、跖骨间滑囊炎、跖趾关节滑膜炎、周围神经病变、腰椎神经根病变、跗管综合征、血管性跛行、椎管狭窄。

非手术治疗

保守治疗包括跖骨垫、矫形器、宽松鞋、注射类固醇和近几年采用的注射酒精。依据我们的经验，大约70%的患者通过保守治疗能够获得满意疗效。

手术治疗

术前计划

如果经保守治疗6个月后疼痛仍未缓解，则考虑手术治疗。患者术前应拍摄X线片。术前超声检查也具有一定的诊断意义。另外，手术医生应确定哪个跖骨间疼痛最为严重。注射利多卡因也能够准确定位出病变的跖骨间隙。如果第二和第三跖骨间隙均疼痛，则考虑两个间隙手术。

体位和麻醉

患者取仰卧位，垫高臀和大腿，使小腿呈外旋位。足跟紧紧靠在手术台上，足趾伸出手术台。麻醉可采用全身麻醉或区域麻醉（腘神经阻滞或踝阻滞）。由于局部麻醉可能破坏内镜解剖，因此不建议使用局部麻醉。

预防和器械

患者进入手术室后，预防性静脉应用抗生素，踝关节止血带加压至250mmHg。手术需要的工具包括AM外科器械和一个30° 4mm关节镜。AM外科器械包括剥离子、带槽的插管和充填器、锁定工具和一次性刀片。

手术技术

切断跖骨间横韧带但不切除趾间神经瘤的优点是不会出现感觉丧失或形成残端神经瘤，这些问题治疗起来非常困难。Barrett和Pignetti推荐采用内窥镜下趾间神经减压，这种方法的优点包括切口小、术后恢复快、降低了血肿和感染的风险[1]。尽管Barrett报道

88%的患者获得了优良的结果，但熟练掌握这项技术却比较困难。他后来对这项技术进行了改良，将双入口改为单入口。

本章介绍的是单入口技术，采用的AM外科器械，起初是Ather Mirza为腕管松解而设计的。我们将这套器械用于单入口内窥镜下行趾间神经减压术（UDIN）（图12.1）。以下是具体操作步骤（图12.2）[6]。

1. 在适当的趾蹼间做一个1cm纵向切口。
2. 用钝性Steven剪刀轻柔分离皮下组织。
3. 利用AM外科剥离子贴着跖骨间横韧带分离软组织。分别于跖骨间横韧带的跖侧和背侧搔刮。
4. 将带槽的插管/充填器经同一入路跖侧进入并搔刮跖骨间横韧带，凹槽要在12点的位置对着背侧。
5. 从插管中拔出充填器。
6. 用可吸收的棉签取出插管内的脂肪及液体。
7. 将一个4mm 30°短的关节镜放进插管内。
8. 利用关节镜观察整个跖骨间横韧带。韧

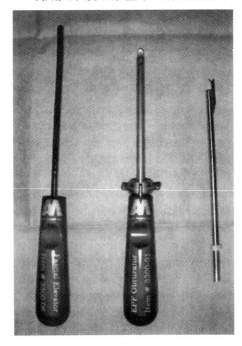

图12.1 器械。从左至右：剥离子、插管、一次性手术刀。

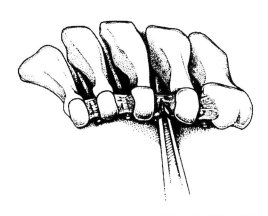

图 12.2　UDIN 手术技术示意图。将插管置于跖骨间横韧带跖侧和跖间（趾间）神经背侧的间隙。跖骨间横韧带自远至近切断。（Courtesy of A. M. Surgical, Inc., Smithtown, NY.）

带致密，呈白色。经常能够看到位于跖骨间横韧带外侧的蚓状肌。

9. 旋转插管 180°，使凹槽对着跖侧 6 点的位置，能够看到跖间神经。除非脂肪遮挡，常常能够看到跖间神经。神经的远端增粗，并逐渐变细，近端变为正常结构。

10. 将插管转到 12 点的位置。

11. 从插管中取出关节镜。

12. 将一次性内窥镜刀片滑到锁定工具上，并与切口位置平行。

13. 将刀和锁定工具装入关节镜内，使刀接触到镜片，刀刃应与镜片平行。水平推动锁骨工具至趾尖。

14. 通过插管将关节镜和刀组装起来。肉眼监视下将跖骨间横韧带由远至近切断。在切断跖骨间横韧带过程中使插管紧靠在韧带上。为了使跖骨间横韧带获得更大的张力，将非优势手手指放在邻近的跖骨颈之间。

15. 取出组装在一起的关节镜及刀，从关节镜上取出刀片。插入关节镜，再次证实跖骨间横韧带完全断裂。用手指在邻近的两个跖骨头之间压迫，使韧带的两断端分离。

16. 利用插管冲洗伤口。

17. 取出插管，将剥离子插入伤口并触及间隙内，不要再触及断裂的跖骨间横韧带。

18. 松开止血带，冲洗并缝合伤口，应用弹力带包扎伤口，术后穿足部手术鞋。

19. 采用神经瘤切除术时，如果神经非常粗大且呈球状，切口应向近端延长 1 ~ 2cm，可采用常规手术切除神经瘤（图 12.3 至图 12.6）。

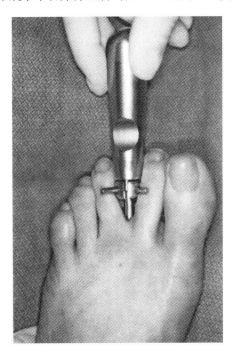

图 12.3　术中将插管/充填器插入第二趾蹼内，对准 12 点位置观察跖骨间横韧带。

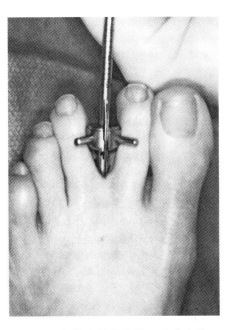

图 12.4　安装在插管内的刀片进入第二趾蹼准备切断跖骨间横韧带。

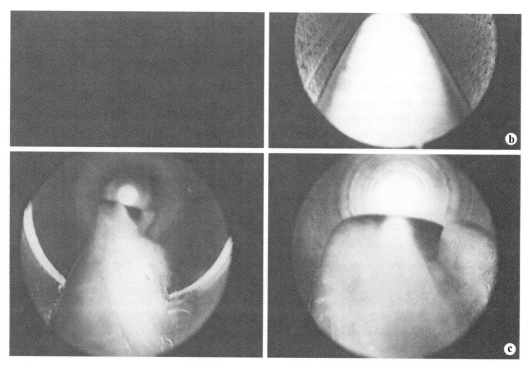

图 12.5 （a）内窥镜下观察跖骨间横韧带。（b）正常的趾间神经。（c）趾间神经（瘤）增粗。

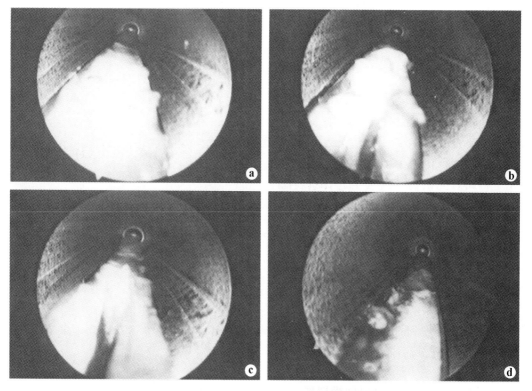

图 12.6 （a）内窥镜下观察跖骨间横韧带。（b，c）用刀片切断跖骨间横韧带。（d）跖骨间横韧带被切断后。

术后护理

术后 48 ~ 72 小时建议冰敷和抬高患肢。在患者耐受条件下，可以允许患肢穿手术鞋负重，必要时可拄拐负重。术后 12 ~ 14 天伤口拆线，患者可穿舒适鞋或拖鞋，4 ~ 6 周内避免跑、跳等剧烈运动。告知患者症状完全消除需要 4 个月。

结果

Barrett 报道 40 余例患者术后 88% 获得优良结果[1]。我们报道 24 例患者术后 6 个月 82% 获得优良结果。

并发症

在治疗的 50 例患者中，没有患者出现伤口感染。2 例伤口裂开，但不久愈合。伤口拆线从术后 10 天改为术后 14 天，没有再发生伤口裂开。

风险及陷阱

手术操作的关键是从软组织中分离出跖骨间横韧带。用剥离子找出这些组织的平面是最重要的步骤。切断跖骨间横韧带时，应将插管紧靠跖骨间横韧带，这点非常重要。如果无法看到跖骨间横韧带，则取消这一术式改为切开术。

（刘忠玉 译　李世民 校）

参考文献

1. Barrett, SL, Pignetti, TT. Endoscopic decompression for routine neuroma: preliminary study with cadaveric specimen: early clinical results. J Foot Ankle Surg 1994;33(5):503–8
2. Dellon, AL. Treatment of Morton's neuroma as a nerve compression; the role for neurolysis. J Am Podiatr Med Assoc 1992;82:399–402
3. Gauthier, G. Thomas Morton's disease: a nerve entrapment syndrome. A new surgical technique. Clin Orthop Relat Res 1979;142:90–2
4. Graham, CE, Graham, DM. Morton's neuroma: a microscopic evaluation. Foot Ankle 1984;5:150–3
5. Shapiro, PS, Shapiro, SL. Sonographic evaluation of interdigital neuroma. Foot Ankle 1995;16:10, 604–606
6. Shapiro, S.L. Endoscopic decompression of the intermetatarsal nerve for Morton's neuroma. Foot Ankle Clin N Am 2004;9:297–304

第 *13* 章 | 经皮跟腱 Z 形延长术

Bradley M. Lamm, Dror Paley

跟腱延长术是一种十分精确的操作，因为需要冒着过度延长、断裂、腓肠肌-比目鱼肌肌力减退等风险。Silfverskiöld 试验临床上可以用来鉴别腓肠肌源性马蹄足和腓肠肌-比目鱼肌源性马蹄足。许多针对 Silfverskiöld 试验阴性的手术技巧取得了发展。而作者为了保存肌肉力量，更倾向于腓肠肌-比目鱼肌的肌力削减。然而，当临床中有大量的马蹄足畸形存在时，跟腱延长术的目的是为了使跟腱达到足够长度[1]。本章主要介绍一种经皮的跟腱延长手术[2]。

手术技巧

在跟腱附着跟骨部位的近侧正中位做一个纵向皮肤切口，沿跟腱走行的方向经皮进入深层组织。用半月板刀在跟腱鞘下方劈裂跟腱，并往近端推进约 4cm。在半月板刀上方做第二个纵向经皮肌腱正中切口。在足内翻状态下，分别在远近端的皮肤切口水平，横向切断跟腱内侧束和跟腱外侧束，并注意保护跟腱鞘。横断时足背屈可以使跟腱自行滑动。足内翻时，切断远端内侧和近端处侧；足外翻时，切断远端外侧和近端内侧。跟腱纤维向远端成螺旋状，需注意确保跟腱被彻底地 Z 形延长。另外，不要切断跟腱鞘。足背屈并在鞘内观察跟腱延长的程度，这样可以避免术后的修复。因为手术中保护了跟腱鞘，Thompson 试验仍然会呈现正常的跖屈。术后踝关节制动 3 周，使跟腱充分愈合（图 13.1 至图 13.5）。

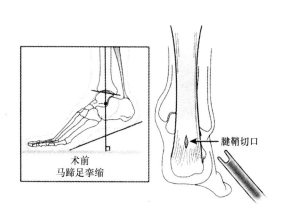

图 13.1 经皮跟腱 Z 形延长术矫正马蹄足畸形。沿跟腱走行方向中线做皮肤切口，并做微型的纵向皮肤切口。（From Paley D：*Principles of Deformity Correction*. rev ed, 2005, with kind permission of Springer Science + Business Media）

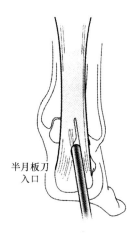

图 13.2 经皮插入半月板刀进入短裂口。（From Paley D：*Principles of Deformity Correction*. rev ed, 2005, with kind permission of Springer Science + Business Media）

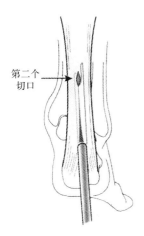

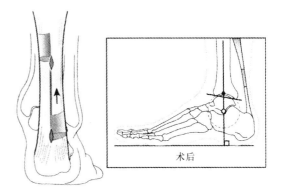

图 13.5　术后保持足背屈位，使跟腱在鞘内自行滑动，同时保留腱鞘的完整性。图示为足部跖行位。（From Paley D：*Principles of Deformity Correction.* rev ed，2005，with kind permission of Springer Science + Business Media）

图 13.3　将半月板刀向近端推进至少 4cm，在半月板刀上方再做第二个纵向皮肤切口。（From Paley D：*Principles of Deformity Correction.* rev ed，2005，with kind permission of Springer Science + Business Media）

（苏啸天 蔡迎 译　李世民 校）

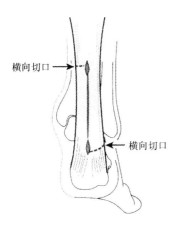

图 13.4　分别在远近端的皮肤切口水平，切断近端的跟腱内侧束、远端的跟腱外侧束，形成 Z 形延长。依据患者足跟的位置（内翻或外翻），确定跟腱远近端需要松解的方向。不要切断腱鞘。（From Paley D：*Principles of Deformity Correction.* rev ed，2005，with kind permission of Springer Science + Business Media）

参考文献

1. Lamm BM, Paley D, Herzenberg JE. Gastrocnemius soleus recession: a simpler, more limited approach. J Am Podiatr Med Assoc 95:18–25, 2005
2. Paley D. *Principles of Deformity Correction.* 2nd edition, Springer, Berlin, 2003

第 14 章

经皮牵引成骨术治疗短跖骨症

Bradley M. Lamm, Dror Paley, John E. Herzenberg

短跖骨症在成因上可分为获得性和遗传性两种[1]。遗传性短跖骨或短跖骨症可发生在单侧或双侧，多累及第四跖骨（图14.1和图14.2）。遗传性短跖骨症可单独存在，也可与全身性综合征、内分泌疾病和发育异常合并存在。并趾症或多趾症可与遗传性短跖骨症合并存在。短跖骨症的病因被认为是跖骨骨骺生长板早闭所致（图14.3）。获得性短跖骨症可由创伤、感染、肿瘤、Freiberg病、放射线和手术造成，另外，获得性短跖骨症可合并骨骼和全身畸形（镰状细胞贫血、多发性骨骺发育不良、多发性遗传性骨软骨瘤，以及青少年类风湿性关节炎）。手术引发的（医源性）跖骨短缩由经骨骺固定、跖骨骨髓炎以及内外固定引起的生长停滞或跖骨间骨性连接导致。失败的𨁡囊炎切除术或全面侵袭性第一跖楔关节固定术也能造成获得性第一跖骨短跖骨症[1,2]。

短跖骨症患者表现为足趾背移、足趾发育不良、短趾骨、游走性跖骨痛、整形考虑以及疼痛性鸡眼和胼胝。这些患者穿鞋困难，因为在足背侧存在足趾上骑，这将导致跖侧跖骨头胼胝及背侧足趾鸡眼[1,3]。短缩跖骨手术延长可改善足趾外形和穿鞋影响，并能减少这种畸形相关的疼痛。

关于短跖骨症的一期延长和渐进式延长技术已有阐述。1969年，McGlamry和Cooper首次描述了短缩跖骨一期延长及自体骨植骨[4]。此后，又有许多其他一期延长技术报道，包括合成材料、同种材料植入以及阶梯

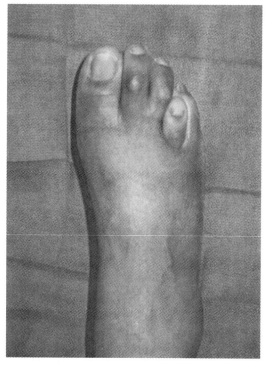

图14.1 遗传性第四跖骨短跖骨症前后位外观照片。注意第五趾被叠压。

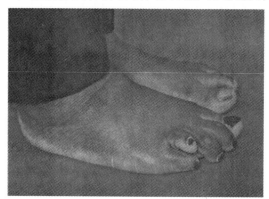

图14.2 遗传性第四跖骨短跖骨症外侧外观照片。注意第四趾跖趾关节背侧移位和屈曲畸形。

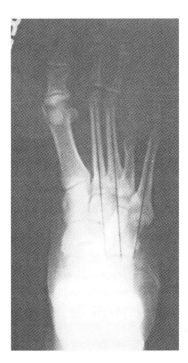

图 14.3　遗传性第四跖骨短跖骨症前后位 X 线片。跖骨长度异常，画跖骨抛物线角度可见第四跖骨形成线短。注意短跖骨轻度向内弯曲。可见相邻足趾横断面分离，向短跖骨会聚。

或斜形截骨结合牵引或内固定[5-8]。一些作者提出短缩相邻跖骨或近节趾骨以减少跖骨延长所需的长度[9-11]。

使用外固定的渐进式延长（牵引成骨术）适用于 1cm 以上的延长[1]。用渐进式延长可调整术后延长率，患者在治疗过程中可负重，并能关注于最终长度。相比一期延长造成的严重软组织损伤，渐进式延长则降低了神经血管损伤风险。短缩跖骨渐进式延长后可植骨[12,13]或单独牵引成骨[14-16]。不同类型的外固定架（小 Hoffman、Ilizarov 半环及单臂固定架）已被用于完成跖骨延长[17-20]。

跖骨渐进式延长过程中存在跖趾关节（MTPJ）半脱位风险[21,22]。延长长度越长，关节越容易半脱位。在延长过程中，为维持跖趾关节对位，患趾软组织再平衡及跖趾关节克氏针固定很重要。传统的做法是用一枚单独克氏针稳定跖趾关节[2]，但这枚克氏针在延长治疗中容易移位。通过将这枚足趾克

氏针与外固定架相连接，使这枚针与装置结合成一个更稳定的线性结构。手术时，可能要松解足趾背侧结构以矫正足趾力线，从而方便将克氏针固定。在延长过程中，将足趾克氏针固定至跖骨头，以稳定跖趾关节。与外固定架连接可确保这枚重要的稳定针不移位。在横断面，跖骨抛物线恢复不充分可导致其他潜在的并发症发生。在矢状面上要让跖骨头跖行，以恢复正常足功能必需的力线。

我们提供了经皮跖骨延长技术，以防止跖趾关节在跖骨延长过程中半脱位。另外，我们还提供了一个系统的技术来确保跖骨延长平面及方向合适，从而维持解剖上的矢状面和横断面的各自力线。

手术技术

重点阐述了一个系统的经皮技术，以确保跖骨延长的平面和方向合适。患者仰卧于可透 X 线的手术台上，左半骶骨下垫枕以使足部向前。在跖趾关节结构可复位基础上行足趾手术（跖趾关节部分或完全松解术，同时行或不行关节成形或近趾间关节融合术），以便在跖骨延长开始前恢复足趾力线。在足趾可复位时行跖趾关节部分松解（背侧关节囊切开术），不建议行关节成形或融合，因为这样将使一个已经短的足趾更短。一些病例可能需要松解关节囊，或者少数患者需延长足趾伸肌联合腱。在跖趾关节恰当松解后，足趾用直径 0.062 英寸克氏针在矫正力线位置上固定。在透视下将克氏针从足趾尖端进入，穿过跖趾关节，止于足趾外固定针上。术前计划用一个四针 Orthofix Mini-M100 外固定架决定初步的固定针分布和位置。在透视下经皮插入半针至双皮质，并垂直于跖骨干。

第一枚半针置于干骺端-骨干移行部的最远端，在透视下用 1.8mm 克氏针于侧位垂直跖骨钻孔，拔除克氏针并拧入 3.0 - 2.5mm 的锥状半针，一般总长 60mm、螺纹长度 20mm

（图14.4）。由于固定器垂直安装在第一枚针上，所以第一枚针决定了延长的平面。跖骨延长的平面非常重要，应使跖骨头最终在矢状面上位于恰当的水平。

安置单臂微型外固定器，使半针夹距离最小，减小半针分布。这样可以确保最大的延长能力，并保证所有半针始终位于短跖骨上。如果跖骨太短，可能要把最近端的半针置于跗骨（骰骨）上跨过Lisfranc关节。在跖骨基底近端（与第一枚半针平行）及跖骰关节近端远侧放置第二枚半针，就是四枚半针中最近端的一枚。在透视下用1.8mm克氏针钻孔以便半针拧入，并向远端弯曲以检查延长的方向（图14.5）。第二枚半针建立了跖骨延长的方向（两点决定一线），并且因为其决定了跖骨头在横断面上最终的位置而变得非常重要（图14.6）。另外，第二枚（最近端）半针决定了最近端半针列的位置，进而直接决定了截骨平面。因此，第二枚半针放置越靠近近端，截骨平面越接近干骺端。骨干截骨需要一个更长的固定器。根据术前计划，两枚半针置于跖骨远端，两枚半针置于第四跖骨邻近跖骰关节的基底部（图14.7）。在两枚半针列之间的干骺端移行部近端靠近短跖骨的外侧处做一个皮肤切口（长度5mm），用一个小止血钳分离至跖骨，并用骨膜剥离子轻柔剥离背侧和跖侧骨膜。截

骨前用1.5mm克氏针在透视下在跖骨上钻多个骨孔。截骨平面在近端半针列最远端一枚的远端，要小心截骨，不要进入半针。然后用一个小的骨刀完成截骨，注意不要造成截骨的过度移位，以免撕裂骨膜（图14.8和图14.9）。然后在透视下将Orthofix Mini-M100外固定器拧紧使截骨复位。将足趾克氏针在皮外弯90°，并在足趾背侧弯90°后再折弯90°，将其与外固定器尾夹连接。要将外固定器螺钉牵引端靠向近端，另一端指向远端（图14.10和图14.11）。传统上用一枚单独克氏针固定跖趾关节[2]，但这枚克氏针容易在漫长的治疗过程中移位。所以可将足趾克氏针与外固定器相连组成一个装置，使结构更稳定。注意这枚克氏针应与外固定器的移动部相连接。最后闭合经皮截骨切口，覆盖敷料包，足趾加压包扎。5天后开始延长，每天2次，每次0.25mm。当跖骨达到最终长度并完全钙化后去除外固定器（图14.12至图14.18）。

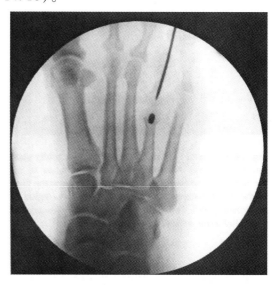

图14.5 前后位透视显示第一枚半针置于跖骨干骺端-骨干移行部最远端。这枚半针穿过跖骨中心（双皮质）并在侧位X线片上与跖骨纵切面（矢状面轴）垂直。这枚半针的放置决定了跖骨延长的矢状面。

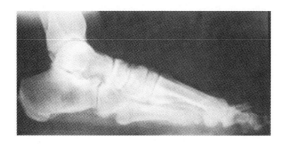

图14.4 遗传性第四跖骨短跖骨症侧位X线片。注意足趾伸直结构及第四跖骨在远端干骺端-骨干移行部（生长板区）平面倾斜增加。短跖骨的背侧皮质与邻近跖骨平行。

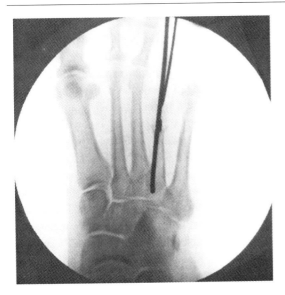

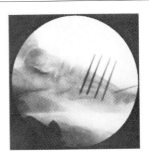

图14.8　侧位透视证实所有四枚半针互相平行并垂直于第四跖骨纵轴。

图14.6　前后位透视显示第二枚半针置于跖骨最近端。与第一枚半针相似，在侧位其垂直于跖骨矢状面轴（与第一枚半针平行）。另外，第二枚半针准确的内外侧定位决定跖骨延长的方向或向量（两点决定一线）。第二枚半针决定跖骨延长的向量，进而决定跖骨头在横断面上相对邻近跖骨头的最终位置。

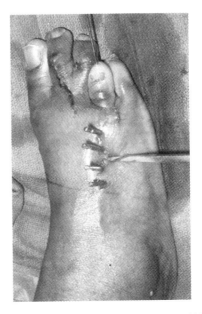

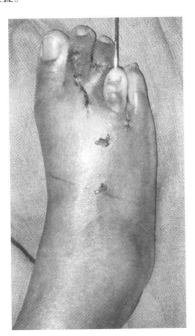

图14.9　第四跖骨经皮截骨外观照片。在背外侧做经皮切口，在透视下用1.5mm克氏针在跖骨干骺端－骨干移行部平面钻多个骨孔，然后用小的骨刀完成截骨术。

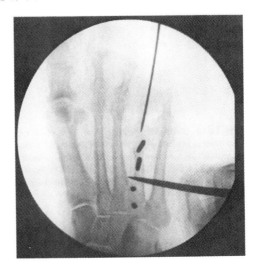

图14.7　外观照片显示第四跖骨最远端及最近端半针平行。注意第二及第三槌趾已矫正。为矫正第四趾背侧结构，通过经皮背外侧切口行背侧关节囊切开术，然后将0.062英寸克氏针固定，在所有半针放置后将克氏针进一步贯穿跖趾关节。

图14.10　术中透视证实截骨完成。

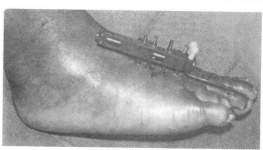

图 14.11　术后即时侧位外观照片，显示平行的半针及第四趾复位后固定的克氏针。然后将 0.062 英寸克氏针弯曲连接于外固定器远端针夹。

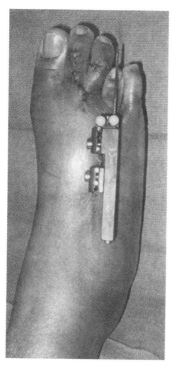

图 14.12　术后即时前后位外观照片显示外固定器非延长端应指向远端，以便与足趾克氏针连接。注意外固定器延长端指向患者。

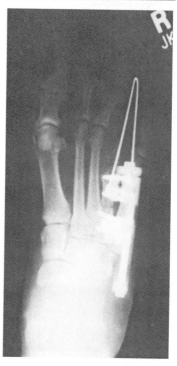

图 14.13　术后前后位 X 线片显示固定器的位置。5 天后开始牵引，每次 0.25mm，每天 2 次。

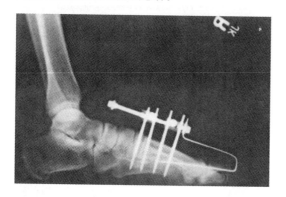

图 14.14　术后侧位 X 线片显示固定器的位置。注意跖趾关节穿针预防关节半脱位。将足趾克氏针与固定器连接的方法可以防止这枚克氏针在治疗的延长期和固化期中移位。

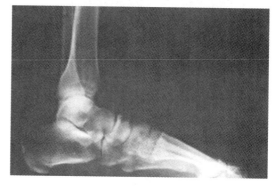

图 14.15　患者去除固定器后负重下侧位 X 线片，显示再生骨愈合，矢状面力线正常。

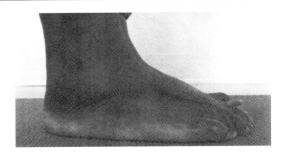

图 14.18　患者最终随访负重下侧位外观照片，显示第二、三、四趾矢状面力线正常。

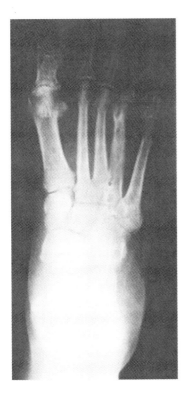

图 14.16　患者去除固定器后负重下前后位 X 线片，显示再生骨愈合，横断面力线正常，长度恢复满意。

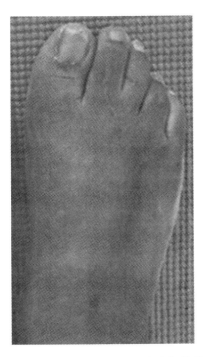

图 14.17　患者最终随访负重下前后位外观照片，显示第二、三槌状趾矫正，第四趾长度恢复满意。

讨论

　　术前计划对于确定重建跖骨抛物线需要延长跖骨的长度非常重要。例如，如果重建跖骨抛物线需要延长跖骨 20mm，根据 5 天延后期，以每天延长 0.5mm 计算，要达到这个延长量大约需要 45 天。术前应和患者讨论这一重要信息。由于手术前期的分离率可能需要调整，所以应让患者充分了解这一点的重要性。基于多种因素（截骨部位、患者年龄、是否吸烟、延长速率及延长量），固化期存在变化，一般在 2~4 个月。因此跖骨预计需要延长的长度给患者提供了一个总的治疗时间范围（延长期和固化期）。

　　术中将四枚半针垂直于骨干中部的跖骨轴并互相平行，这对于准确的矢状面和横断面延长以及最终力线非常重要。因为外固定器垂直安装于第一枚半针，所以这枚半针就决定了骨延长的准确平面。由于跖骨很细，因此在横断面上几乎没有犯错的余地。跖骨延长的平面很重要，以确保跖骨头的最终位置位于矢状面的恰当水平上。第二枚半针决定了延长的方向或向量（两点决定一线）。由于横断面上第五和第三跖骨距离不远，所以也没有犯错的余地。跖骨延长的向量很重要，这样跖骨头才能最终位于横断面的恰当水平。

结论

　　因此，最远端及最近端半针的准确放置分别决定了在矢状面和横断面上延长的平面和方向。在跖骨干骺端的经皮微创截骨技术是再生骨成功形成的基础。贯穿跖趾关节的足趾克氏针对于延长期中减少足趾半脱位和屈曲挛缩非常重要。另外,将足趾克氏针与外固定器相连接,可防止克氏针在治疗中的移位。目前,资深作者(B. M. L.)已改良了这项技术,进一步防止了治疗后跖趾关节的僵硬。贯穿跖趾关节的克氏针已表现出与这枚克氏针维持时间长短无关的关节僵硬。因而,追加第二个固定器用来伸展跖趾关节,可牵引关节并调整力线,进而保护关节。本项改进已经显示了出色的短期效果,并维持了跖趾关节的位置和弹性(图14.19)。术前讨论应包括预计的延长期和固化期时间,以及足趾长度(先天遗传性短跖骨症患者足趾也往往短)和前足宽度(延长后患者可能感觉前足变宽)。在延长期常规严格每两周随访一次,以避免并发症,如跖骨延长不足或延长过度、成熟前固化、不愈合和畸形愈合。

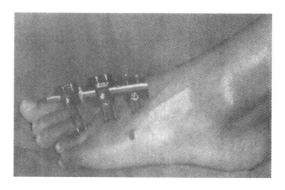

图14.19 术后即时外观照片显示资深作者为防止术后跖趾关节僵硬改良的技术。注意第四跖骨及足趾上半针平行。第四趾骨手法复位(未行跖趾关节松解),然后用第二个固定器维持于中立位。最远端的外固定器(笔式迷你固定器)跨过跖趾关节提供牵引,防止在延长过程中关节半脱位,并增加术后关节弹性。另外,外侧可见小的经皮跖骨截骨术切口。

（刘林涛 译　李世民 校）

参考文献

1. Davidson RS. Metatarsal lengthening. Foot Ankle Clin 6:499–518, 2001
2. Levine SE, Davidson RS, Dormans JP, Drummond DS. Distraction osteogenesis for congenitally short lesser metatarsals. Foot Ankle Int 16:196–200, 1995
3. Root ML, Orien WP, Weed JH. Normal and abnormal function of the foot. Clinical Biomechanics, Vol 2. Los Angeles: Clinical Biomechanics Corp. 455, 1977
4. McGlamry ED, Cooper CT. Brachymetatarsia: a surgical treatment. J Am Podiatry Assoc 59:259–264, 1969
5. Choudhury SN, Kitaoka HB, Peterson HA. Metatarsal lengthening: case report and review of the literature. Foot Ankle Int 18:739–745, 1997
6. Page JC, Dockery GL, Vance CE. Brachymetatarsia with brachymesodactyly. J Foot Surg 22:104–107, 1983
7. Mah KK, Beegle TR, Falknor DW. A correction for short fourth metatarsal. J Am Podiatry Assoc 73: 196–200, 1983
8. Handelman RB, Perlman MD, Coleman WB. Brachymetatarsia: a review of the literature and case report. J Am Podiatr Med Assoc 76:413–416, 1986
9. Kim HT, Lee SH, Yoo CI, Kang JH, Suh JT. The management of brachymetatarsia. J Bone Joint Surg 85B:683–690, 2003
10. Kaplan EG, Kaplan GS. Metatarsal lengthening by use of autogenous bone graft and internal wire com-
10. Kaplan EG, Kaplan GS. Metatarsal lengthening by use of autogenous bone graft and internal wire compression fixation: a preliminary report. J Foot Surg 17:60–66, 1978
11. Biggs EW, Brahm TB, Efron BL. Surgical correction of congenital hypoplastic metatarsals. J Am Podiatry Assoc 69:241–244, 1979
12. Martin DE, Kalish SR. Brachymetatarsia: a new surgical approach. J Am Podiatr Med Assoc 81:10–17, 1991
13. Urbaniak JR, Richardson WJ. Diaphyseal lengthening for shortness of the toe. Foot Ankle 5:251–256, 1985
14. Saxby T, Nunley JA. Metatarsal lengthening by distraction osteogenesis: a report of two cases. Foot Ankle 13:536–539, 1992
15. Magnan B, Bragantini A, Regis D, Bartolozzi P. Metatarsal lengthening by callotasis during the growth phase. J Bone Joint Surg 77B:602–607, 1995
16. Wakisaka T, Yasui N, Kojimoto H, Takasu M, Shimomura Y. A case of short metatarsal bones lengthened by callus distraction. Acta Orthop Scand 59:194–196, 1988
17. Skirving AP, Newman JH. Elongation of the first metatarsal. J Pediatr Orthop 3:508–510, 1983
18. Steedman JT, Peterson HA. Brachymetatarsia of the first metatarsal treated by surgical lengthening. J Pediatr Orthop 12:780–785, 1992
19. Masada K, Fujita S, Fuji T, Ohno H. Complications following metatarsal lengthening by callus distraction for

bracthymetatarsia. J Pediatr Orthop 19:394–397, 1999

20. Herzenberg JE, Paley D. Ilizarov applications in foot and ankle surgery. Adv Orthop Surg 16:162–174, 1992

21. Baek GH, Chung MS. The treatment of congenital brachymetatarsia by one-stage lengthening. J Bone Joint Surg 80B:1040–1044, 1998

22. Kawashima T, Yamada A, Ueda K, Harii K. Treatment of brachymetatarsia by callus distraction (callotasis). Ann Plast Surg 32:191–199, 1994

第 *15* 章　夏科足微创矫正手术

Bradley M. Lamm, Dror Paley

　　夏科病变、关节半脱位及骨质量丢失可导致异常骨性突起，并能产生溃疡。由于足底位置畸形，肌肉-肌腱平衡被破坏，导致负重力改变，从而增加了皮肤溃疡的风险。皮肤溃疡可导致骨髓炎，因此出现溃疡时应予以根除。在夏科神经关节病早期开始治疗，可获得最好的治疗结果。

　　急性夏科神经关节病的治疗目的是稳定病情。传统的治疗是全接触石膏管型制动，但是全接触石膏管型不能负重，可使患足骨质疏松，并增加健侧足的负重。这些结果会对后期手术造成困难，并可造成健侧足的溃疡和夏科神经关节病。多种因素（如肌肉萎缩、肥胖、本体感觉下降）造成这类人群难以维持非负重状态。

　　慢性夏科神经关节病的治疗目的是行跟腱延长、骨切除、清创、截骨、关节固定以及切开复位内固定。通常用切开复位内固定或跖侧钢板来完成重建[1]。另外，通过切开复位稳定外固定的即刻矫正也有报道[2]。最近有人描述了使用稳定外固定，一种类似于石膏固定受累关节及骨的方法治疗急性夏科神经关节病[3]。有报道存在一种新的使用外固定器微创分期矫正的方法[4,5]。

临床评估

　　足踝夏科畸形在不同阶段可出现在单个或多个解剖部位（Eichenholtz 0、1、2、3期），严重程度不一[6,7]。跖侧溃疡与夏科神经关节病的解剖部位相关。例如，足的内侧柱溃疡一般与跗跖区夏科神经关节病有关，并与内侧柱塌陷相关联。由于解剖内锁，跗跖夏科畸形较为稳定，一般采用保守治疗或有限手术（骨切除或即刻楔形切除并固定）即可[8,9]。然而，外侧柱溃疡与中足夏科畸形相关，一般是不稳定的。外侧柱不稳定导致溃疡反复，因此保守治疗一般无效，通常需要手术重建[10,11]。Catanzariti 等[10]指出外侧柱夏科畸形患者需要更复杂的手术重建。

　　由于足跟及中足关节半脱位或脱位，骨被重叠遮挡，夏科足踝影像学常难以判断。另外，在夏科神经关节病早期和晚期各有骨块和新骨增生，增加了影像学诊断的复杂性。需要获取患者负重时各平面 X 线片，以便更容易地定位夏科畸形。轴位像有助于评估足跟和踝部畸形[12]。

微创逐步夏科足重建

　　夏科足踝手术干预的目的是恢复力线和稳定，防止截肢，为穿鞋或支具做准备，以及使患者能行走。过去切开复位内固定是治疗夏科足畸形的主要方法，切口较大以去除多余的骨，并复位骨块或脱位骨。另外，传统上用螺钉固定或跖侧钢板来稳定夏科关节。这些有创手术常导致非解剖性矫正（如足的短缩或不全畸形矫正），并可造成神经血管损伤、切口愈合困难、感染及不能负重的患者要使用石膏固定或穿足靴。尽管切开复位存在缺陷，但对跗跖夏科畸形病例却有一定优势。由于结构内锁，跗跖关节夏科神经关节病的畸形多为轻度至中度。通过楔形切除及内固定，可即刻恢复力线，达到足部稳定。

外固定逐步矫正适用于对脱位的夏科关节进行大的畸形复位。外固定矫正可以逐步且精确地重建脱位/半脱位夏科关节的力线。使用 Ilizarov 装置逐步矫正畸形的优势之一是这项技术是微创的，特别适合之前有多个切口的患者。逐步矫正还可达到解剖矫正，而不需损失足的长度或骨量。由于矫正是在一段时间内缓慢地进行，所以外固定允许患者适当负重，并可减少神经血管损伤。

稳定的或愈合的夏科足畸形需要通过截骨术来矫正畸形。可使用经皮钢丝锯技术实施截骨。中足截骨可通过三个平面（即距骨颈和跟骨颈平面、骰舟骨平面和楔骰骨平面）完成。由于骨间干扰、神经血管损伤风险及多个骨需要固定，所以最好避免经多个跖骨的近端截骨[11]。

对于不稳定或不全愈合的夏科足，可通过逐步牵引矫正。除了影像学表现愈合外，大多数夏科畸形可通过牵引来恢复足的解剖力线，而无需截骨。一期骨矫正是用外固定架松解韧带完成。在力线恢复后，用经皮固定的距骨髓内螺钉达到坚强骨性融合来维持矫正。这是由资深作者（DP）提出的两期矫正新技术。牵引恢复了骨性解剖，并促进了溃疡愈合。

手术技术

骨力线一期矫正行韧带松解，使用 Taylor 空间支架（TSF）前足 6×6 对接支架结构，并逐步将前足与后足复位。胫骨远端、距骨及跟骨用两个 U 形板结合固定，并且首先在前后面及侧面两个平面上垂直安装于胫骨上。U 形板用一枚由外向内的 1.8mm 克氏针及 2~3 个其他固定点（结合光滑克氏针或半针）固定于胫骨上。为增加稳定性，可添加第二个胫骨远端环，形成胫骨远端固定块。后足中立位固定是根本，一般需要跟腱延长，以使后足达到中立位。我们建议行跟腱的经皮 Z 形延长术。维持后足中立位，用两枚交叉的

1.8mm 克氏针将 U 形板固定至跟骨，并置入一枚 1.8mm 内外侧克氏针将 U 形板固定于距骨颈。接下来，在夏科关节的远近端通过骨段置入两枚 1.8mm 镫骨克氏针，在皮外折弯镫骨克氏针 90° 以延伸连接各自远离固定点的外固定环，但不能产生张力。这些镫骨克氏针固定远离外固定环的骨段，因而提供了准确的夏科关节牵引。然后用两枚 1.8mm 距骨交叉克氏针及前述远端镫骨克氏针在前足安装一外固定全环。需要将克氏针（1.5mm 或 1.8mm）固定在足趾，并与前足环相连。最后安装 6 枚 TSF 撑杆并拍摄最终的 X 线片（足前后位和侧位，包括胫骨）。透视基准环垂直的前后位和侧位影像，提供计算机计划需要的安装参数。选择哪一个环（远端或近端）作为基准环取决于手术医生，通常足畸形矫正选择远端为基准。最终影像上基准环图像要严格，以用于精确的术后计算机矫正计划（www.spatialframe.com）。在尝试这种方法前，TSF 计划非常关键，要全面理解。总之，医生将畸形和安装参数输入网络软件，产生一个日程表，医生根据表对 6 个撑杆分别进行调整。患者调整的频率和疗程取决于医生输入的数据。患者每周或每两周来医院进行查体和 X 线片的随访。

由于足的解剖结构小巧，难以使用外固定架，所以需要创造性的支架结构。当前足使用 6×6 对接支架，后足 U 形板和前足全环分别尽可能地后置与前置非常重要。前、后足环的最大距离直接限定了 TSF 撑杆。骨块固定很重要，否则可出现截骨牵开失败或不完全解剖复位。由于足骨较小且坚硬，建议使用小的克氏针进行固定。对于神经疾病患者，极度稳定的结构非常重要。夏科畸形外固定矫正应包括胫骨远端环和封闭的足环。

用 TSF 逐步牵开，恢复足部解剖力线后行二期治疗。在第二期去除外固定架，同时用经皮内固定方法对受累关节行微创融合术。脱位夏科关节逐步牵引恢复力线大约需 1~2 个月。在去除支架前，在适当的关节上做小

的横行切口（2~3cm 长），切除软骨，准备关节融合。因为夏科关节已经被牵引，所以微创关节融合术容易进行。在透视下背屈跖趾关节，通过跖侧皮肤切口经皮钻入大直径空心螺钉导针至跖骨头。在钻入维持足矫正位置的外侧柱及内侧柱导针后，去除外固定架，足部重新消毒。通常在跖骨髓内拧入三枚大直径空心螺钉：内、外侧柱用半螺纹螺钉对融合关节加压，中柱用一枚全螺纹螺钉

辅助稳定。这些螺钉贯穿跖骨全长至跟骨和距骨，对微创融合关节加压并稳定邻近关节。跖骨髓内螺钉贯穿未受累的 Lisfranc 关节，以防止 Lisfranc 关节将来发生夏科病变。然后缝合微创切口，并用 U 形和 L 形夹板充填。在出院前（住院时间为 1~4 天），去除患者手术夹板和敷料，固定短腿石膏管型。维持非负重短腿石膏管型 2~3 个月，然后逐步负重，因而治疗全程为 4~5 个月（图 15.1 至图 15.8）。

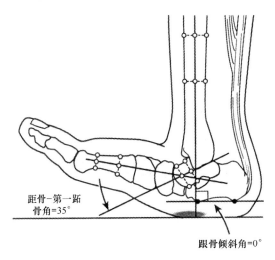

图 15.1　中足（跗中关节）夏科神经关节病马蹄足畸形（Eichenholtz Ⅱ 或Ⅲ期，合并溃疡）图示。侧面图显示马蹄足（跟骨倾斜角，0°）及摇椅底（距骨-第一跖骨角，35°）。（From Paley[11]，with kind permission of Springer Science + Business Media）

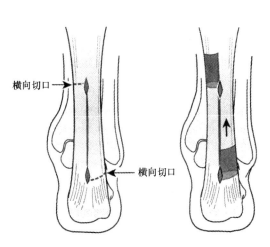

图 15.2　跟腱经皮 Z 形延长术即刻矫正马蹄足畸形。（Inset，modified from Paley[11]，with kind permission of Springer Science + Business Media）

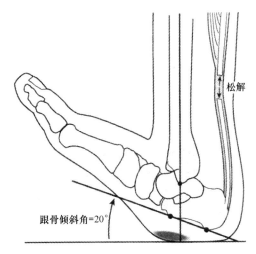

图 15.3　跟腱延长术后，跟骨倾斜角恢复至 20°。注意前足位置。（From Paley[11]，with kind permission of Springer Science + Business Media）

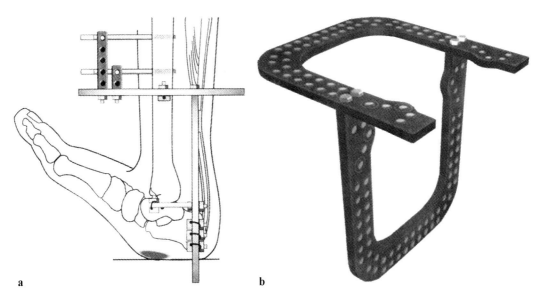

a　　　　　　　　　　　　　b

图15.4　（a）使用 Taylor 空间支架（前足 6×6 对接支架）固定后足及踝于矫正位。注意镫骨克氏针插入跗中关节的邻近位置（远端及近端），以确保牵引力集中于夏科关节。（b）前足 6×6 对接支架后侧结构的双关节 U 形板三维图示。（From Paley [11]，with kind permission of Springer Science + Business Media）

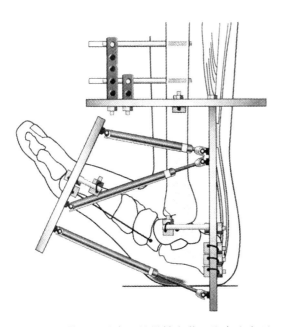

图15.5　前足环垂直跖骨纵轴安装。注意这个环安装时要尽可能地远，以使前足与后足环之间有充分的空间安装撑杆。（From Paley [11]，with kind permission of Springer Science + Business Media）

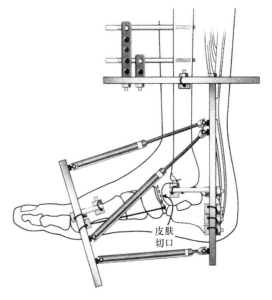

图15.6　用外固定架逐步牵引（5~15mm）并矫正前后足力线。在去除外固定架前，通过一个垂直切口行跗中关节微创融合术。现在足底溃疡愈合。（From Paley [11]，with kind permission of Springer Science + Business Media）

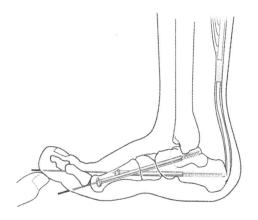

图 15.7　经皮钻入大直径空心螺钉导针后，去除外固定架。然后在跖骨头下经皮拧入跖骨髓内半螺纹空心螺钉，对足内、外侧柱加压以确保跗中关节融合。（From Paley [11]，with kind permission of Springer Science + Business Media）

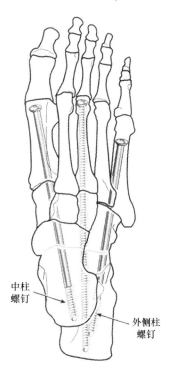

中柱
螺钉

外侧柱
螺钉

图 15.8　前后位图示显示拧入第三枚全螺纹螺钉以增加中足稳定性。注意准确的解剖复位、受累夏科关节融合（此例中为跗中关节）、邻近 Lisfranc 关节的保护（经螺钉固定的稳定性）、坚强的内固定、足长度的恢复、溃疡愈合以及距下和踝关节的保护。（From Paley [11]，with kind permission of Springer Science + Business Media）

总结

在过去 5 年里，我们使用这种逐步牵引技术取得了满意效果，短期内没有复发溃疡或发生深部溃疡。Schon 等[1] 比较了切除及钢板固定方法，Cooper[13] 比较了切除及外固定方法，结果显示该技术的优点是保留了足部长度、软组织、骨性结构以及外形。另外，该手术创伤非常小。

（刘林涛 译　李世民 校）

参考文献

1. Schon LC, Easley ME, Weinfeld SB. Charcot neuroarthropathy of the foot and ankle. Clin Orthop Relat Res 349:116–131, 1998
2. Jolly GP, Zgonis T, Polyzois V. External fixation in the management of Charcot neuroarthropathy. Clin Podiatr Med Surg 20:741–756, 2003
3. Wang JC, Le AW, Tsukuda RK. A new technique for Charcot's foot reconstruction. J Am Podiatr Med Assoc 92:429–436, 2002
4. Frykberg RG, ed. The High Risk Foot in Diabetes Mellitus. New York, NY: Churchill Livingstone, 1991
5. Trepman E, Nihal A, Pinzur MS. Current topics review: Charcot neuroarthropathy of the foot and ankle. Foot Ankle Int 26:46–63, 2005
6. Eichenholtz SN. Charcot Joints. Springfield, IL: C. C. Thomas, 1966
7. Shibata T, Tada K, Hashizume C. The results of arthrodesis of the ankle for leprotic neuroarthropathy. J Bone Joint Surg 72A:749–756, 1990
8. Brodsky JW, Rouse AM. Exostectomy for symptomatic bony prominences in diabetic Charcot feet. Clin Orthop Relat Res 296:21–26, 1993
9. Simon SR, Tejwani SG, Wilson DL, Santner TJ, Denniston NL. Arthrodesis as an early alternative to nonoperative management of Charcot arthropathy of the diabetic foot. J Bone Joint Surg 82A:939–950, 2000
10. Catanzariti AR, Mendicino R, Haverstock B. Ostectomy for diabetic neuroarthropathy involving the midfoot. J Foot Ankle Surg 39:291–300, 2000
11. Paley D. Principles of Deformity Correction, Rev ed. Berlin: Springer; 2005
12. Lamm BM, Paley D. Deformity correction planning for hindfoot, ankle, and lower limb. Clin Podiatr Med Surg North Am 21:305–326, 2004
13. Cooper PS. Application of external fixators for management of Charcot deformities of the foot and ankle. Foot Ankle Clin 7:207–254, 2002

第 16 章

应用 Ilizarov/Taylor 空间支架的经皮踝上截骨术

S. Robert Rozbruch

经皮踝上截骨术（SMO）可通过矫形术来调整足踝部的畸形，它的适应证包括：骨折畸形愈合、硬化性骨不连、踝关节畸形融合、伴有距骨倾斜的踝关节病、生长停滞畸形和先天性发育畸形[1,2]。

经皮踝上截骨术可以单独实施或者联合其他操作同时进行，例如：踝关节撑开术、踝关节融合术或者同步延长术等。总而言之，经皮踝上截骨术可以用于即刻或逐步矫形、内或外固定、闭合手术、开放手术或中立位楔形截骨术。对于踝关节轻度至中度外翻畸形的调整，可以通过传统的开放手术如内侧闭合楔形截骨、即刻矫正和内固定完成。这种技术有其局限性和不足，如需要进行开放手术和安装钢板、畸形矫正有限、不能对畸形进行术后再调整。

经皮踝上截骨术可以通过经皮操作联合 Ilizarov/Taylor 空间支架（TSF）来完成。其环形框架结构经皮安装后能够矫正各种平面上的畸形（冠状位、矢状位及轴位平面）。接下来对胫骨进行经皮踝上截骨术。即刻和（或）逐步矫形可以通过调整骨-框架复合体来完成。所有畸形均可被矫正，并可实现术后调整。该操作无需内固定来提供稳定性，对于有感染病史的病例有突出优势。考虑到对皮肤的保护及软组织覆盖问题，这种方法显示出了它的优势，因为它可以避免切开手术和笨重的皮下内固定装置。对于伴有平面倾斜和旋转畸形的复杂畸形，可以通过这种方法得到有效的矫正。稳定的支架结构通常允许患者在耐受条件下负重。

本章介绍了应用 Ilizarov/TSF 实施经皮踝上截骨术的临床适应证、术前评估、手术技术及术后护理。

临床适应证

骨折畸形愈合

胫骨远端 1/3 处的骨折出现畸形愈合，可以引发经踝关节的异常力学传导，从而导致创伤性关节炎[1,3,4]。虽然足外翻畸形很容易通过距下关节的翻转而代偿，但这种畸形将导致踝关节磨损。足外翻畸形对患者功能有明显影响，因为后足的外翻畸形很难被代偿。内翻畸形可造成距骨关节面覆盖不完全及马蹄足挛缩畸形。反屈畸形限制了踝关节的背屈活动，并引起前踝关节的撞击[4]。关节面的倾斜畸形、旋转及移位畸形在畸形愈合中很常见。

胫骨中远端 1/3 处的畸形愈合如果伴有内翻和平移，会有中央型旋转和成角畸形（CORA）[4,5]，或者畸形顶点位于踝上区。经皮踝上截骨术能够用于矫正这种畸形，因为踝上为骨干的干骺端，且不伴有损伤，因而比骨不愈合的实际部位具有更强的愈合能力（图 16.1）。

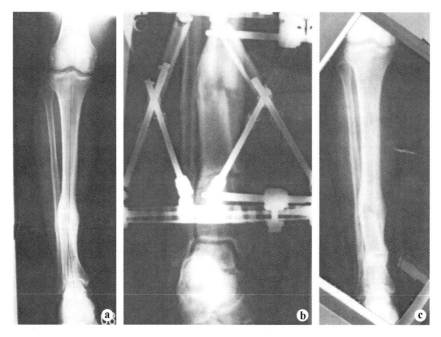

图16.1　35岁男性患者，有15年的胫骨畸形愈合病史，表现为踝关节疼痛及内翻畸形。（a）术前正位像显示胫骨中远端1/3处内翻畸形。由于畸形移位，畸形顶点正好位于踝上区域。（b）正位像显示经皮踝上截骨术后在骨折撑开后期的表现。（c）术后1年随访的正位像显示胫骨轴线力线得到了良好的矫正。

手术目的在于将畸形在冠状面及矢状面上得到充分矫正，从而使胫骨与关节面侧向夹角（LDTA）达90°（图16.2a），且胫骨与关节面前后径夹角达80°[4,5]（图16.2b）。Ilizarov/TSF空间支架尤其对于逐步矫正具有小的或大的平面倾斜的畸形非常有效[6-8]。

有明显临床症状的关节炎患者也应该得到处理。踝关节撑开[9]（图16.3）或者踝关节融合（图16.4）可以通过在胫骨远端实施经皮踝上截骨手术达到治疗目的。

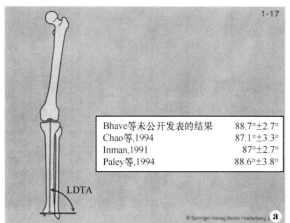

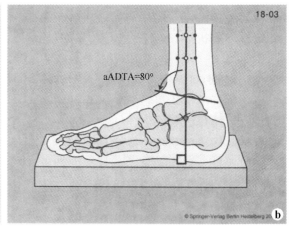

图16.2　（a）正常的胫骨与关节面侧向夹角。（b）正常的胫骨与关节面前后缘连线的夹角。（From Scuderi GR, Tria AJ Jr, Berger RA（eds.），MIS Techniques in Orthopedics. New York：Springer，2006，with kind permission of Springer Science + Business Media，Inc.）

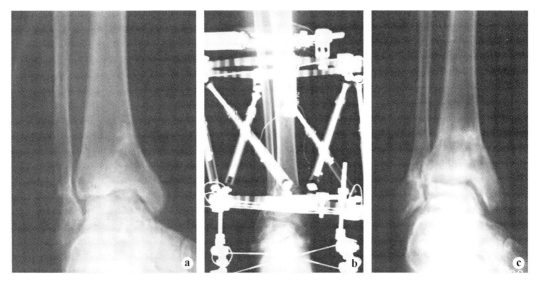

图 16.3　20 岁女性患者,伴有踝关节的创伤性关节炎。(a) 术前正位像显示距骨内翻倾斜,广泛的内侧关节面软骨丢失。(b) 经皮踝上截骨术后距骨位于中立位,并且踝关节有效撑开。(c) 2 年随访显示下肢力线正常,且踝关节间隙改善。

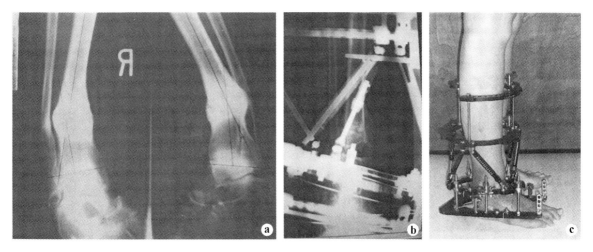

图 16.4　50 岁女性患者,伴有胫骨远端畸形愈合且进展为踝关节病。(a) 术前正侧位像显示踝关节内翻及反屈畸形。(b,c) 正位像及侧位像显示踝关节固定术及 TSF 支架逐步矫正关节畸形。

硬化性骨不连

在这组病例中发现了相同类型的畸形愈合,应用逐步矫正来治疗瘢痕增殖型硬化性骨不连是非常理想的方法[8,10,11]。这种类型的骨不连在骨不连处有纤维软骨组织,且具有骨性愈合的生物学可能性。它缺乏骨折端的稳定性和正常的力线。对于这种骨不连,采用逐步牵引的方法可以改善力线,促进骨生成。这种类型的骨不连能够达到 1.5cm 以内的骨延长。如果还需要继续延长,可以实施二次截骨术。许多研究结果证实应用这种技术可以成功安装 Ilizarov 支架[1,6,8]。它的主要优势在于,相比开放的楔形截骨而言,它不必切开骨折不愈合的部位,而且能够避免对条件较差的皮肤及瘢痕组织造成干扰,从而达到骨延长的目的。这对于踝上容易出现软组织覆盖问题的区域来说尤为重要。但该技术不适用于非稳定的萎缩性骨不连及感染性骨不连。

踝关节融合的畸形愈合

踝关节融合术后的对位异常可以通过经皮踝上截骨术得到矫正[10-12]。对于这种病例而言，截骨术可以非常接近胫骨的远端，因为固定针即便穿透踝关节也无关紧要。这种方法可以矫正各方位的畸形，包括前屈畸形（图16.5）。如果需要获得一定的骨延长，则可以通过踝关节或者胫骨近端的截骨来达到目的。

踝关节畸形

踝关节畸形可由胫骨远端的成角畸形引起[13]，距骨倾斜使踝关节的一侧关节间隙变窄。这种情况下，经皮踝上截骨术可以将距骨置于中立位，使其与胫骨的长轴力线一致[2,14,15]。这种手术可以同时实现踝关节间隙的撑开[9,10]（图16.3）。

足踝部畸形

伴有踝关节外翻、足扁平外翻及前足外展的复合型畸形可见于类风湿性关节炎患者。以图16.6为例，经皮踝上截骨术可用于矫正（甚至适当的过度矫正）踝关节外翻畸形。此外，中心旋转截骨经皮踝上截骨术，可以用于治疗伴有前足外展和扁平外翻的畸形[14,16]。通过踝上截骨矫正足踝部畸形非常有效，可使足产生较大的移位。在踝关节融合或踝关节融合的矫正中，踝关节融合的倾斜不会成为棘手的问题。

生长停滞畸形

对于胫骨远端生长板的非对称性损害，通常由创伤或者感染引起。这会导致患肢的畸形或者短缩。胫骨远端生长板对于胫骨的生长发育起40%的主导作用（图16.7）。

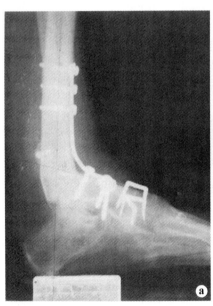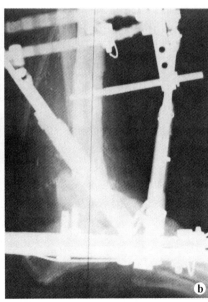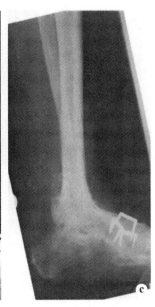

图16.5 40岁女性患者的踝关节畸形融合。（a）侧位像显示前屈畸形。（b）经皮踝上截骨术后，用TSF支架逐步矫正。（c）1年后随访。

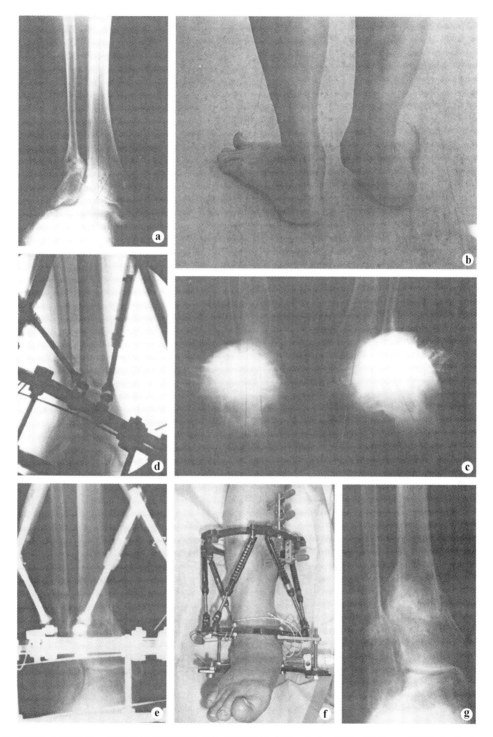

图 16.6　77 岁女性患者，伴有类风湿性关节炎和足踝部的畸形。(a) 术前正位像显示踝外翻畸形。(b) 后面观显示踝和后足的外翻和前足的外展。(c) Saltzman 位像显示畸形的顶点位于踝上水平。(d) 实施经皮踝上截骨术后及安装外固定架系统。(e，f) 经外固定架撑开后，畸形得以矫正。(g) 1 年后截骨处骨性愈合。

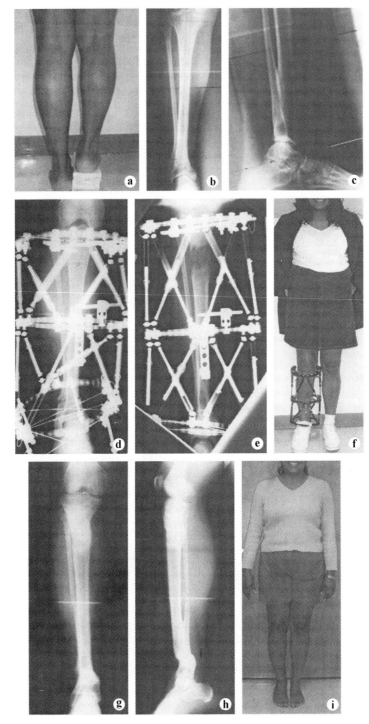

图16.7 25岁女性患者，伴有创伤后的胫骨远端生长发育畸形。（a）后面观显示肢体长度约有6cm的短缩，以及前足代偿性的内翻。（b）术前正位像显示踝内翻畸形。（c）侧位像显示背屈畸形及畸形的顶点位于关节周围。（d）术后的影像显示了尚未撑开移位的经皮踝上截骨术及胫骨近端的截骨术。（e）经外固定架撑开后，胫骨近端的骨延长和胫骨远端的畸形得以矫正。（f）撑开末期的站立位正面观。（g，h）1年后的正、侧位影像显示截骨愈合良好，截骨的远端有意地向内后方转换，因为截骨线远离畸形的顶点。（i）站立位的正位像显示矫形后下肢长度已恢复等长。

先天性发育畸形

神经肌肉系统畸形

非对称的肌肉牵拉作用能够导致踝关节畸形[17]。这种病例见于进行性腓骨肌萎缩症导致的马蹄内翻足患者中，该病起初出现距骨倾斜，继而出现踝内翻畸形逐渐加重。这种情况也可见于神经损伤。踝关节外翻畸形出现在脊髓脊膜突出的患者中[18,19]，踝关节外旋畸形则发生于脑瘫[20]和骶骨发育不全的患者中。

骨纤维结构异常及奥利弗病

这些肿瘤样的疾病与畸形相关，当病灶干扰到了胫骨远端的生长时就可能出现畸形，通过 SMO 手术这种畸形可被矫正。对奥利弗病的骨段进行截骨，正常的骨组织将重新长出。

软骨发育不全

除了胫骨近端的内翻畸形外，胫骨远端通常也伴有内翻畸形。双层面的胫骨截骨包括经皮踝上截骨术能够矫正所有畸形，并在两处截骨之间获得较大的骨延长。

术前评估

临床评价

根据以往的经验，医生需要获取的信息包括患者骨折和软组织损伤类型、既往手术史、感染史、抗生素应用史。高能损伤和开放性骨折感染风险高。询问患者背痛史、观察下肢不等长（LLD）情况以及是否使用了增高鞋垫能够排除畸形。患者通常会感到足部内翻或者外翻畸形逐渐明显，下肢不等长的患者通常主诉后背痛或者短腿对侧的髋关节疼痛。如果应用抗生素于感染性的骨不连，那么在手术实施前 6 周需停用抗生素，以便在术中获取可靠的细菌培养样本。然而停用抗生素需非常谨慎，并且要密切观察，特别是对于糖尿病患者或服用免疫抑制剂的患者。目前的疼痛程度、麻醉药物的使用以及无辅助状态下的行走能力都需仔细记录。

对患者进行查体时，应仔细观察站立和行走时是否存在肢体畸形和下肢不等长畸形。这种负重的缺陷提示非稳定性的骨不连。后背的外观对于判断冠状位的畸形非常有帮助，可以通过垫高短腿和测量髂嵴高度变化来评估患侧短缩的程度。侧方的外观有助于观察矢状位的畸形和马蹄足畸形。合并踝上的反屈畸形和马蹄足畸形，在膝关节伸展的状态下会导致足的前倾趋势。应记录踝关节、距下关节、前足及足趾的活动范围。踝关节畸形容易导致距下关节的强直僵硬，在膝关节存在长期畸形时会出现上述症状。如果出现强直，必须考虑行踝关节矫正。应重点考虑皮肤软组织的覆盖尤其是既往的手术瘢痕和皮瓣。需要记录神经血管发现，包括胫前动脉和足背动脉的搏动、足部的感觉、踝关节及足趾的背屈、跖屈功能。

旋转畸形在患者俯卧位时最容易被检查出来。股-足轴线（TFA）用于评估胫骨的旋转畸形。股骨的三维轮廓是评估股骨旋转畸形的指标。CT 扫描同样可以达到这种评估检查的目的。通过 CT 扫描股骨近端和远端、胫骨近端和远端来分析旋转畸形[4,10]。

影像学评估

影像学资料应包括踝关节的前后位、侧位和穴位像，以及双足 Saltzman 位像（图 16.8）和双足站立像，双足站立像应包括从髋到足的整个下肢全长像。需要将短足垫高并与骨盆水平，记录用来垫高短足的高度[4,5]。如有必要的话，可以让患者在拄拐支撑下完成拍片。这些影像学资料对于判断下肢不等长、畸形的程度、矫形工具的使用、关节炎和骨愈合的预后有重大意义。仰卧位的拍片同样能够测量肢体的长度缺陷，但是对于下肢力线的分析意义不

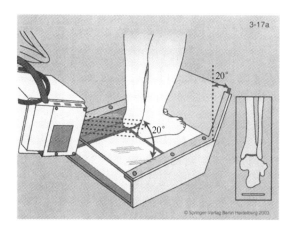

图 16.8　Saltzman 位图解。（From Scuderi GR, Tria AJ Jr, Berger RA（eds.），MIS Techniques in Orthopedics. New York：Springer, 2006, with kind permission of Springer Science + Business Media, Inc.）

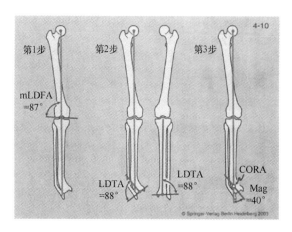

图 16.9　内翻畸形的矫正及向内侧的位移容易对胫前神经造成牵拉。跖屈畸形的矫正及向后方的位移容易造成胫后神经的牵拉。（From Scuderi GR, Tria AJ Jr, Berger RA（eds.），MIS Techniques in Orthopedics. New York：Springer, 2006, with kind permission of Springer Science + Business Media, Inc.）

大。CT 扫描和 MRI 在必要时可以用于更进一步的评估。CT 扫描有助于获取骨愈合的信息，MRI 则有助于了解踝关节、距下关节的软骨情况和关节感染的情况。核医学研究同样可以用于这一领域，但目前我们还没有发现这种方法在评估方面的更多作用。

　　实验室研究包括白细胞计数、红细胞沉降率和 C 反应蛋白，对于诊断感染非常有用。在踝关节及距下关节内选择性注射利多卡因对于寻找关节疼痛的主要来源有诊断意义。

手术计划

　　胫骨近端轴线可于胫骨中段的胫骨前嵴标出。胫骨远端冠状位的轴线是一条垂直于踝关节面的垂线（正常 LDTA 为 90°）（图 16.2a）。胫骨轴线与关节面垂线交点顶端是畸形所在的部位（图 16.9）。在矢状位上，胫骨远端轴线与关节侧面连线的夹角为 80°（注意正常 ADTA 是 80°）（图 16.2b）。这些线的交点为畸形的部位，旋转畸形可以通过股-足轴线的检查来进行评估。如果截骨术位于 CORA 水平位置，那么畸形的矫正无须移位。如果截骨水平不在 CORA 水平，那么必须对截骨部位进行一定的旋转移位来完成彻底矫正[4,5]（图 16.10）。

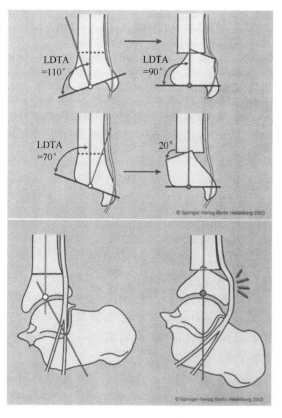

图 16.10　为经皮踝上截骨术设计的力学轴线。（From Scuderi GR, Tria AJ Jr, Berger RA（eds.），MIS Techniques in Orthopedics. New York：Springer, 2006, with kind permission of Springer Science + Business Media, Inc.）

治疗原则

Ilizarov 技术的特点

Ilizarov 技术对于处理踝关节创伤后的病理改变十分有利，以下列举了 Ilizarov 外固定架的多种特点[7,9-12,21]：

1. 如果伴有感染或既往有感染史，应该避免内固定。

2. 对于软组织条件较差的病例，推荐微创切口技术。

3. 利用即刻和（或）逐步矫形的方法来矫正畸形。

4. 利用开放的楔形截骨矫形，可避免不必要的骨切除。

5. 对于严重的畸形矫正有帮助。

6. 压缩性畸形矫形术后可继续调整。

7. 对于下肢不等长畸形可实现同步肢体延长。

8. 可用于多平面的同步治疗。

9. 术后鼓励负重并加强踝关节的功能训练。

即刻矫形与逐步矫形

对于不愈合或畸形愈合，医生可选择即刻矫形或逐步矫形[1,8]。即刻矫形可以联合多种固定方法，包括钢板[19,22]、髓内钉及外固定架结构。逐步矫形要求使用特殊的支架系统。外科医生可根据患者的个体化特点选择最为适合的手术方法。例如，对于一个伴有胫骨远端外翻 15°、短缩 2cm 的畸形最好选用截骨方法逐步矫正成角畸形，并用特殊的 Ilizarov 支架来牵拉成骨以达到逐渐延长肢体的目的。如果骨再生的潜力较好，通常可以选择在一个水平上完成畸形矫正和骨延长。此外，同样可以选择双平面的手术操作，在CORA 平面上完成截骨以矫正畸形[5]，同时在胫骨近端的干骺端截骨实现肢体延长（图16.7）。与即刻矫形相比，逐步矫形可以明显降低胫后神经血管牵拉的风险（图 16.10）。

应用钢板及髓内钉对成角或旋转畸形进行即刻矫形。即刻矫形要求矫正适度，非稳定性萎缩性骨不连要求切开并进行骨移植，即便是小面积的骨缺损也要求骨移植，因为这种缺损能够引起严重的短缩畸形。即刻矫形的主要优势是可以借助简单的固定方法为骨愈合提供良好的骨接触。基于对神经血管系统干扰的考虑，即刻矫形的耐受性股骨干和肱骨干强于胫骨和踝部。

应用特制的外固定架进行逐步矫形，对于严重的肢体畸形矫正十分有用[11,21,23]。如肢体延长、骨移植修复骨缺损[24]以及修复硬化性骨不连等畸形[8]。逐步矫形的方法借助了 Ilizarov 技术牵拉成骨原则[12,25]。骨与软组织以每天大约 1mm 的速率被逐渐牵拉延长。骨断端之间的成骨称为骨再生。截骨与开始骨延长之间的间隙期称为潜伏期，通常持续 7～10 天；矫形和骨延长称为牵拉期；牵拉完成到骨愈合的间期称为巩固期[25]。巩固期变化较大，并且受患者的年龄及健康状况的影响。对于马蹄足内翻畸形的矫正，手术可能干扰到腓神经、胫神经等（图 16.9），那么逐步矫正的方法应该是更加安全的选择。矫正可按计划逐步实施，牵开器缓慢被牵开。如果出现神经症状，那么矫形的进程需延缓或者暂停。神经松解在某些特定的情况下可以考虑，但取决于患者对逐步矫形的临床反应[4]。

手术技术

张力钢丝与骨针结构

经皮的张力钢丝与半针均可起到稳定外固定架的作用。近端的骨环或者环阻提供三个或四个固定点。通常我们应用一根经皮的张力钢丝（成人直径为 1.8mm）从前外侧穿向后内侧作为参照线，目的是构成环形结构，并用半针提供额外的稳定性。成人患者首选 6mm 直径的带羟化涂层的骨针。在钻入这种骨针前需用 4.8mm 直径的骨钻预先钻开通道[7]。

胫骨远端的环形结构通常以 2 ~ 3 根经皮的张力钢丝（张力为 130kg）和一枚半针固定。参照钢丝应平行于踝关节，单独置于胫骨中。接下来，贯穿胫腓骨的张力钢丝由后外侧向前内侧方向加压，加强下胫腓联合韧带，避免腓骨的移动。也可应用由后内侧向前外侧的张力钢丝作为补充。最后，应用由前内侧（胫前肌腱内侧）向后外侧的 6mm 半针可以在矢状位上提供更好的稳定性。如果远端的结构需要额外的稳定性，固定可以由踝延伸至足部。

Taylor 空间支架结构

术语

环结构被同时安装于缺损侧和需要延长的一侧（图 16.10）。环的安装应与肢体最佳匹配，称为环优先原则。其中一个环被选定为每个移动层面上的参照环，参照环必须安装在垂直于胫骨的长轴方向，以参照环为中心测量相关参数，并且在空间中标注相应的点用于畸形矫正。环与环之间需要保留足够的空间，以便安装支撑杆。在这个空间结构中，撑开的高度取决于最短的那个支撑杆长度，这种空间结构最大的优点在于应用环优先的原则增加了其操作的便利性以及与肢体良好的匹配性。此外，在延长点或者停留点上的残留畸形可以同时应用相同的支架来矫正，包括冠状位、矢状位及轴位上的畸形，而不用调整整体框架结构。这就减小了延长点上的成角畸形[6,7]。

其中一个环被选作参照环，原点和相应的点位围绕着这个虚拟的参照环被定义出来。原点通常选定在骨缺损侧，相应的点位则选在骨的另一端，目的是减小交点。安装参数是指与参照环相关的原点的位置。安装参数需要按照参照环和原点之间在冠状位、矢状位和轴位之间的空间关系来确定。畸形需要被矫正的部位都被虚拟的参照环固定，而 TSF 支架则贯穿并连接这些畸形的部位。

畸形参数

有六种畸形参数来描述骨近端与远端的关系（图 16.11a，b），畸形参数包括冠状位、矢状位和轴位上的成角和移位。在冠状位上，成角分为内翻和外翻，移位包括向内侧和向外侧。在矢状位上，成角分为前凸型和后凸型，移位包括向前侧和向后侧。在轴位上，成角分为内旋和外旋，移位分为延长和缩短。

安装参数

由于 TSF 支架是围绕虚拟的参照环安装的矫形器，所以要求将所有的点位都录入计算机程序（图 16.11c）。依据参照环建立的网格化结构有助于确定原点的位置，记录冠状位、矢状位和轴位上与参照环相关联的原点。例如，参照环的中心距原点偏外侧 10mm，后侧 25mm，远端 35mm。

结构风险

畸形矫正的速度取决于手术医生选择的外固定架结构（图 16.11d）。通常，在畸形的凹面，外固定结构为风险结构。例如，我们矫正一个内翻畸形时，结构风险存在于胫骨内侧皮质或胫后神经。如果矫正外翻畸形或者反屈畸形，结构风险则存在于胫骨的前外侧表面。我们通常每天将这种风险因素存在的部位牵拉 1mm[25]，当然，这种方法也因人而异。

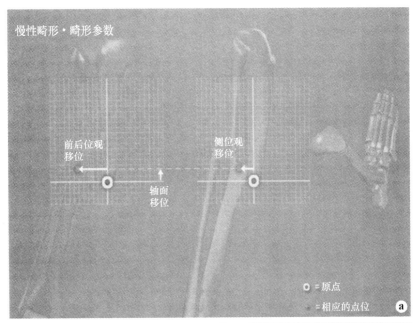

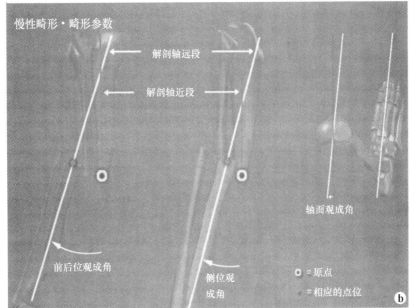

图 16.11 Taylor 空间支架的概念和术语。（a）移位畸形参数的测量。（b）成角畸形参数的测量。（c）安装参数的测量。（d）与原点相关的高危结构。（e）矫正前。（f）矫正后。（待续）

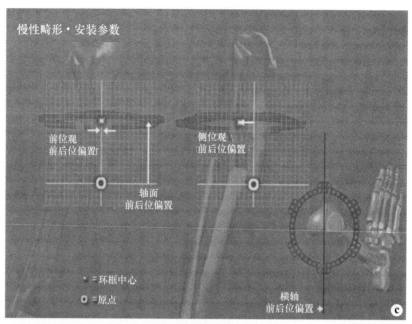

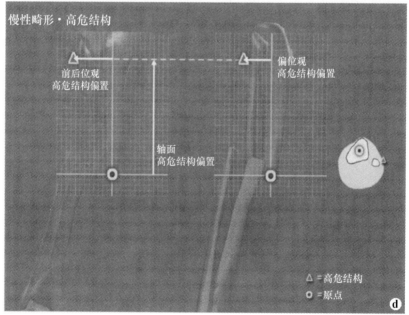

图 16.11（续）

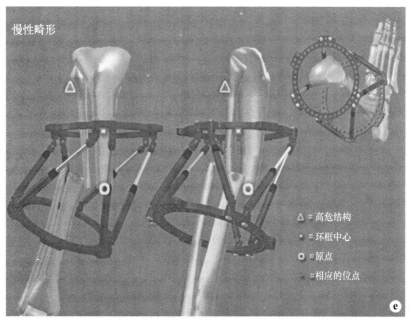

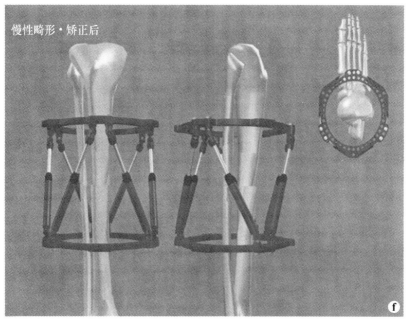

图 16.11（续）

腓骨截骨术

通常应在安装外固定架前对腓骨进行截骨，截骨应在止血带下实施。小腿外侧暴露是一种安全且便捷的腓骨截骨手术入路，截骨部位应位于畸形的顶点或附近，但要注意避免与胫骨在同一水平实施截骨，以免在胫腓骨之间形成骨桥。

截骨线的走形可以是横向的或者倾斜的。逐步矫正外翻畸形时，应选择横向截骨，这样在断端撑开后间隙内才能更好地被再生骨填充。矫正内翻畸形时，需要短缩腓骨[3,21,26]，可以通过腓骨截骨或者在可能发生骨端重叠的一侧倾斜截骨完成。

踝上胫骨截骨术

将外固定架在完整骨上定位并测量，然进行胫骨的截骨术。记录环框结构之间的支撑杆长度，然后移除支撑杆。通过 1cm 的经皮手术切口，在胫前肌腱的内侧约 1cm，由胫骨近端向远端钻入克氏针点位，并实施经皮截骨术。通过胫骨远端的侧位 X 线，实施多钻孔联合截骨技术。沿着截骨线走行方向钻出三行孔，使经皮截骨穿过内侧、外侧皮质及贯穿骨的中央，并将后侧皮质断裂。通过骨凿的转动或者固定环结构的旋转来完成截骨[4]，或者应用钢丝锯来完成经皮截骨术。

踝关节延展术

如果存在踝关节挛缩，需要在足部安装环框结构并进行逐步矫形。铰链安装在踝关节的轴向上，以完成踝关节的撑开。此外，可以在踝关节前方或后方装置支撑杆来推动畸形的矫正（图 16.12）。

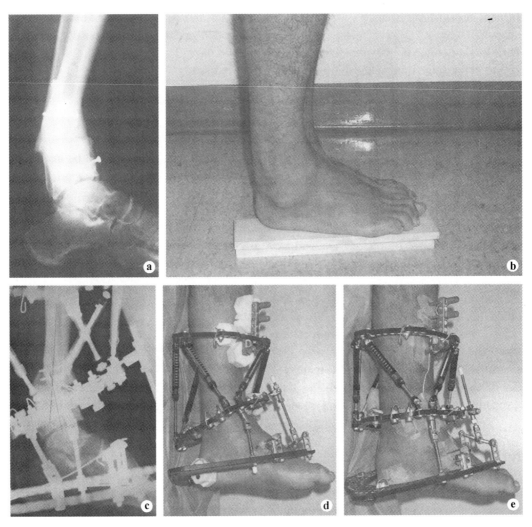

图 16.12　48 岁男性患者，Pilon 骨折后遗留畸形。(a) 术前侧位 X 线片显示背屈畸形愈合且伴有马蹄内翻畸形。(b) 侧面观显示患足呈前倾趋势。(c, d) 术后 X 线片显示外固定架在两个水平上实施截骨矫形。(e, f) 两个水平的畸形在完成矫正以后。(g, h) 2 年后患者疼痛缓解。

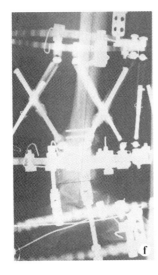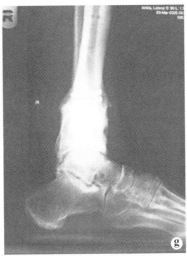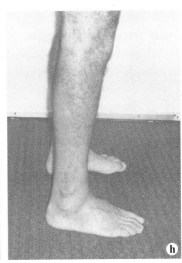

图 16.12　（续）

胫骨近端截骨术

胫骨畸形存在长度短缩时，可在矫正畸形顶点的同时进行矫正。如果畸形顶点的骨愈合潜力不理想，可通过胫骨近端的截骨来延长肢体（图 16.7）。

术后护理

患者需住院观察 2~3 天，考虑到对骨愈合的不良影响，不建议使用非甾体类抗炎药。术后 24 小时静脉注射抗生素预防感染，然后改为口服抗生素，并持续 10 天，同时口服镇痛药物。术后 10 天，患者来院复查，并拆除缝线，同时告知患者如何调整外固定架。在调整期间，每隔 2 周复查一次，进入巩固期后，每月复查一次。

畸形矫正

畸形矫正开始于潜伏期的第 7~10 天，基于网络开展的施乐辉项目，目的是为患者提供一个能够在家庭中完成的外固定架调整计划。要求通过计算机向网络上传患者的基本信息，包括：畸形发生的左右侧、畸形的具体参数、外固定环结构的尺寸、支撑杆的长度、外固定架安装参数、每日矫正速率。

另外，应将结构风险指数输入到程序中，以保证外固定架逐步矫形的速度正确。对于足外翻畸形的截骨术，结构风险在软组织内侧，因为软组织在矫正凹面且会被最大程度的拉伸。利用这些信息，可以为患者制定简单明确的调整计划，让患者来遵嘱执行。我们让患者早上调整支撑杆 1 和 2，下午调整 3、4，晚上调整 5、6，实现每天总共延长 1mm。调整期的持续时间取决于畸形的严重程度，通常为 14~28 天，需要佩戴支架的时间大约为 3 个月。

疼痛管理

经皮的钢丝和骨针容易激惹软组织，引起疼痛，我们鼓励患者必要时适当应用口服镇痛药物，尤其是处于调整阶段。一旦完成矫正，支架不再移动后，疼痛的级别会降低。严重的或非典型的疼痛，需排除感染或下肢深静脉血栓。

针道管理

术后第 2 天去除敷料，护士应教授患者如何进行针道的日常护理：取生理盐水和过氧化氢各一半，混合后用消毒棉签涂抹于针道的周围。消毒后用碘仿覆盖针道与皮肤的交界处。患者在术后第 4 天开始允许洗澡，但需在指导下用抗菌皂清洗外固定架和针道周围，作为一种辅助的护理方法。出现滑动的有问题的针时，需要前往医院，并在非麻醉下拔出，这种拔针的操作需度过骨撑开期以后进行。

康复

Ilizarov 强调在佩戴环形外固定架时进行早期体育锻炼的重要性。早期的活动能够促进下肢的血液循环，避免关节僵硬，缩短恢复时间[25]。物理治疗包括在耐受条件下对膝关节、踝关节进行负重练习、行走步态练习和关节活动度练习。术后 4 ~ 6 周需拐杖辅助训练。职业训练提供了一种足中立位夹板，避免患者睡眠时出现马蹄足内翻畸形。鼓励患者进行门诊的物理治疗，从而开始他们的功能康复训练。

外固定架的拆除

当患者行走时不再感到疼痛，或开始使用助行器械后，同时截骨线周围能够看见三层骨皮质的骨痂生成，通常为术后的 3 个月。我们建议在手术室拆除外固定架，拆除带有 HA 涂层的克氏针时可能会导致疼痛，所以最好在镇静药物辅助下完成操作。用刮匙清理半针以保持针道的清洁，交叉固定的钢针无特殊情况不需要清理。外固定架移除后，骨愈合和骨再生情况可以通过常规 X 线检查或 C 形臂透视下的压力测试来评估。如果确实需要了解骨愈合的情况，可以移除外固定环，人工地加压和分离断端，观察截骨端的移动度。如果断端缺乏稳定性，那么就必须更换外固定架组件，并延长佩戴外固定架的时间。一旦拆除外固定架，患肢应置于短腿石膏托中保护 2 周。允许患者进行 50% 的部分负重，然后先用助行鞋适应一段时间，再穿普通鞋。

并发症

针道感染

针道感染是使用外固定架的一种常见的并发症，常表现为皮疹、疼痛增加、针道或钢丝周围分泌物增多。绝大多数针道感染对于加强针道护理和口服抗生素反应良好。如果感染不能迅速被控制，那么建议使用更加广谱的抗生素，或者拔出钢丝或螺纹针。如果感染严重，可在手术室中拔出、清理发生感染的钉道，并静脉注射抗生素进行治疗。在还没有明显的感染迹象时，及时将发生松动的钢丝或者螺纹针拔出。

截骨的过早愈合

不完全的皮质骨截骨，可通过经皮踝上截骨术来完成。胫骨皮质的环形切分，可以通过向反方向旋转远、近端外固定环的方式来确认骨皮质是否被完全截断。其他的方法包括在截骨处用力撑开或成角来检验，但这些方法会对骨膜造成严重的干扰，因此并不推荐。

真正的过早愈合在成人的截骨术中并不常见。截骨术一旦实施，在矫形前会有 7 ~ 10 天的潜伏期。如果潜伏期延长，那么截骨部位可能过早地愈合。同样的，如果矫形进展太缓慢，截骨部位可能过早愈合，从而影响了进一步的矫形。

患者相关因素

成功的逐步矫形系统，通常需要患者的积极配合。治疗开始后，患者需要每天对外固定架进行 3 次调整。TSF 空间支架通过色彩协调和精确的数据系统简化了这个过程，即便如此，患者仍然会在调整外固定架时出错，但通常又都会被及时发现并纠正。患者在调节期内需定期复诊（每隔 10 ~ 14 天），以避免错误的调整。

不愈合

骨不愈合是截骨术的常见并发症，原因常包括不可靠的固定、缺乏负重训练、吸烟或者其他原因导致的微循环受阻、患者既往的并发症、矫正进度过快、错误的截骨技术和经由骨干部的截骨术。不愈合可以通过多种方法包括断端加压、经皮的刺激骨膜或骨膜下的激发以及增加固定点等方法进行治疗。在应用 TSF 方法时，骨不连比较少见。事实上，如果发生骨愈合受阻，这种特殊的外固定架结构可以提供理想的治疗条件。

神经损伤

直接的神经损伤可能发生在截骨及插入钢丝或者螺纹针时，而更常见的神经损伤机制则出现在牵拉的过程中，这就是前文中所提到的"矫形的急性牵拉损伤"。

下肢深静脉血栓形成

下肢深静脉血栓形成通常是下肢手术关注的焦点，治疗的重点在于积极预防。患者术后及时开始功能康复训练，能够有效避免静脉淤滞。佩戴外固定架对于踝关节、膝关节或髋关节的活动度没有明显限制，因此允许术后早期的负重。住院期间，患者需接受低分子肝素的皮下注射治疗。患者术后需口服 1 个月的阿司匹林（ASA），但是它可能会对骨愈合造成一定影响。应用这些方法，术后我们没有发现下肢深静脉血栓形成或肺栓塞的病例。

（苏啸天 蔡 迎 译　李世民 校）

参考文献

1. Pugh K, Rozbruch SR. Nonunions and malunions. In: Baumgaertner MR, Tornetta P (eds.) Orthopaedic Knowledge Update Trauma 3. Rosemont, IL: American Academy of Orthopaedic Surgeons, 2005, pp. 115–130

2. Stamatis ED, Myerson MS. Supramalleolar osteotomy: indications and technique. Foot Ankle Clin 2003;8(2): 317–333

3. Graehl PM, Hersh MR, Heckman JD. Supramalleolar osteotomy for the treatment of symptomatic tibial malunion. J Orthop Trauma 1987;1(4):281–292

4. Paley D. Principles of Deformity Correction, 1st ed. Berlin: Springer, 2005

5. Paley D, Herzenberg JE, Tetsworth K, McKie J, Bhave A. Deformity planning for frontal and sagittal plane corrective osteotomies. Orthop Clin North Am 1994;25(3):425–465

6. Feldman DS, Shin SS, Madan S, Koval KJ. Correction of tibial malunion and nonunion with six-axis analysis deformity correction using the Taylor Spatial Frame. J Orthop Trauma 2003;17(8):549–554

7. Fragomen A, Ilizarov S, Blyakher A, Rozbruch SR. Proximal tibial osteotomy for medial compartment osteoarthritis of the knee using the Taylor Spatial Frame. Tech Knee Surg 2005;4(3):175–183

8. Rozbruch SR, Helfet DL, Blyakher A. Distraction of hypertrophic nonunion of tibia with deformity using Ilizarov/Taylor Spatial Frame. Report of two cases. Arch Orthop Trauma Surg 2002;122(5):295–298

9. Inda JI, Blyakher A, O'Malley MJ, Rozbruch SR. Distraction arthroplasty for the ankle using the Ilizarov Frame. Tech Foot Ankle Surg 2003;2(4):249–253

10. Rozbruch SR. Post-traumatic reconstruction of the ankle using the Ilizarov method. J Hosp Spec Surg 2005;1:68–88

11. Shtarker H, Volpin G, Stolero J, Kaushansky A, Samchukov M. Correction of combined angular and rotational deformities by the Ilizarov method. Clin Orthop Relat Res 2002 Sep;(402):184–195

12. Paley D. The correction of complex foot deformities using Ilizarov's distraction osteotomies. Clin Orthop Relat Res 1993 Aug;(293):97–111

13. Pearce MS, Smith MA, Savidge GF. Supramalleolar tibial osteotomy for haemophilic arthropathy of the ankle. J Bone Joint Surg Br 1994;76(6):947–950

14. Benthien RA, Myerson MS. Supramalleolar osteotomy for ankle deformity and arthritis. Foot Ankle Clin 2004;9(3):475–487, viii

15. Stamatis ED, Cooper PS, Myerson MS. Supramalleolar osteotomy for the treatment of distal tibial angular deformities and arthritis of the ankle joint. Foot Ankle Int 2003;24(10):754–764

16. Sen C, Kocaoglu M, Eralp L, Cinar M. Correction of ankle and hindfoot deformities by supramalleolar osteotomy. Foot Ankle Int 2003;24(1):22–28

17. Fraser RK, Menelaus MB. The management of tibial torsion in patients with spina bifida. J Bone Joint Surg Br 1993;75(3):495–497

18. Abraham E, Lubicky JP, Songer MN, Millar EA. Supramalleolar osteotomy for ankle valgus in myelomeningocele. J Pediatr Orthop 1996;16(6): 774–781

19. Selber P, Filho ER, Dallalana R, Pirpiris M, Nattrass GR, Graham HK. Supramalleolar derotation osteotomy of the tibia, with T plate fixation. Technique and results in patients with neuromuscular disease. J Bone Joint Surg Br 2004;86(8):1170–1175

20. Inan M, Ferri-de Baros F, Chan G, Dabney K, Miller F. Correction of rotational deformity of the tibia in cerebral palsy by percutaneous supramalleolar osteotomy. J Bone Joint Surg Br 2005;87(10): 1411–1415

21. Rozbruch SR, Blyakher A, Haas SB, Hotchkiss R. Correction of large bilateral tibia vara with the Ilizarov method. J Knee Surg 2003;16(1):34–37

22. Best A, Daniels TR. Supramalleolar tibial osteotomy secured with the Puddu plate. Orthopedics 2006;

29(6):537–540

23. Mangone PG. Distal tibial osteotomies for the treatment of foot and ankle disorders. Foot Ankle Clin 2001; 6(3):583–597

24. Rozbruch SR, Weitzman AM, Watson JT, Freudigman P, Katz H, V, Ilizarov S. Simultaneous treatment of tibial bone and soft-tissue defects with the Ilizarov method. J Orthop Trauma 2006;20(3):197–205

25. Ilizarov GA. Clinical application of the tension-stress effect for limb lengthening. Clin Orthop Relat Res 1990 Jan;(250):8–26

26. Mendicino RW, Catanzariti AR, Reeves CL. Percutaneous supramalleolar osteotomy for distal tibial (near articular) ankle deformities. J Am Podiatr Med Assoc 2005;95(1):72–84

第 17 章

踇外翻手术：微创踇外翻矫正术

Sandro Giannini，Roberto Bevoni，Francesca Vannini，
Matteo Cadossi

历史回顾

外科矫正踇外翻的目的在于恢复其形态学及功能学意义[1]。历史上，跖骨远端截骨术被用于轻度或中度的畸形，如跖骨间角增大至 15°左右的畸形。用特殊的截骨方法可以矫正跖骨间角大于 20°的畸形。跖骨远端截骨术同样可被用于矫正跖骨远端关节面固有角（DMAA）的畸形，或是为了获取相应的强度[2]。自从 1881 年 Revenrdin[3] 报道了踇外翻矫正的第一例手术，许多作者纷纷报道他们各自的经验：如不同的适应证、手术目的、手术设计及固定方法等[4-12]。许多比较性的研究相继出现，将不同的手术方法从影像学和临床效果的角度进行比较。文献回顾显示所有的手术效果满意率都在 80% 以上[2,13]。1983 年，报道了一种新的经皮踇外翻矫正术，这种技术当时被 Bosh 等[14] 报道，他们先后又在 1982 年报道了 Hohmann 截骨术[4]、Lamprecht 和 Kramer[15] 截骨术。近年来，又相继出现了 Magnan[16] 截骨术。这些作者分别描述了他们的手术经验。这些经皮的手术方法减少了手术的创伤，避免了大的手术切口及软组织剥离。另一方面，他们要求使用特殊的手术器械，如 Lindermann 骨凿、操纵器或脱位器。而且，由于这些经皮矫形手术是在非可视的状态下完成的，因此术中需要采用荧光镜方法。在今天，微创的踇外翻矫正方法对我们来说已经不是一种新技术[17,18]，因为其所用的截骨和固定方法已经被先前的作者报道过了，而我们的技术是将手术的可操作性与现代的诊疗概念相结合来实施踇外翻矫形手术。

我们的技术实际上是一种在跖骨颈水平的线性截骨，这与 Hohmann[4]、Wilson[6] 和 Magerl[9] 所描述的那样，通过一处小的正中皮肤切口，以一枚克氏针来维持跖骨的稳定，这与 Lamprecht、Kramer[15] 和 Bosh 等[14] 报道的一样。这项技术的特性可缩写为 SERI，即简单、有效、迅速、经济。这项技术简单而容易传播，不需要截除骨突及做侧方软组织松解。这种方法十分微创，可以在直视下实施而不需借助放射线。这种技术还十分有效，可以通过选择不同的截骨倾斜角及跖骨头不同的放置部位（侧方、背侧、足底、内侧或者旋转）矫正多种解剖形态的畸形。手术实施时间约 5 分钟，通过足够的训练和操作练习，手术操作时间与其他方法相比较可以节约 12 分钟。最后，这种手术还非常经济，因为不需要特殊的设备，仅用克氏针来固定，手术时间明显缩短，并发症也相应减少。

适应证和禁忌证

SERI 技术用于矫正轻度至中度的可逆性畸形，如果踇外翻角度大于 40°，跖骨间角大于 20°则需慎重。这种手术的实施还取决于跖趾关节的对位情况、跖骨远端关节面固有角的情况，以及是否存在轻度的退行性关节炎。对于复发性的踇外翻畸形也需谨慎。SERI 手术的特殊禁忌证包括：75 岁以上的老年人、跖骨间角超过 20°的重度畸形、伴有跖趾关节

严重退行性关节炎或强直的患者以及跖跗关节或跖趾关节严重失稳的患者。

术前计划

术前计划包括获取患者详细的病史资料，并进行物理及放射学检查。还需考虑患者的疼痛感受、穿鞋的不便之处、对美观的要求。此外，足内侧骨突的严重程度、姆外翻畸形程度、姆趾跖趾关节的活动度及畸形的可矫正性在术前都需要进行详尽的评估。

测试的方法是：一手将跖骨头往侧方推挤，同时另一手将姆趾向内侧推。对跖趾关节和跖跗关节的稳定性进行充分评估。姆趾的旋转畸形，以及足底胼胝位于第一、第二或是第三跖骨头的底部都需纳入考虑范围，对于其他相关足趾的畸形也是如此。

标准的放射学检查包括前后位和前足负重下的侧位像，用来评价关节炎或者关节的

对位；测量姆外翻角、跖骨间角、跖骨远端关节面固有角、跖骨和趾骨列序。因此，术前计划的实施需依照截骨的倾斜角、跖骨头内外侧、跖背侧移位的程度及对跖骨远端关节面固有角的矫正来进行（图 17.1）。

手术技术

术前患足用抑菌皂冲洗消毒。通常用 7.5mg 盐酸罗哌卡盐酸盐一水合物因进行局部麻醉或阻滞麻醉。患者取仰卧位，驱血绷带驱血致踝关节水平，保持足外翻，并将足外侧缘放置于手术床上。通常情况下，这种手术不需要进行软组织松解，因为跖骨头的横向偏移已经使周围软组织变得松弛薄弱。如果跖趾关节出现轻度僵硬，则应该延长姆收肌，迫使姆趾处于内翻位。

在靠近内侧骨突最高点行一长 1cm 的皮肤切口，并通过皮肤、经皮组织向下至骨。

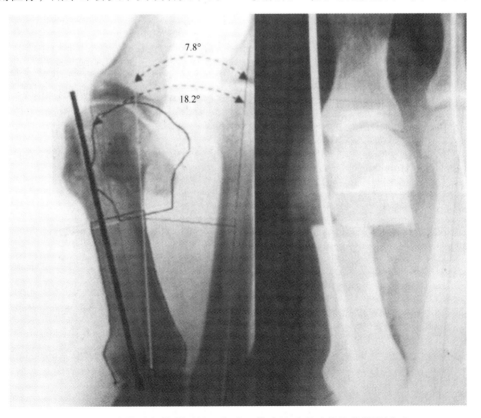

图 17.1　术前进行截骨测量，术后 X 线片显示通过截骨获得了矫正。

分离背侧及跖侧的软组织，然后用两把宽度为 5mm 的拉钩将软组织牵开（图 17.2a）。这样跖骨颈的内侧壁就显露开了，然后用一把带 9.5mm×25mm×0.4mm 锯片的标准摆锯将跖骨彻底截断（图 17.2b），并用一把小的骨凿撬开跖骨头。将一枚直径 2mm 的克氏针插入髓腔，用一把普通钻将克氏针经切口进入

软组织，紧靠跖骨头，沿蹑趾长轴的方向由近端向远端钻出（图 17.2c）。克氏针由蹑趾尖中点、靠近趾甲处出针，从电钻上卸下克氏针（图 17.2d），然后再由远端向近端经截骨线钻入跖骨基底骨组织中（图 17.2e）。用一个带凹槽的小撬拔器调整截骨部位（图 17.3a），依据畸形的病理解剖形态对跖骨头

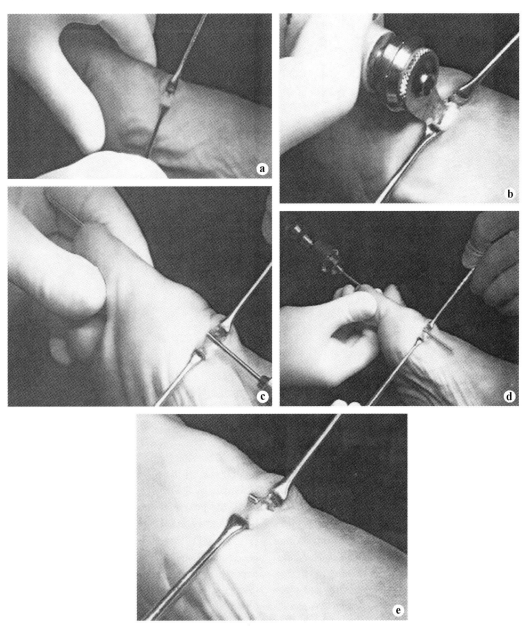

图 17.2 手术技巧：（a）皮肤切口接近 1cm 长，软组织用 5mm 宽拉钩牵开。（b）以标准摆锯对跖骨头进行截骨。（c）沿蹑趾长轴方向经由软组织内由近端向远端钻入 2mm 克氏针。（d）向远端抽出克氏针。（e）将克氏针退到截骨线的近端。

进行矫形（图 17.3b，c）。矫形后骨的稳定性通过插入克氏针来完成，将克氏针经髓腔由远端向近端方向插入，直到抵达跖骨基底（图 17.3d）。使足趾轻度内翻（约内翻10°），并用克氏针维持稳定性。如果截骨近端断端在内侧，可去掉小块楔骨，用3-0 可吸收线缝合皮肤（图 17.3e）。将克氏针的远端折弯，

并切断趾尖（图 17.4）。这种技术可以双侧同时操作，或在同一次外科操作中联合矫正其他的前足或后足畸形。该技术的关键点在于截骨术的几个倾斜角：内外侧方向和跖背侧方向，跖骨头在内外侧、跖背侧各方向上的移动及旋转，以及跖骨头依据跖骨远端关节面固有角产生的内倾角度。如果

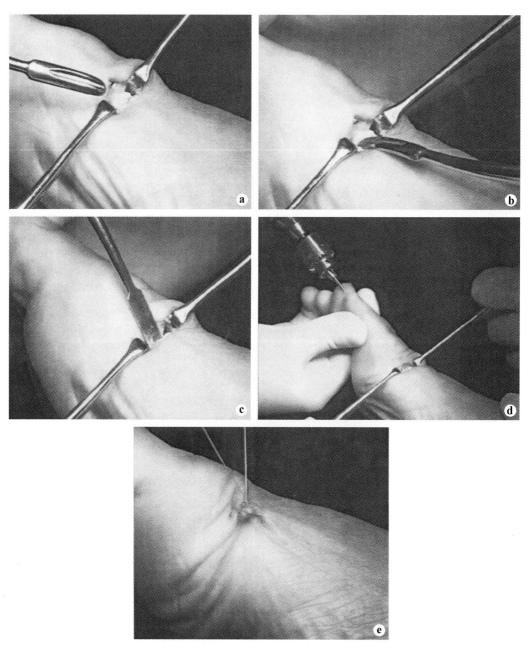

图 17.3 手术技巧：（a）使用常凹槽的小撬拨器。（b，c）撬拨截骨线，必要时移动跖骨头。（d）将克氏针由远端向近端插入骨干内，使截骨端稳定。（e）皮肤切口以 3-0 可吸收线缝合。

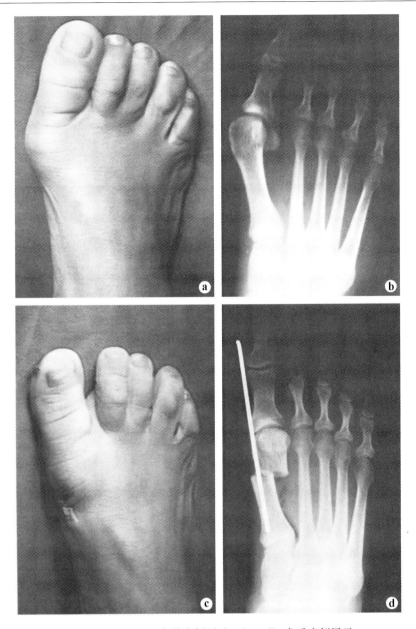

图 17.4 （a，b）术前病例展示。（c，d）术后病例展示。

第一跖骨的长度需要被保留，内外侧的截骨方向需与足的长轴方向垂直（可以第二跖骨的长轴为参照）（图 17.5a）。如果需要缩短跖骨或因为轻度的关节炎要做跖趾关节减压，截骨就需要由远端向近端倾斜约 25°（图 17.5b）。或者在极少见的情况下需要做第一跖骨的延长（比如第一跖骨比第二跖骨短，或跖趾关节囊松弛），截骨术方向需由近端向远端方向倾斜 15°（图 17.5c）。在跖-背方向

上，截骨角度通常需要由远端向近端倾斜 15°，以便限制负重状态下跖骨头的背侧脱位（图 17.6）。跖骨头的侧方移位可通过调整克氏针在内侧突的深度进行矫正。跖骨头跖侧的脱位（图 17.6a）成少见的背侧移位（图 17.6b），可沿着跖骨头长轴的方向（图 17.7），将克氏针的位置调高。如果跖骨需要短缩，可以将跖骨头向跖侧脱位几毫米以达到短缩的效果。

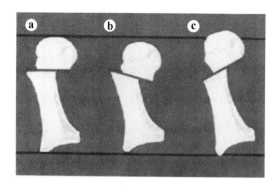

图 17.5　图片显示不同倾斜度的跖骨头截骨方法，以及跖骨头向中外侧移位的适应范围。三种不同的截骨线为：（a）垂直于第二跖骨纵轴线；（b）向近端倾斜型；（c）向远端倾斜型。

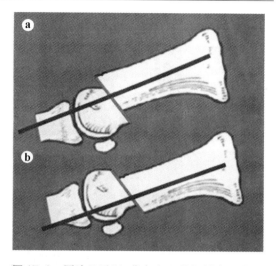

图 17.6　图片显示跖-背方向上的倾斜度（由远向近端倾斜 15°）。（a）为跖骨头向跖侧移位。（b）为跖骨头向背侧移位。不同的克氏针进针点直接关系姆趾的外观。

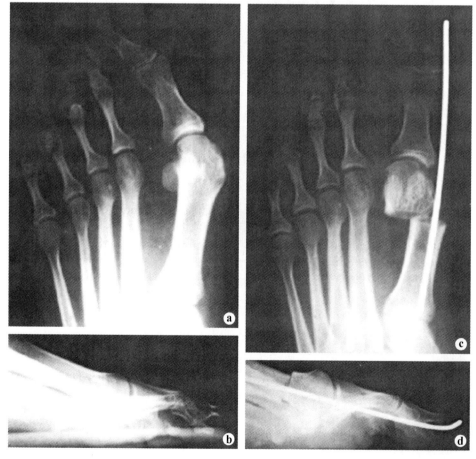

图 17.7　演示病例：（a，b）姆外翻畸形合并第一跖骨过载。（c，d）术后 X 线片显示，手术实现了将跖骨头向背侧和外侧方向的明显移位。

如果第一跖骨存在内旋，可将踇趾置于中立位（图 17.8）。矫正跖骨远端关节面固有角，可将克氏针由内向外带有角度地插入软组织，直到畸形被矫正（图 17.9）。

结果

对 37 例患者进行的 54 例手术进行连续性随访（其中 17 例患者接受了双侧的手术；

病例中包括 34 名女性，3 名男性，年龄范围 10～70 岁（平均 48 岁），平均随访时间为 36 个月（范围，22～52 个月）。临床疗效依据美国足踝矫形外科协会制定的标准进行评定。影像学评估参照了术前与术后的踇外翻角、跖骨间角及跖骨远端关节面固有角。所有患者中，除 4 例（占 7.4%）外都表达了对手术疗效不同程度的满意。术后平均的评分为 81 分：35 例（64.8%）表示疗效显著，

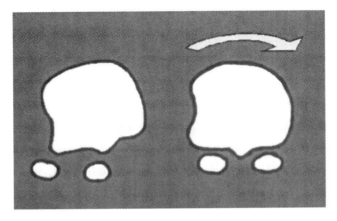

图 17.8　箭头表明如果存在跖骨的内旋畸形可以通过该手术来调整跖骨头的方向。

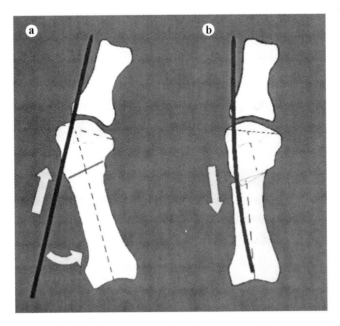

图 17.9　画线部分显示了跖骨远端关节面固有角被矫正。（a）依据正常跖骨远端关节面固有角的方向，由内向外侧倾斜方向将克氏针插入软组织内。（b）将跖骨头向内翻方向调整后，克氏针由远端向近端插入跖骨干。

10 例（18.5%）认为非常好，5 例（9.2%）认为良好，4 例（7.4%）表示疗效差。所有的截骨均愈合，术后 3 个月均证实骨痂生长。所有跖骨均逐步自行矫正（图 17.10），即便是在截骨处存在明显的移位（数毫米的骨接触）也均矫正。依据我们的经验，跖骨截骨处的愈合和矫形能力与截骨平面的部分移位无明显关系，但为了获得更好的骨愈合，建议骨接触面不少于截骨面的 1/3。

并发症

没有严重的并发症，如跖骨头的缺血性坏死或截骨后的骨不连鲜有报道。有 5 例足（占 9.2%）截骨部位术后超过 4 个月，从影像学上达到愈合标准。3 例足（占 5.5%）在克氏针蹬趾端出针点周围出现炎性反应。1 例患者并发了深静脉血栓。所有一般或者不好的结果都有明显的原因，如严重关节炎或矫正不充分的外科手术。4 例足（占 7.4%）并发有第二、三跖骨头的转移性疼痛。

术后管理

术后需用纱布加压包扎，并拍摄前后位及斜位X线片,以确认截骨的位置及畸形矫

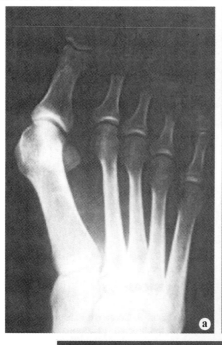
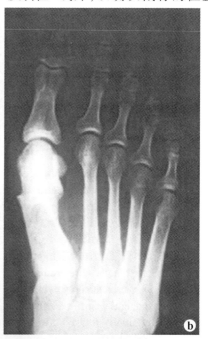
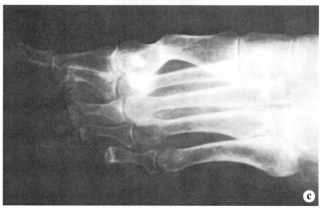

图 17.10 演示病例：（a）蹈外翻畸形前后观。（b，c）术后 36 个月随访 X 线片。畸形矫正有效。

正的情况。术后可以立即穿保护性鞋下地行走，休息时建议抬高患肢。克氏针弯曲状态下的弹性内固定，维持了充分的稳定性，截骨早期愈合良好而且能够允许早期的负重（图 17.11）。1 个月后，拆除缝线及去除外敷料，并拔除克氏针。如果想进行剧烈运动如骑车、游泳，应该由穿正常且舒服的鞋子逐渐过渡到穿以往的鞋子。通常情况下，术后的肿胀不会超过 1 个月。

结论

这种微创的操作技术使外科医生能够在不用去除骨块或开放手术切除的情况下治疗 80% ~ 90% 的蹑外翻患者，仅仅通过对蹑趾的调整就能获得 90% 以上的满意疗效。这种技术简便易行，可在直视无放射状态下实施，经济而无需特殊设备，手术时间短且并发症少。

（苏啸天 蔡迎译 李世民 校）

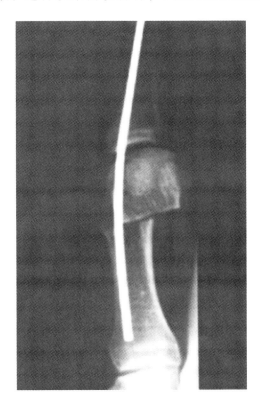

图 17.11 微弯的克氏针提供了可靠的弹性固定，再加上早期的负重，利于截骨部位的早期愈合。

参考文献

1. Giannini S, Ceccarelli F, Mosca M, et al. Algoritmo nel trattamento chirurgico dell'alluce valgo. In: Malerba F, Dragonetti L, Giannini S (eds.), Progressi in medicina e chirurgia del piede, "L'alluce valgo." Bologna: Aulo Gaggi, 1997:155–65
2. Chang JT. Distal metaphyseal osteotomies in hallux abducto valgus surgery. In: Banks AS, Downey MS, Martin DE, et al (eds.), McGlamry's comprehensive textbook of foot and ankle surgery. Philadelphia: Lippincott, 2001:505–27
3. Revenrdin J. De la deviation en dehors du gros orteil (hallux valgus. Vulg. "oignon" "bunions" "ballen") et de son traitment chirurgical. Trans Int Med Congr 1881;2:406–12
4. Hohmann G. Symptomatische oder Physiologische Behandlung des Hallux Valgus? Munch Med Wochenschr 1921;33:1042–5
5. Mitchell CL, Fleming JL, Allen R, et al. Osteotomy bunionectomy for hallux valgus. J Bone Joint Surg Am 1958;40:41–60
6. Wilson JN. Oblique displacement osteotomy for hallux valgus. J Bone Joint Surg Br 1963;45:552–6
7. Austin DW, Leventen EO. A new osteotomy for hallux valgus: a horizontally directed "V" displacement osteotomy of the metatarsal head for hallux valgus and primus varus. Clin Orthop Relat Res 1981 Jun;157:25–30
8. Youngswick FD. Modifications of the Austin bunionectomy for treatment of metatarsus primus elevatus associated with hallux limitus. J Foot Surg 1982;21:114–6
9. Magerl F. Stabile osteotomien zur Behandlung des Hallux valgus und Metatrsale varum. Orthopade 1982;11:170–80
10. Kalish SR, Spector JE. The Kalish osteotomy: a review and retrospective analysis of 265 cases. J Am Podiatr Med Assoc 1994;84:237–49
11. Lair PO, Sirvers SH, Somdhal J. Two Reverdin-Laird osteotomy modifications for correction of hallux abducto valgus. J Am Podiatr Med Assoc 1988;78:403–5
12. Elleby DH, Barry LD, Helfman DN. The long plantar wing distal metaphyseal osteotomy. J Am Podiatr Med Assoc 1992;82:501–6
13. Grace DL. Metatarsal osteotomy: which operation? J Foot Surg 1987;36:46–50
14. Bosh P, Markowski H, Rannicher V. Technik und erste Ergebnisse der subkutanen distalen Metatarsale -I- Osteotomie. Orthopaedische Praxis 1990;26:51–6

15. Lamprecht E, Kramer J. Die Metatarsale -I-Osteotomie nach Behandlung des Hallux valgus. Orhopaedische Praxis 1982;8:636–45

16. Magnan B, Bortolazzi R, Samaila E, Pezze L, Rossi N, Bartolozzi P. Percutaneous distal metatarsal osteotomy for correction of hallux valgus. Surgical technique. J Bone Joint Surg Am 2006;88 Suppl 1 Pt 1:135–48

17. Giannini S. Indications, techniques and results of minimal incision bunion surgery. Presented at the 32nd Annual Meeting of the American Orthopaedic. Foot and Ankle Society February 16, 2002, Dallas, TX, USA

18. Giannini S, Ceccarelli F, Bevoni R, Vannini F. Hallux valgus surgery: the minimally invasive bunion correction (S.E.R.I.) Tech Foot Ankle Surg 2003;2(1): 11–20

第 18 章

跟骨骨折的微创闭合复位内固定

J. Chris Coetzee, Fernando A. Pena

　　跟骨是足部骨折最常累及的部位，跟骨骨折的治疗方法在不同医疗机构和不同医生间的选择大相径庭。早在 1984 年，Yuang-Zhang Ma 等[1]就提出一种对骨折手法复位结合经皮撬拨的方法。2001 年，Omoto 等[2]对跟骨骨折手法复位方法进行了研究并发表了他们的研究结果。然而由于研究中缺乏标准化的预后评价，所以结果难以令人信服。

　　Buckley 等研究发现，在无群体分层的情况下，移位的关节内跟骨骨折通过保守或手术治疗，其功能评分并无差别[3]。这篇文章强调，不是所有跟骨骨折都使用同样的治疗方法，每一位骨科医师对骨折采取治疗的时机和方法都应遵守指南。考虑到这一点，研究中有一亚组采用微创技术对跟骨骨折进行优化治疗。

　　当常规切开复位风险较高而保守治疗预期结果不佳时，可以采取经皮穿针固定作为折中方案，这也是其最初适应证，如图 18.1 和图 18.2 所示。目前上述标准依然适用，但某些特定类型的跟骨骨折或许可以优先选择经皮穿针固定。

适应证

　　以下骨折非常适合微创治疗：两部分舌型骨折（Essex-Lopresti）；两部分骨折伴关节塌陷；累及关节的简单骨折脱位（少于两部分骨折）。

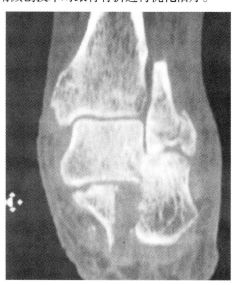

图 18.1　53 岁的建筑工人从房顶上坠落。他每天吸一包烟。注意跟骨的外侧脱位伴关节面的压缩和远端腓骨的撞击。

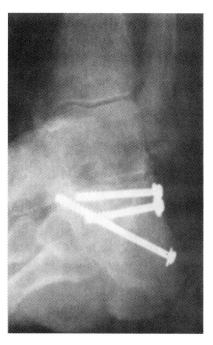

图 18.2　跟骨骨折脱位经皮复位固定术后 1 年。

手术技术

先决条件

• 经皮复位和有限内固定应尽早实施，理想手术窗口期是术后 3 ~ 5 天。如果超过 5 天即使能对骨折进行手法复位，难度也将显著增加。

• 麻醉应提供彻底的肌肉松弛。推荐应用全身麻醉。

• 采用间接复位技术；好的床旁透视非常重要，确保复位全程可见。

为了使跟骨外侧面的暴露更直接、容易，我们让患者侧卧或半侧卧于体位枕上。推荐采用半侧卧位，此种体位方便手术医生对患肢进行内旋和外旋，从而获得标准的正侧位透视图像来评估骨折复位和克氏针的位置。常规消毒皮肤、铺巾。止血带并不常用，实际上，如果手术很快完成则不推荐使用止血带，因为应用止血带可能会对足跟皮肤的血供造成不利的影响。

舌型骨折

钻入 2 ~ 3 枚无螺纹导针，以便拧入 3.5mm 或 4.5mm 的跟骨空心螺钉。1 ~ 2 枚导针钻入后侧（跟骨结节）骨块，一枚钻入距侧骨块后方。此处导针不应穿过骨折线（图 18.3）。随后由内向外通过距侧骨块钻入一枚斯氏针，纵向牵引斯氏针牵开骨折块，再向跟骨结节骨块钻入一枚螺纹导针或"控制杆"。此针应平行于骨折线并深达距下关节的软骨下骨。在牵引斯氏针的同时进行撬拨，可使跟骨结节骨块复位（图 18.4 至图 18.6）。

Saunders 2b 型骨折

在此类骨折中，由内向外贯穿跟骨结节后方的导针至关重要。需通过充分牵引来解决骨折的压缩。接着从外侧向后关节面骨折块的外侧壁钻入两枚导针。当助手纵向牵引

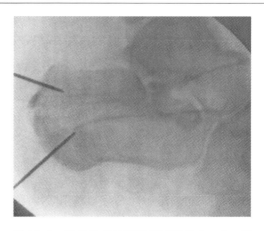

图18.3 跟骨结节处旋转伴压缩的 Saunders II 型骨折，复位克氏针的初始位置。

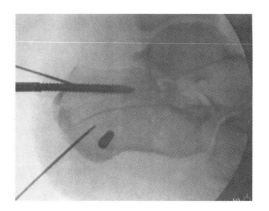

图18.4 通过跟骨的距面从内向外钻入用于牵引的斯氏针。内侧置钉降低损伤胫神经和血管的风险。复位跟骨结节和后关节面的"控制杆"应从跟腱外侧紧贴跟腱钻入，并应位于后关节面和跟骨结节的外侧部。

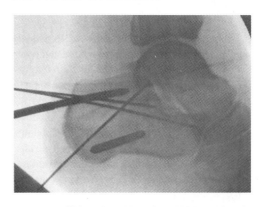

图18.5 横行的斯氏针可矫正骨块的压缩，在持续牵拉斯氏针的同时利用"控制杆"处理骨折，跟骨侧位透视显示后关节面已复位。再用导针钻过骨折线并固定。最后钻孔，拧入螺钉。

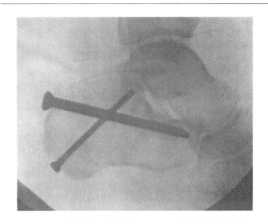

图 18.6　螺钉的最终位置，距下关节复位良好。

斯氏针时，这两枚导针则成为"控制杆"使后关节面外侧壁向稳定的内侧部复位。将骨折块撬离其"跖屈"位也很重要。纵向牵引可通过手法或跟骨夹完成。我个人认为前者更可靠，因为当牵引需要向侧方倾斜时，手法通常可以更方便实现。接着将导针继续钻入距下关节和载距突，拧入短螺纹跟骨加压螺钉（图 18.7a）。

并发症

在我们从 2000 年至今观察的 57 例患者中，围术期并发症包括 3 例腓神经损伤和 1 例切口不愈合。病例中没有出现严重的伤口愈合问题。腓神经由于没有被暴露并加以保护从而增加了损伤的风险。

通过间接复位往往很难达到真正的解剖复位，我们推测这可能是造成长期并发症的主要原因。然而在为期至少两年的随访中，距下关节退行性关节病（DJD）或其他并发症的发生率与切开复位内固定（ORIF）组相比并无明显增加。

讨论

在采用微创技术进行手术时，骨科医生应能真正接受微创治疗，而不是过度看重解剖复位。即便如此，已有文献报道通过微创技术治疗跟骨骨折的临床预后非常满意。然而并无文献对非手术组、传统的切开复位内固定组和经皮复位固定组进行比较。

Forgon[4] 在一项对 265 例跟骨骨折进行的研究中发现，微创治疗优良率为 89.9%，10.2% 的患者疗效欠佳。并发症包括复位丢失（4.1%）、切口愈合问题（3.7%）和微创技术不成功（2%）。

Schildbauer 和 Sangeorzan[5] 提出一种改良的经皮牵引跟骨结节的技术。与距下关节融合时拧入螺钉的方法相同，他们将一枚全螺纹螺钉拧入跟骨结节，并用器械置于距骨后关节面的距侧，当螺钉的行进受到阻挡时，

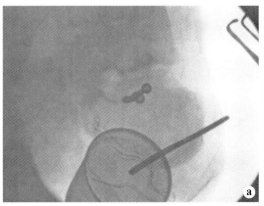
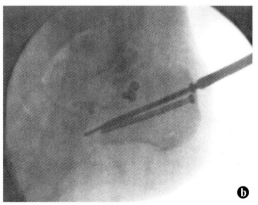

图 18.7　（a）通过牵引针复位后关节面。（b）稳定后关节面后，跟骨结节被跟腱两侧拧入至跟骨前部的螺钉加强固定。

继续旋紧螺钉可以使跟骨结节向后及远端移位，得到充分轴向牵引。这种方法通过微创操作达到对跟骨的充分牵引，而不用对跟骨施加很大力量。

Tornetta[6]对46例跟骨骨折进行了研究，舌型骨折（Sanders 2C）和Sanders 2B型骨折通过经皮穿针内固定（PRIF）治疗。仅有6例骨折（3例2B型和3例2C型）无法成功复位。在平均3.4年的随访中，分别有50%和35%的患者预后为"优"和"良"。没有患者需要接受二次手术。对于应用克氏针引起的早期不适和针道渗出，手术医生在固定时应选择用螺钉进行替代。作者最后强调了与患者术前谈话的重要性，应告知患者如果无法达到满意复位，可能需要改变微创手术计划为切开复位内固定术。

2002年，Gavlik等[7]报道了他们对15例经皮复位内固定治疗跟骨骨折的研究结果。所有骨折均为Sanders 2型。骨折在关节镜辅助下进行复位，达到解剖复位后进行坚强固定。术后未出现任何并发症。在总分为100分的AOFAS评分中，15例患者中有10例术后平均14个月的得分为93.7分。80%的患者在日常工作生活中（ADLs）未主诉特殊不适。所有患者术后均穿普通鞋而未使用矫形器具。Gavlik最突出的建设性意见是对关节镜辅助技术的使用。他们报道透视下无法辨认的后关节面复位不良的发生率为25%。对于这些病例，使用距下关节镜可能会避免后关节面骨块的台阶征。

2004年，Nehme等[8]报道了15例关节镜辅助和透视辅助下跟骨经皮复位内固定的临床结果。研究对象的骨折类型包括垂直型（Sanders 2A）、水平型（Utheza分型）和混合型（Sanders 2B）。术后利用AOFAS预后评分工具评分，伤后20个月的平均得分是94.5分，满分100分。最终的影像学资料中未能发现骨性关节炎表现。术后距下关节活动度可以达到对侧的80%。他们认为该方法的学习曲线较平滑且易于掌握，同时指出在复位欠满意时应更换治疗方案为切开复位内固定术。

2004年，Rammelt等[9]回顾了他们采用经皮复位内固定治疗跟骨骨折的病例。他们有以下几点建议：首先，尽早实施手术以防止骨性连接形成，从而避免为闭合复位带来困难，通常建议不超过14天。其次，他们强调了患者选择和骨折类型的重要性，因为这与临床预后有直接关系。微创治疗的手术适应证是舌型骨折（Sanders 2C）、Sanders 2A和2B型的骨折。目前对骨折类型的判断多取决于手术医生的经验。他们为手术欠熟练的医师们提供了PRIF的替代方法，即固定点分别位于骰骨、距骨和跟骨的三角形外固定架。目的是维持恰当的力线，最主要的是后足诸骨的相对位置，从而增加激励，改善关节生物力学环境。他们不鼓励常规应用穿透距下关节的导针，推荐只有在治疗极度不稳定的骨折类型和（或）有切开复位肌固定绝对禁忌时使用。他们建议对Sanders 2A和2B型骨折进行关节镜辅助复位，但对Sanders 2C型需谨慎使用。关节镜通常沿后方或前外侧出口放置。对于Sanders 2C型骨折，他们更依赖于高分辨率的透视结果。最后他们提出，任何残留的复位不良（超过2mm）都应采用切开复位内固定术，这将会改善患者的预后。

对以上内容进行总结不难看出，对于跟骨骨折，严格挑选的病例采用经皮复位内固定是明智的选择，此方法或许可以减少切开复位内固定的并发症发生率，同时改善非手术治疗的不良预后。

（马信龙 许卫国 朱少文 译 李世民 校）

参考文献

1. Ma YZ, Chen Z, Qu K, et al. Os calcis fracture treated by percutaneous poking reduction and internal fixation. Chin Med J 1984;97:105–110
2. Omoto H Nakamura K. Method for manual reduction of displaced intra-articular fractured of the calcaneus: technique, indications and limitations. Foot Ankle Int 2001;22:874–879
3. Buckley R, Tough S, McCormack R, et al. Operative compared with nonoperative treatment of displaced intra-articular calcaneal fractures: a prospective, randomized, controlled multicenter trial. J Bone Joint Surg Am 2002;84-A:1733–1744
4. Forgon M. Closed reduction and percutaneous osteosynthesis: technique and results in 265 calcaneus fractures. In: Tscherne H, Schatzker J, (eds.) Major fractures of the pilon, the talus and the calcaneus. New York, Springer, 1993, pp. 207–213
5. Schildhauer TA, Sangeorzan BJ. Push screw for indirect reduction of severe joint depression-type calcaneal fractures. J Orthop Trauma 2002;16:422–424
6. Tornetta P. Percutaneous treatment of calcaneal fractures. Clin Orthop Relat Res 2000;375:91–96
7. Gavlik JM, Rammelt S Zwipp H. Percutaneous, arthroscopically-assisted osteosynthesis of calcaneus fractures. Arch Orthop Trauma Surg 2002;122:424–428
8. Nehme A, Chaminade B, Chiron P, et al. [Percutaneous fluoroscopic and arthroscopic controlled screw fixation of posterior facet fractures of the calcaneus]. Rev Chir Orthop Reparatr Appar Mot 2004;90:256–264
9. Rammelt S, Amlang M, Barthel Z. Minimally-invasive treatment of calcaneal fractures. Injury 2004;35:S-B55–S-B63

第 *19* 章　跟骨骨折的微创切开复位术

Juha Jaakkola，James B. Carr

跟骨骨折内固定术可使用多种入路、方法及内固定物。至于哪种内固定入路或方法最好，医学界一直没有定论。在许多病例中我们能够发现，跟骨骨折患者的最终愈后情况并不那么令人满意。有些学者质疑手术干预的必要性，他们认为手术本身的风险不应该超过手术给患者带来的益处[1]。如果有一种方法能够既降低手术风险，又较非手术治疗有很大优势，那么这种方法无疑是很具有临床前景的。

跟骨骨折的手术入路包括：外侧入路（Kocher 入路[2-5]或外侧延长入路[6-12]）、内侧入路[13-16]和内外侧联合入路[17-19]。由于外侧延长入路具有跟骨暴露佳、腓侧肌腱炎发生率低以及保护腓肠神经的特点，所以外侧延长入路成为当前跟骨骨折的主流术式[7,20]。但是，随着该术式的广泛应用，其较高的软组织并发症（包括较高的截肢率）引起了医学界的关注[6,8,21]。

在本章中，我们将探讨如何应用微创技术经内外侧入路治疗跟骨骨折。这一入路虽然限制了解剖范围，但却有效地保全了组织的正常生理结构。由于暴露的切口很小，所以手术医生需要对骨折的解剖结构具备良好的认知。本章还会提及跟骨骨折的病理解剖学及其与骨折复位的关系。文中所使用的内植物为辛迪斯公司（AO）生产的迷你接骨板和螺钉，该内植物能够降低软组织张力，减少肿块。

文献回顾

外侧入路最先于 1948 年由 Ivar Palmer 所报道[5]，他当时描述的是一个位于外踝下的 6cm 弧形切口。与外侧延长入路不同的是，该入路不需要掀起大的软组织瓣。该复位方法首先用钢针将跟骨结节向下牵引，然后通过外侧切口对骨折块进行撬拨。但是，他当时并没有使用内固定，而是使用了一块髂骨块来维持骨折面后部的稳定。据他当时的报道，共有 23 例患者接受了该方法的手术，全部取得了良好的疗效，并于术后 4~8 个月返回工作岗位[5]。

后来的学者们报道了应用此入路配合内固定术的病例，其术后疗效也各不相同[2-4,22,23]。其中最大宗的病例是由 Letrounel[4] 和 Bézes 等[2] 报道的。Letrounel[4] 报道了 99 例患者的情况，其中有 56% 的患者效果良好，在 2 年多的随访中没有出现阵发性疼痛。Bézes 等[2] 报道了 257 例患者的情况，其中 85% 的患者效果良好。平均随访 3 年，其感染率仅为 2.7%。

McReynolds[16] 在 1958 年首次报道了内侧入路切开复位内固定术治疗跟骨骨折的方法。虽然他的这种入路被一些学者所接纳[17-19]，但是后来 Burdeaux 则带来了更具临床实践经验的报道[13-15]。Burdeaux 主张使用内侧入路是因为其能够解决跟骨载距突或是内上侧突的问题。在他看来，跟骨内上侧突是跟骨骨折复位的关键点，一旦跟骨的内侧壁完成复位，那么整个跟骨的长度和高度便会自动复原，其他的骨折块也会复位至载距突骨折块[15]。其复位方法是将跟骨结节骨折块向后、向下及向内侧牵至载距突骨折块[15]。一旦复位完成，骨与骨之间的咬合作用以及软组织的张力即能够保持骨折的稳定性。Burdeaux 是使用 U 形钉[15]或斯氏针[13]来固定跟骨内侧壁的。

在复位外侧骨折块的时候，Burdeaux 推荐将撬拨针穿过内侧骨折线直接作用于跟骨外侧面[14,15]。如果外侧骨折块没能成功复位，那么就在腓骨肌腱上方加开外侧切口。较跟骨的舌型骨折来说，该入路在关节面塌陷型骨折中更为常见[13,15]。外侧入路的其他适应证还包括：伤后超过 2~3 周的骨折、严重的粉碎性骨折、骨折半脱位以及跟骰关节骨折脱位[14]。

在 Burdeaux 报道的 61 例跟骨骨折患者中，77% 的患者使用了单纯内侧切口复位，其中 14 例患者（23%）需要加开外侧切口[13]。在平均 4.4 年的随访期内，75% 的患者愈后良好。McReynolds 也有相似的报道：在 51 例患者中，64% 的患者愈后良好，28% 的患者愈后一般，18% 的患者愈后稍差[16]。McReynolds 使用双手挤压足跟的方法治疗骨折的侧方移位，所有的患者均只采用内侧入路[16]。

Romash[24] 同样报道了一组基于 McReynolds 和 Burdeaux 方法的病例。他同样是先使用内侧入路，当发现跟骨内侧突固定后，后方关节面不能复位时，加开外侧切口。在他报道的 20 例跟骨关节内骨折移位中，有 8 例（40%）使用内侧切口，12 例（60%）需要联合切口[24]。Romash 对全部患者进行了为期 6 个月的观察，他发现距下关节活动范围至少能保留到对侧的 60%。在长达 2 年多的随访后，有 70% 的患者能够恢复到伤前的活动水平[24]。

尽管同前人报道的方法相近，但是 Stephenson 仍然通过使用与 Palmer[19] 相似的切口首先从外侧入路进入骨折块。如果后关节面、外侧壁以及粗隆骨折块复位后内侧壁依然对位不良，那么就需要加开内侧切口。在 Stephenson 观察的 22 例应用此方法治疗的患者中，平均有 86% 的患者 Bohler 角恢复良好；有 7 例患者需要加开内侧切口[19]。距下关节平均活动度为正常值的 75%。22 例患者中，77% 获得良好疗效，4% 的患者疗效尚可。

Johnson 和 Gebhardt 同样支持上述观点，当单一入路不能很好复位的时候，应用联合入路很有必要[21]。他们报道了 9 例应用内侧入路及联合外侧延长入路的患者。骨折经内侧入路，使用 U 形钉固定内侧壁。然后使用外侧延长入路复位后关节面及外侧壁。他们认为内侧固定能够提供足够的稳定性，外侧固定只需要多枚拉力螺钉或有限接触钢板固定即可（3.5mm、2.7mm、2.0mm）。通过该方法，他们使复位后的 Bohler 角和 Gissane 角仅比健侧小 1°，6 例患者愈后良好，3 例患者疗效尚可。

Carr 和 Scherl 在 1998 年 OTA 年会上报道了 38 例应用联合入路的病例，皆取得了良好的疗效[17]。他们提出的先暴露和复位所有大骨折块然后再固定的理论奠定了该技术的基础。

固定

跟骨骨折的内固定是由 2.7mm、3.5mm 或 6.5mm 螺钉[18,19,25-28]、U 形钉[19]、克氏针和斯氏针[14,22,25]、小接骨板[2,3,7,9,10,29]、迷你接骨板[12,18]以及特殊接骨板[4,10,11,30,31]的各种组合所构成的。微型内植物的支持者认为，更小内植物能够减少组织坏死及腓骨肌腱的激惹，同时也能更易于修整和替换[12,18,29]。Sanders 等报道 120 例跟骨关节内骨折脱位的患者接受了 3.5mm 螺钉及 AO 的 H 形钢板内固定，在发生腓侧肌腱炎的患者中有 18% 的概率需要移除内植物[9]。与之相比，Tornetta 报道在使用迷你接骨板和螺钉的患者中仅有 2 例患者（6%）发生了腓侧肌腱炎，且不需要移除内植物[12]。在 35 例患者中，91% 的患者解剖复位，没有发生内固定失效或是松动的情况。

除了临床研究之外，生物力学实验也证

实了微型内植物可提供足够内固定强度。Carr 等在尸体跟骨骨折模型上比较了 1/3 扁状管形板与 3.5mm 重建板的生物力学强度[29]，他们发现二者在循环载荷或是最大破坏载荷方面没有统计学差异。他们猜测，这可能是由于骨折解剖复位使骨与骨之间良好的接触所引起的。

关节镜

关节镜过去一直被用来评估各种不同骨折的复位情况。有学者发现关节镜在联合治疗桡骨远端骨折[32,33]、胫骨平台骨折[34]以及踝关节骨折[35]方面能够发挥一定的作用。同时也有关节镜评估跟骨骨折复位情况的报道[27,36]。Rammelt 等报道了 59 例跟骨关节内骨折移位的病例，其在术中应用关节镜来评估骨折的复位情况[27]。切开复位使用的是外侧延长入路，并用克氏针进行临时固定。在行内固定之前，他们先使用关节镜评估了后侧关节面的复位情况。通过关节镜，他们发现有 13 例患者（22%）存在 1 ~ 2mm 的出入，于是在正式固定前再次复位。Rammelt 等还应用关节镜对 28 例 1 年后移除内固定的患者进行了距下关节的评估[27]。他们发现有 23.7% 的患者存在 2mm 或更多移位，这可能会对关节造成损伤。他们最后总结到：跟骨后关节面的复位情况与关节功能息息相关，关节镜检查优于术中透视。

病理解剖学

当使用微创技术时，手术医生对跟骨解剖的认识以及对骨折病理解剖的理解是十分重要的。由于切口有限，并且骨折的复位是非直接的，所以对骨折的解剖及影像学特点的研究就发挥了举足轻重的作用。

跟骨关节面的解剖结构包括四个关节面：分别为后部、中部、前部及骰骨面。三个关节面覆盖了跟骨的上表面（分别为后部、中部、前部关节面），三个关节面相互之间各成不同角度。在中关节面和前关节面之间走行着由跟距韧带和颈韧带组成的韧带复合体[37,38]。与距骨相比，跟骨的中心较距骨中心轻度外偏。

关于跟骨骨折的损伤机制，已经有较多报道[5,15,39,40]。当距下关节受到撞击时，关节所受的剪切力就会使距骨发生骨折，形成内侧和外侧两个骨折块。当足在外翻位受伤时，这种纵向或是矢状位的劈裂就会偏向外侧；当在内翻位受伤时，劈裂就会偏向内侧[40]。主要的骨折线沿跟骨的长轴走行，常累及骰骨和前关节面。如果纵行的骨折线向后走行累及跟骨结节后缘，那么就形成了由 Essex-Lopresti 所发现的舌型骨折。如果没有累及跟骨结节，即为关节面塌陷型骨折[14,40]。跟骨骨折还会出现多条纵行的骨折线的情况，这可归为 Sanders 分型中的 3 型和 4 型[20]。内侧（或是内上侧）骨折块由于有附着在距骨上的距跟韧带存在，所以会发生向下和向内侧移位，而跟骨结节骨折块则会向前和向外侧移位[14]。距骨会连同内上侧骨折块向上方回弹，使外侧骨折块嵌入跟骨体中，从而造成关节内骨折移位。跟骨骨折的次要骨折线一般是由距骨突造成的，其骨折线沿冠状面走行，将跟骨分为前后两个骨折块。该型骨折线可向外侧延伸，形成一个倒 Y 形骨折并造成跟骨外侧壁的向外移位[40]。此外，该骨折线还能够将内上方骨折块一分为二，最终使跟骨出现变宽、短缩以及关节面不平。

由上述机制所形成的骨折块包括：内上侧骨折块、前外侧骨折块、后关节面骨折块以及跟骨结节骨折块（图 19.1）。内上侧骨折块附着于距骨上，前外侧骨折块易于发生移位，后关节面骨折块容易碎成两三块或多块，而跟骨结节骨折块则易发生内翻或外翻，卡在内上侧骨折块与后关节面骨折块之间。在复位跟骨时，恢复跟骨结节骨折块的原始长度是最关键的一步。

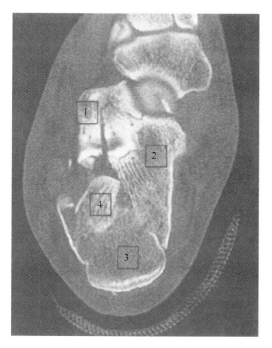

图 19.1　CT 显示了跟骨关节内移位骨折的四个大骨折块。（1）前外侧骨折块；（2）内上侧骨折块；（3）跟骨结节骨折块；（4）后关节面骨折块。

手术技术

术前计划

患者的术前评估需要充分了解既往史以及体格检查情况。尽管小切口技术降低了伤口发生并发症的概率，但是我们在术前仍然要将术区的皮肤和血管情况处理好。患有严重外周血管疾病以及心血管风险的患者不建议进行手术。体格检查的时候必须要评估相关损伤的风险、骨筋膜室综合征是否存在以及皮肤情况。有报道称约有 25% 的病例会出现手术的相关损伤[1]，这些患者只好选择中止手术或改为其他术式。术区的皮肤应确保无水泡，含血的水泡会增加伤口感染的概率[41]。如果骨折后出现的水泡非常大或覆盖了手术入路的区域，那么手术只能延期至皮肤情况复原。

X 线片也是术前评估的一部分。X 线片应包括足的轴状位片（Harris 位）、跖背伸位片、足的侧位和斜位片。此外，当采用开放小切口技术时，对患足进行 CT 扫描是十分必要的。CT 不仅能够为手术医生提供骨折病理解剖的详细信息，还能够对骨折复位提供很大的帮助。

手术时机

手术应当在患者伤后第一周内进行，或是患者的足部情况以及全身条件允许的情况下进行。如果在伤后的 2 ~ 3 周内不能及时进行手术，那么就要考虑外侧延长入路或是保守治疗了。一般术前准备以及完善影像资料的时间为 3 ~ 5 天。

手术过程

手术应在全身麻醉下进行，患者取俯卧位，髋下垫枕。大腿上止血带，于开皮前进行止血。手术器具包括 1.9mm 关节镜、C 形臂、斯氏针和牵引弓、AO 生产的迷你接骨板（配加长螺钉）、15 号 U 形钉、Jocher 剥离器、顶棒以及骨钻等。

经典的手术入路是外侧入路，但是内侧入路也可以。除去手术入路的选择，跟骨骨折复位的顺序可遵循图 19.2 所示。术者需首先考虑复位内上侧骨折块，因为当其复位后，就能够恢复跟骨正常的长宽高。有时，内上侧骨折块可能在术前就已经相对复位完成了，或者在跟骨牵引以及用 Jocher 剥离器复位外侧壁的时候，内上侧骨折块也完成了复位。如果出现这种情况的话，那么就不需再另开内侧切口了。

外侧切口一般长 4 ~ 5cm，距外踝远端 1cm 处，与第四跖骨基底平齐（图 19.3）。使用锐或钝的剪刀进一步分离组织。此处一定要小心，注意观察腓骨肌腱的位置。因为在跟骨骨折后，其位置容易向近侧和外侧移位。找到腓骨肌腱并将其牵向跖侧。使用 Cobb 剥离器将腓骨肌腱的腱鞘和软组织与跟骨的外侧壁剥离。内侧组织使用 15 号手术刀片从跟腓韧带与跟骨的附着点进行分离，从而确定跟骨后关节面。使用薄的带螺纹的斯氏针在跟骨结节后面由内侧钻至外侧，接上牵引弓后对其进行牵引，这样就能够看到跟骨后关节面了。

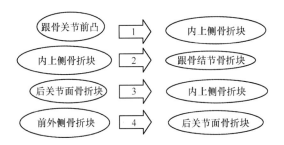

图 19.2　跟骨关节内骨折移位的复位顺序。

通常我们使用内侧入路来复位内上侧骨折块，切口为纵切口，距离足跟后端 2 ~ 3cm，起自足底边缘及背侧皮肤（图 19.3）。钝性分离软组织至骨面，注意跟骨内侧感觉神经的分支就位于屈肌支持带的下方，术中应予以保护。使用钝性的剥离器或止血钳从远侧至近侧分离跟骨结节内侧骨折块以及内上侧骨折块的软组织。此处大的神经血管束就位于切口前方的软组织皮瓣中，应使用小拉钩予以保护。沿着跟骨内上侧突放置 4 孔或 5 孔的 2.7mm 迷你接骨板，此钢板起到一个抗滑钢板的作用。如果内上侧骨折块在牵引和手法复位后仍不能达到满意位置，那就需要考虑是不是由于前跟骨突骨折块的阻挡造成的。该型骨折在术前能够通过CT发现，

所以术中可以在外侧通过杠杆作用来进行骨折复位[42]。一旦复位成功，就可以使用克氏针从跟骨前结节处穿入内上侧骨折块进行临时固定。这应该是术中确立解剖关系的第一步。

当跟骨内侧壁复位完成并进行固定后，后关节面骨折块就可以通过将外侧骨折块向内上侧骨折块撬拨的方法进行复位。将剥离器放置在骨折块下方，向上撬起就能够实现复位。仔细地使用顶棒能够辅助骨折复位。尽管做到闭合复位并不难，但要想实现精确复位就不那么容易了。关节镜能很好地显示关节面前部的情况，而 C 形臂则能很好地了解关节面后部的情况。在克氏针临时固定之后，应使用关节镜和术中透视来评估复位情况。使用 2.0mm 或 2.7mm 的螺钉朝向载距突的方向进行软骨下固定。前外侧骨折块朝内侧、跖侧固定。使用 2.0mm 或 2.7mm 的迷你接骨板固定前外侧骨折块，并且还可以穿过外侧壁骨折块直达跟骨结节骨折块（图 19.4）。

在完成复位和内固定后，用可吸收线缝合皮下组织，尼龙线缝合皮肤。患足需使用石膏保护 2 周。2 周后拍片并评估伤口情况，之后佩戴非负重支具一个月。6 周后随访，鼓励患足小范围轻度活动，非负重行走。10 周后再次随访，如果影像学情况稳定的话，可以开始从部分负重逐渐过渡到完全负重。12 ~ 14 周时可以逐渐增加运动量。

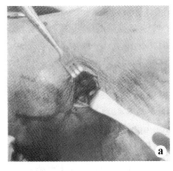
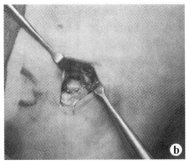
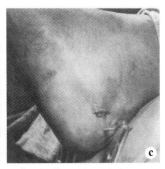

图 19.3　（a，b）图像显示典型的外侧切口和（c）内侧切口。（b）典型的外侧接骨板以及关节下螺钉的位置。

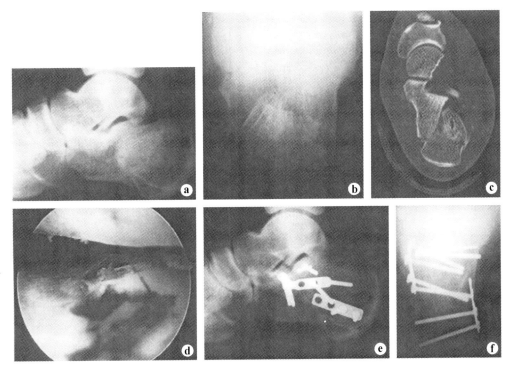

图 19.4　内外侧联合入路治疗跟骨塌陷型骨折（Sanders 2 型）的临床病例。（a，b）术前影像学检查和（c）CT检查显示 Bohler 角变小，关节面不平。（d）术后关节镜和（e，f）影像学显示关节面已修复平整，Bohler 角复原。

结论

对于跟骨关节内骨折脱位来说，使用内外侧联合入路配合小切口、迷你接骨板和螺钉的技术能够治疗大部分这样的骨折。由于使用了更小的内植物，该技术能够降低发生软组织并发症以及肌腱炎的概率，并可改善患肢的活动范围（图 19.5）。然而，有限暴露的技术同样需要术者对骨折的病理解剖学以及复位方法有充分的认识。有经验的医生应该能够很快掌握这项技术，特别是之前有治疗跟骨骨折经验的医生，他们可以先在不复杂的病例上入手，然后逐步掌握该技术。

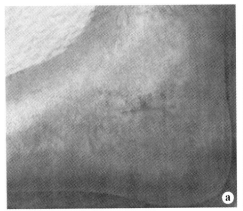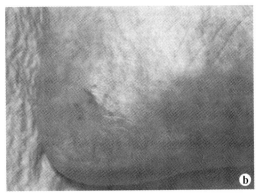

图 19.5　同一患者术后 6 个月的临床照片：（a）外侧切口；（b）内侧切口；（c，d）双足的活动度。（待续）

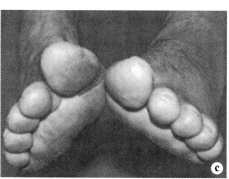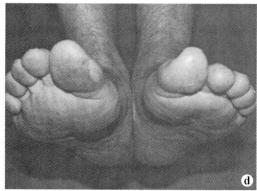

图 19. 5（续）

（马信龙 许卫国 韩 超 译　李世民 校）

参考文献

1. Buckley R, Tough S, McCormack R, Pate G, Leighton R, Petrie D, Galpin R. Operative compared with non-operative treatment of displaced intra-articular calcaneal fractures. A prospective, randomized, controlled multicenter trial. J Bone Joint Surg Am 2002;84(A):1733–1744
2. Bézes H, Massart PL, Delvaux D, Fourquet J, Tazi F. The operative treatment of intraarticular calcaneal fractures. Indications, technique and results in 257 cases. Clin Orthop Relat Res 1993;290:55–59
3. Gupta A, Ghalambor N, Nihal A, Trepman E. The modified Palmer lateral approach for calcaneal fractures: wound healing and postoperative computed topographic evaluation of fracture reduction. Foot Ankle Int 2003;24:744–753
4. Letrounel E. Open treatment of acute calcaneal fractures. Clin Orthop Relat Res 1993;290:60–67
5. Palmer I. The mechanism and treatment of fractures of the calcaneus: open reduction with the use of cancellous grafts. J Bone Joint Surg 1948;30(A):2–8
6. Abidi N, Dhawan S, Gruen G, Vogt M, Conti S. Wound-healing risk factors after open reduction and internal fixation of calcaneal fractures. Foot Ankle Int 1998;19:856–861
7. Benirschke S, Sangeorzan B. Extensive intraarticular fractures of the foot: surgical management of calcaneal fractures. Clin Orthop Relat Res 1993;290:128–134
8. Folk J, Starr A, Early J. Early wound complications of operative treatment of calcaneus fractures: analysis of 190 fractures. J Orthop Trauma 1999;13:369–372
9. Sanders R, Fortin P, DiPasquale T, Walling A. Operative treatment in 120 displaced intraarticular calcaneal fractures: results using a prognostic computed tomography scan classification. Clin Orthop Relat Res 1993;290:87–95
10. Thordarson D, Krieger L. Operative vs. nonoperative treatment of intra-articular fractures of the calcaneus: a prospective randomized trial. Foot Ankle Int 1996;17:2–9
11. Thordarson D, Latteier M. Open reduction and internal fixation of calcaneal fractures with a low profile titanium calcaneal perimeter plate. Foot Ankle Int 2003;24:217–221
12. Tornetta P. Open reduction and internal fixation of the calcaneus using minifragment plates. J Orthop Trauma 1996;10:63–67
13. Burdeaux B. Fractures of the calcaneus: open reduction and internal fixation from the medial side a 21-year prospective study. Foot Ankle Int 1997;18:685–692
14. Burdeaux B. The medial approach for calcaneal fractures. Clin Orthop Relat Res 1993;290:97–107
15. Burdeaux B. Reduction of calcaneal fractures by the McReynolds medial approach technique and its experimental basis. Clin Orthop Relat Res 1983;177:87–103
16. McReynolds I. The case for operative treatment of fractures of the os calcis. In: Leach RE, Hoaglund FT, Riseborough EJ (eds.) Controversies in Orthopaedic Surgery. Philadelphia, WB Saunders, 1982, pp. 232–254
17. Carr J, Scherl J. Small incision approach for intraarticular calcaneal fractures. Presented at Orthopaedic Trauma Association Annual Meeting; 1998; Toronto, ON, Canada
18. Johnson E, Gebhardt J. Surgical management of calcaneal fractures using bilateral incisions and minimal internal fixation. Clin Orthop Relat Res 1993;290:117–124
19. Stephenson J. Surgical treatment of displaced intraarticular fractures of the calcaneus: a combined lateral and medial approach. Clin Orthop Relat Res 1993;290:68–75
20. Sanders R. Displaced intra-articular fractures of the calcaneus. J Bone Joint Surg 2000;82(A):225–250

21. Koski A, Koukkanen H, Tukiainen E. Postoperative wound complications after internal fixation of closed calcaneal fractures: a retrospective analysis of 126 consecutive patients with 148 fractures. Scand J Surg 2005;94:243–245

22. Ebraheim N, Elgafy H, Sabry F, Freih M, Abou-Chakra I. Sinus tarsi approach with trans-articular fixation for displaced intra-articular fractures of the calcaneus. Foot Ankle Int 2000;21:105–113

23. Wiley W, Norberg J, Klonk C, Alexander I. "Smile" incision: an approach for open reduction and internal fixation of calcaneal fractures. Foot Ankle Int 2005;26:590–592

24. Romash M. Calcaneal fractures: three-dimensional treatment. Foot Ankle Int 1988;8:180–197

25. Fernandez D, Koella C. Combined percutaneous and "minimal" internal fixation for displaced articular fractures of the calcaneus. Clin Orthop Relat Res 1993;290:108–116

26. Levine D, Helfet D. An introduction of the minimally invasive osteosynthesis of intra-articular calcaneal fractures. Injury 2001;32:S-A51–S-A54

27. Rammelt S, Gavlik J, Barthel S, Zwipp H. The value of subtalar arthroscopy in the management of intra-articular calcaneus fractures. Foot Ankle Int 2002; 23:906–916

28. Tornetta P. Percutaneous treatment of calcaneal fractures. Clin Orthop Relat Res 2000;375:91–96

29. Carr J, Tigges R, Wayne J, Earll M. Internal fixation of experimental calcaneal fractures: a biomechanical analysis of two fixation methods. J Orthop Trauma 1997;11:425–429

30. Raymakers J, Dekkers G, Brink P. Results after operative treatment of intra-articular calcaneal fractures with a minimum follow-up of 2 years. Injury 1998;29:593–599

31. Zwipp H, Tscherne H, Therman H, Weber T. Osteosynthesis of displance intraarticular fractures of the calcaneus. Results in 123 cases. Clin Orthop Relat Res 1993;290:76–86

32. Edwards C2nd, Haraszti C, McGillivary G, Gutow A. Intraarticular distal radius fractures: arthroscopic assessment of assessment of radiographically assisted reduction. J Hand Surg (Am) 2001;26: 1036–1041

33. Geissler W. Intra-articular distal radius fractures: the role of arthroscopy? Hand Clin. 2005;21:407–416

34. Lubowitz J, Elson W, Guttmann D. Part I: arthroscopic management of tibial plateau fractures. Arthroscopy 2004;20:1063–1070

35. Ono A, Nishikawa S, Nagao A, Irie T, Sasaki M, Kouno T. Arthroscopically assisted treatment of ankle fractures: arthroscopic findings and surgical outcomes. Arthroscopy 2004;20:627–631

36. Rammelt S, Amlang M, Barthel S, Zwipp H. Minimally-invasive treatment of calcaneal fractures. Injury 2004;35:S-B55–63

37. Hall R, Shereff M. Anatomy of the calcaneus. Clin Orthop Relat Res 1993;290:27–35

38. Sarrafian S. Biomechanics of the subtalar joint complex. Clin Orthop Relat Res. 1993;290:17–26

39. Carr J. Mechanism and pathoanatomy of the intraarticular calcaneal fracture. Clin Orthop Relat Res 1993;290:36–40

40. Carr J, Hamilton J, Bear L. Experimental intra-articular calcaneal fractures: anatomic basis for a new classification. Foot Ankle Int 1989;10:81–87

41. Giordano C, Koval K, Zuckerman J, Desai P. Fracture blisters. Clin Orthop Relat Res 1994;307:214–221

42. Carr J. Surgical treatment of intra-articular calcaneal fractures. A review of small incision approaches. J Orthop Trauma 2005;19:109–117

第 20 章

内外双侧小切口切开复位内固定治疗跟骨骨折

Michael M. Romash

近年来跟骨骨折的治疗方法在不断发展。在过去的 25 年里，大量关于损伤机制的资讯、新的骨折类型分类以及治疗方法不断被发现、证实和创立。这些进步确立了适用于这些骨折的切开复位内固定（ORIF）的治疗原则。由这些原则确立的治疗技术还在不断地发展和改变。从比较大的切口暴露能进行的操作，比较小的切口也能完成，而且组织损伤比较小，也不会减少手术的最终效果。跟骨骨折双切口入路就是一个不断变化的例证。

损伤机制

跟骨在轴向上突然受到一个压力负载会造成跟骨骨折[1-5]。跟骨结节位于小腿长轴的外侧。当造成骨折的应力施加于跟骨结节时，跟骨内会产生一个剪切应力。该应力平面的方向是由外上方直接斜向内下，前外侧斜向后内侧形成骨折线（图 20.1）。跟骨骨折沿着这个平面产生了原发的骨折线。跟骨结节向外侧近端移位，并且形成某种程度的内翻成角。（当和一位跟骨骨折患者聊起他的病情时，他曾经这样描述：就像构造板块一样向外漂移。）当发生上述情况时，后侧面的骨折块向外撞击距骨，这种冲力驱动跟骨的后部分撞击跟骨。当它向前下撞击时，会形成一个向前旋转的力。如果这部分骨折块局限于后距下关节，则属于关节下的压缩骨折。如果骨块通过跟骨结节继续回弹或退出，那么就形成舌状骨折。距骨前部分在跟骨的 Gissane 角继

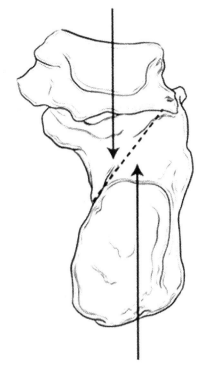

图 20.1 轴向的应力导致内部剪切应力延伸至骨折线平面。

续施加压力，就会造成跟骨前部另一处骨折（图 20.2）。

这些骨折形成四个大骨折块，即支撑骨折块、跟骨结节骨折块、后外侧骨折块以及前部骨折块。这些大的骨折块可能进一步形成一些小骨折块。后部小骨折块数量的多少与手术成功与否有关。

支撑骨折块称之为恒定骨折块，处于相对距骨恒定的解剖位置。在复位过程中，所有的骨折块都向支撑骨折块聚集。

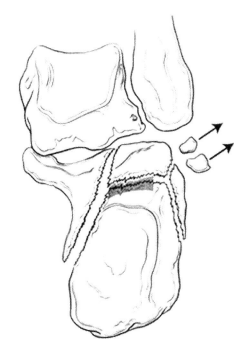

图 20.2　在足跟后侧的合力引起的继发性骨折。

然后便可以复位跟骨前突的前关节面（图 20.3）。

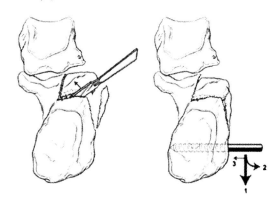

图 20.3　跟骨结节向支柱复位。后外侧骨折块向跟骨结节复位。

复位原则

需将上述的骨折移位和丢失的成角进行恢复。后足复合体的活动取决于跟骨后关节面的平整度以及对应适当形状跟骨的长度和高度与距骨、跟骨和骰骨三者之间的三维结构（3D）关系。Car[2] 曾描述过跟骨内侧柱和外侧柱的概念。手术治疗一定要恢复这两个侧柱的解剖结构。

首先必须消除骨折块结构相互挤压，然后将跟骨结节复位到支撑柱，重建跟骨内侧壁。通过重建内侧柱，确立跟骨的高度。这样就可以抬高后外侧骨折块，矫正其旋转，并将其固定到支撑骨折块上。在完成上述复位后，就可以在其解剖位置形成外侧壁。

在对跟骨后部骨折块进行旋转矫正的过程中，跟骨的前部区域为前外侧骨折块复位到残余结构上提供了明显的解剖标志，有利于重新确定跟骨外侧柱的长度。

术前评估

手术前一定要了解患者的病史情况，尤其是有关的吸烟史以及糖尿病、神经疾病、血管疾病的病史。这些问题不仅会影响我们对治疗决策的选择，而且还是外科手术的相对禁忌证，但是也不能由此而排除外科手术的干预。

要认真研讨常规的体格检查以及相应的参数，同时对足部的血管情况以及神经学状态进行评估。对于可能出现的隔室综合征要慎重考虑。特别要注意查找在骨突部分出现的皮肤张力以及骨折部的水泡[6,7]。存在舌型骨折或者骨尖刺的患者，如果其后部骨突皮肤出现张力标志，提示对其下部区域的支撑骨折块进行治疗时可能存在皮肤坏死的风险。如果存在这种情况，早期骨折复位可以缓解皮肤张力。

X 线片对于术前评估是非常必要的，包括跟骨的轴位像、侧位像、Broden 斜位像以及足部的正位像[8-10]。推荐拍摄健侧足部的侧位像，通过与健侧足部的对比能够发现微小移位骨折。同时测量患侧和健侧足的 Bohler 角度（图 20.4 至图 20.7）[11,12]。

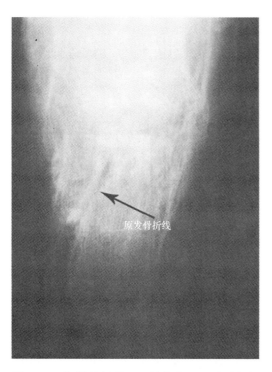

图 20.4 新鲜骨折的足跟轴位像，显示原发骨折线。

计算机断层扫描（CT）能够提供骨折状态的最佳评估信息[3]。跟骨的轴位、冠状位、矢状位以及3D容积重建为外科医生施行骨

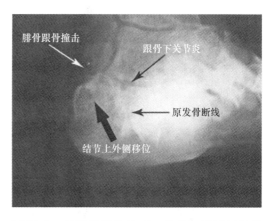

图 20.5 新鲜骨折的 Broden 位像，显示原发骨折线、结节移位以及关节内构成情况。

折内外固定结构重建提供了详细的信息[13]。3D 容积重建对手术医生特别有帮助，因为它能显示手术治疗过程中不同切口内骨折块的具体情况[9]（图 20.8 至图 20.12）。

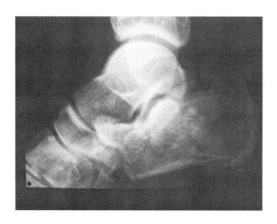

图 20.6 侧位像证明了 Bohler 角的丢失和距下关节面的压缩。

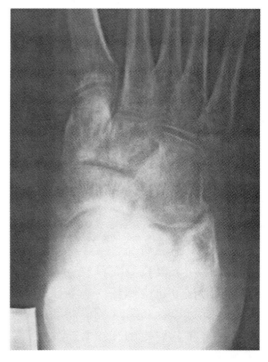

图 20.7 正位像显示跟骰关节等在前外侧骨折块的原发骨折中受累及。

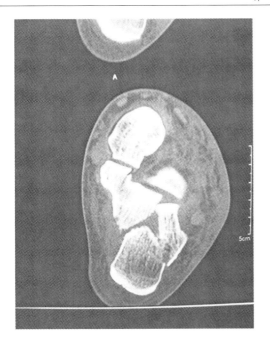

图 20.8　半冠状位 CT 平扫清楚地显示骨折类型和移位。

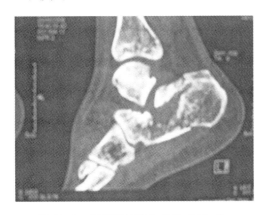

图 20.9　新鲜骨折的矢状位 CT 扫描。

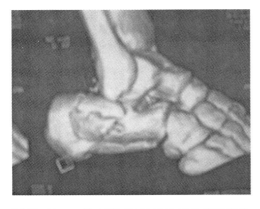

图 20.10　三维容积 CT 显示外侧关节塌陷和外侧壁损伤。

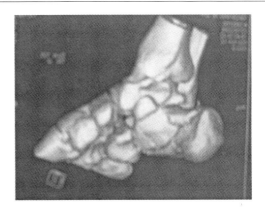

图 20.11　三维容积 CT 显示跟骨结节移位、支撑柱骨折块以及内侧"鹅卵石"效应。

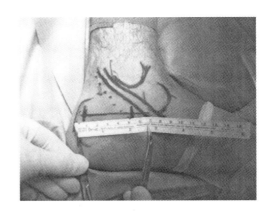

图 20.12　内侧切口。

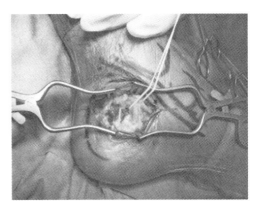

图 20.13　暴露内侧神经血管丛。

手术时间

除非存在张力性水泡或其他制约因素，跟骨骨折的切开复位内固定术一般不采用急症手术。患者通常在伤后不久前来就诊。

患者足部往往存在肿胀和骨折水泡，我们一般建议等到足部肿胀明显消退以及皮肤出现皱褶时再考虑手术。出现的肿胀水泡需要把表皮除去，并进行无菌性包扎。注意：足部出现张力性水泡往往提示存在严重的软组织损伤。

双侧小切口切开复位内固定技术

患者体位

患者取仰卧位，在患侧髋部下垫枕形成支撑。采用一个可升降且透 X 线的手术台，保证足部能够在手术单下调整体位。患者的足应该放置在手术台的一端，从而使手术医生能够在手术中观察到足跟的轴位相。

切口的暴露

切口应在骨折的内侧和外侧。切口的顺序并不重要，可根据手术前对骨折的评估进行。对于骨折压缩严重的部位要首先进行切开，解除骨折的压缩和坍塌。切口的暴露方法正如 Ian McReynolds 所描述的一样[1,14]。

内侧切口要在内踝下的 3～4 指处，在跟骨结节骨折块上平行于足底中心。切口的前部正好位于神经血管束的区域（图20.12）。切断踇外展肌，并将其下可见的深筋膜切断，这是进入距下通道跗骨窦的侧门。神经血管束位于伤口的前部，可以向浅层和深层移位，也可以在踇趾活动时进行前后伸缩（图20.13）。踇短屈肌腱可以用拉钩从跟骨的内侧壁进行升高或降低。在此区域对骨折进行定位和影像学检查是非常重要的。3D 容积重建 CT 扫描非常有帮助。将跟骨结节骨折块移到外侧和上侧，然后把支撑柱骨折块与跟骨结节的内侧壁排列在一起，就像搭积木块一样把所有的骨折块对齐排

好。支撑骨折块的内侧壁可能在手术刚开始时出现，所以手术医生必须要注意这一点，以便随时准备保护跟结节骨折块，并且要注意任何 Z 形骨折坍塌压缩或其他可能出现的小骨折块（图20.14）。

外侧切口的起点为腓骨尖端下，向前延伸到第四、第五跖骨间，并止于跟骰关节（图20.15）。将肌腱（通常是移位的状态）进行切断游离。趾短伸肌在伸肌支持带内活动。清理干净跗骨窦区域，打开距下关节，同时切开前侧和外侧关节囊结构。将切口下的跟骨外侧壁区域进行暴露。为了更好地观察距下关节可在跗骨窦内放置一个撑开器以保证显露。在此结合部位，可以看到跟骨前外侧和背面（图20.16）。

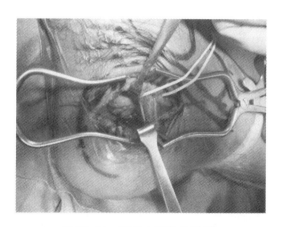

图20.14　跟骨内侧壁的暴露。

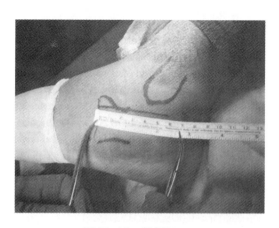

图20.15　外侧切口。

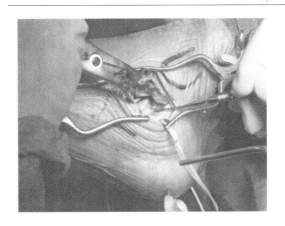

图 20.16 跗骨窦处的外侧入路。

复 位

解除压缩

由于损伤外力造成骨折块相互叠加压缩坍塌,所以首要任务是恢复它们之间的活动,以便复位。通过内侧的切口把一个比较大的斯氏针放入骨结节骨折块内,并由内向外穿入。对于后侧以及跖跗区域的骨折块,此部位是最佳位置。此针突出跟骨的内外侧 2～3英寸。使用一个 1/4 英寸的牵开器、弯曲的骨刀和其他手术器械沿着原发骨折平面插入,通过这些器械的撬拨抬升后外侧的骨折块。采用斯氏针和其他牵开器使跟结节骨折块复位(图 20.17)。如果复位的效果不是很满意,通常可采用外侧切口进行配合,并且通过外侧壁(通常存在一些粉碎性骨折块)打

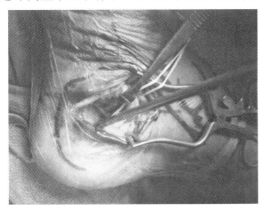

图 20.17 斯氏针从中部穿过骨折结节。

开一个骨性的骨板用于放置牵开器,重新撑开压缩并旋转的后外侧骨折块,矫正畸形和错位。原发骨折平面也可以通过这样的解除压缩使跟骨恢复原来的长度。

复位和固定

我们通常首先采用对跟骨的内侧壁进行复位后重建。将患者置于"4"字形体位,将斯氏针从跟骨外侧穿入,并用软毛巾支撑在对侧腓骨上面(图 20.18)。这样就为跟骨提供了一个旋转中心点以及对应的支撑力来帮助骨折复位。旋转中心点应位于跟骨的外侧。针的内侧臂向跖骨后方拉动使骨折块复位,纠正跟结节内翻和横向移位,使之达到正常的位置。偏置中枢复位原则也同样适用于向内侧成角移位的骨折块。复位的力量推动跟结节向内移动,完成了骨折的复位(图 20.19至图 20.22)。

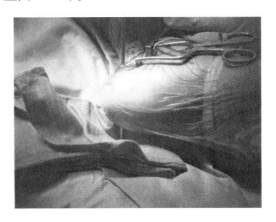

图 20.18 斯氏针从外侧穿入,并作为一个以此为中心的复位施力点。

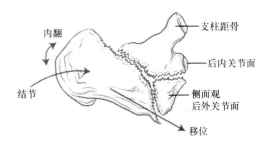

图 20.19 患者腿部呈"4"字形摆位(外侧向下)时所示的初始畸形示意图。

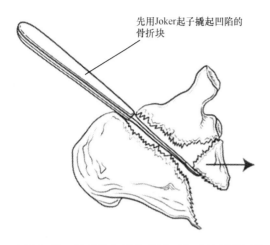

图 20.20　通过指向原发骨折面和后外侧骨折块的内侧入口解除骨折块相互挤压的示意图。

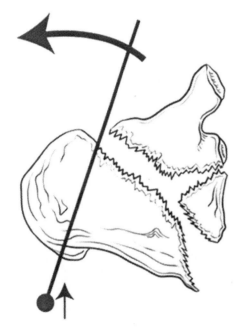

图 20.21　结节手法复位的示意图。斯氏针的尖可作为复位力内侧参量的施力点。此点的外侧位可作为校正内翻和平移的偏置中枢。

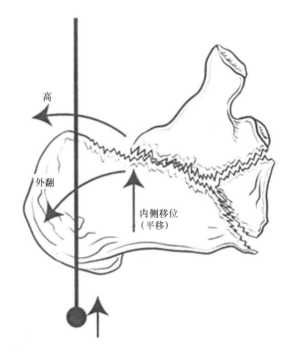

图 20.22　复位后的位置示意图。

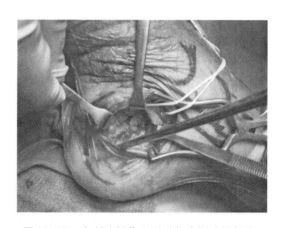

图 20.23　在所述操作之后进行内侧壁的复位。

一旦解除压缩和完成复位（图 20.23），骨折的固定可以在后侧骨折块复位和内固定完成后进行。我们通常采用这种治疗程序。

另一种方法是进行内侧固定。可使用"U"形钉或后足钢板固定。如果用"U"形针进行固定，可选用 1～2 个合适宽度的3/32 斯氏针"U"形骨钉（其间可能掺插有粉碎的骨折块）跨接骨折部位，从跟骨结节骨折块跨接至支撑骨折块。这些操作不会对骨折块加压，反而会维持跟骨的高度和复位的位置。为插入"U"形钉要预先钻孔，为此常使用 3/32 斯氏针或钻头。"U"形钉只需钉入一半（50%），这样就不会干扰到外侧骨折块（图 20.24a）。待手术完成时再将"U"形钉全部打入。

如果选用后足钢板进行固定，钢板要根据跟骨内侧壁的弧形进行预弯曲，使钢板和

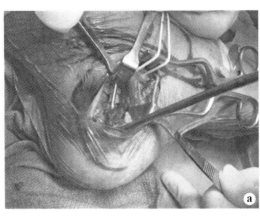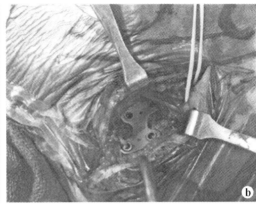

图 20.24　（a）内侧"U"形钉的初始放置。（b）内侧后足钢板。

跟骨的内侧壁良好贴附。可用虎钳折弯器对钢板做进一步修整。可用短螺钉对钢板进行临时固定，短螺钉不会影响跟骨后外侧骨折块的复位，待复位完成后再将其换成合适长度的螺钉（图 20.24b）。

　　下面介绍外侧壁的固定。在跗骨窦内插入一个 Inge 婴儿骨板撑开器，用它来延长跟骨的长度，并把前外侧骨折块向前推。抬高后并矫正其旋转，让其复位到支撑骨折块。这一过程可以从前位和后位进行观察（图 20.25）。应保证关节角后部没有过度复位，即抬高到超过内侧高度。用 0.62 英寸克氏针由外向内侧进行临时固定（图 20.26）。放置克氏针时，如果关节偏离正中位，要让其稍微偏向足底。如果它出现在横向摄片上，表明其穿入到跟骨并进入关节内。外侧壁表面通常出现在后外侧骨折块上。这种情况通常会被已有横向移位的其他外侧壁骨折块所掩盖。这一部位骨质物较好，因此固定会取得良好的效果。然后取下骨板撑开器，将前方骨折块复位到后方骨板块。

　　术中要进行 X 线摄片。应使用优质的 C 形臂 X 透视检查设备。足部应拍摄 3~4 个方位的 X 线片：足跟轴位像、Broden 斜位像[10]、侧位像和足部前后位像。足部前后位像能够显示跟骰关节，但是不作为常规检查。其他三个方位的 X 线片所有病例

都要做。足跟轴位像能够显示内侧壁的复位情况，Broden 斜位像能够显示距下关节，并能够评估距下关节的复位情况。侧位像能评估跟骨高度以及内侧钢板或"U"形钉的位置。

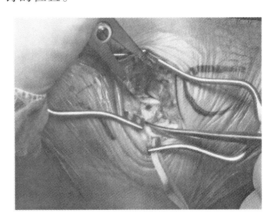

图 20.25　外侧复位。

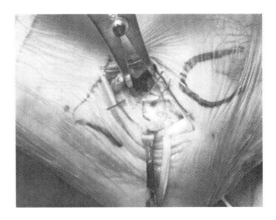

图 20.26　克氏针对外侧复位做临时固定。

如果位置正确，就可以继续进行外侧固定。根据手术医生的判断可在后侧面进行松质骨植骨。植骨要在放置钢板之前进行。应放置微型跟骨钢板（Ascension）或后外侧钢板（Synthes，Padi，PA）。钢板远端突缘要进行塑形，使其与跟骨前侧吻合。近端钢板不必弯曲，因为它能够与骨块吻合。微型跟骨钢板要配用锁定或非锁定 3.5mm 螺钉，而 Synthes 前外侧钢板则配用 4.0mm 松质骨螺钉。大部分外侧骨块都能够钻孔。钢板应放置在后侧骨面的正常骨上，正好位于关节的下方，按 Gissane 角跨过骨折处然后再连接上前方骨折块。它不仅起着外侧垫圈的作用，可以从内向外加压，还能保使关节面及结构

保持抬高复位到前方骨折块（图 20.27 和图 20.28）。

接着放置内侧钢板。翻转后足钢板（Ascension），使钢板的凸面和跟骨的内侧凹面完全贴附。可用虎钳折弯器具对钢板做进一步修整。可用短螺钉对钢板进行临时固定。短螺钉不会影响后外侧骨折块的复位，持复位完成后再将其换成合适长度的螺钉。如果使用"U"形钉，此时可将其完全打入（图 20.29a，b）。

拍摄术后 X 线片（图 20.30 至图 20.32）。逐层闭合切口。收紧内侧的肌肉和神经血管结构。可用单针线或平针线闭合皮肤（图 20.33 和图 20.34）。

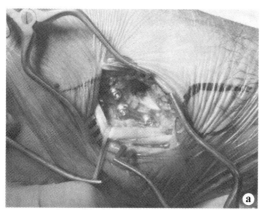
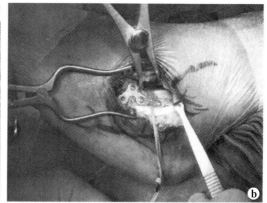

图 20.27　（a，b）放置前外侧钢板。

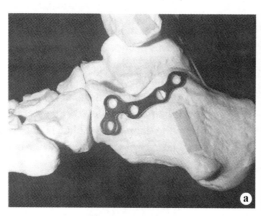
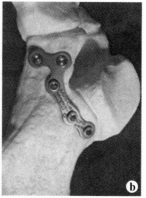

图 20.28　（a，b）骨模型上的前外侧钢板。

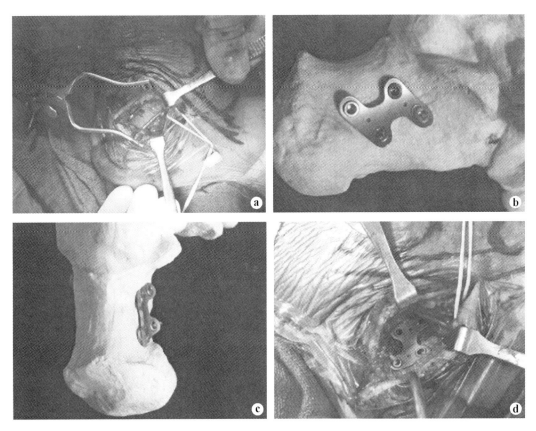

图 20.29　（a）打入内侧"U"形钉，并最终固定。（b，c）骨模型上的后足钢板。（d）固定于内侧壁上的后足钢板。

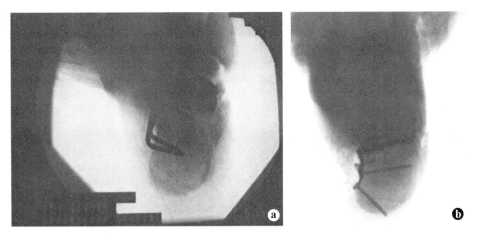

图 20.30　（a）切开复位内固定后的术中后足轴位像。（b）用微型跟骨钢板和内侧足跟钢板进行切开复位内固定后的术中后足轴位像。

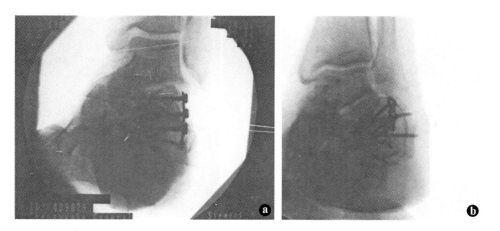

图20.31　(a) 切开复位内固定后的术中 Broden 位像。(b) 用微型跟骨钢板和内侧足跟钢板进行切开复位内固定后的术中 Broden 位像。

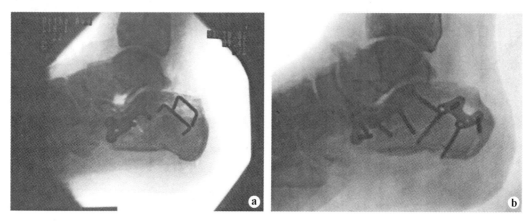

图20.32　(a) 切开复位内固定后的术中侧位像。(b) 用微型跟骨钢板和内侧足跟钢板进行切开复位内固定后的术中侧位像。

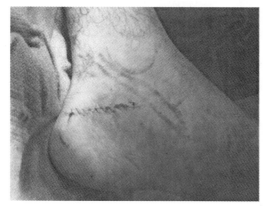

图20.33　内侧切口缝合。

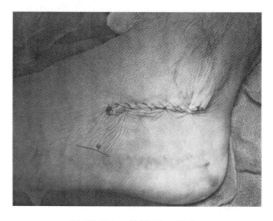

图20.34　外侧切口缝合。

特殊情况

　　Sander 三重或四重的骨折通常需要更多的操作来复位关节面骨折块。我们发现用 0.45 英寸克氏针能成功地把中间骨板块复位到支柱上。这些克氏针由外向内放置，并由内侧穿出皮肤。直至其消失在小骨折块中再从内侧撤出克氏针。然后将后关节面的外侧复位到此结构，用克氏针定位，再按如上所述继续进行手术。最终固定放置好之后，从内侧取出克氏针。

　　对于关节遭到破坏的病例，如果需要的话，可以采用这种固定模式并进行距骨下关节初期固定术。如果内侧"受伤区域"已经使肌肉层出现严重的病变，且明显变色、外观不良，可能需要做进一步治疗。如果该区域已出现水泡，则可以看见并预期为这种病例[6,7]。我们已经成功地切除了可疑组织并用带有分层厚皮移植片（STSG）的𧿹肌瓣闭合切口和覆盖内侧[15]（图 20.35）。

术后处理

　　将伤足置于加有衬垫的短腿石膏管型内，下面旋一个脉动式 A-V 气囊[16]，并保持在中立位。在头个 24 小时内护具需双瓣闭合。预计管型上会有感染。在术后 3～7 天更换敷料。配装新的石膏管型。术后 14 天拆线。伤足处于管型内时，患者要在非负

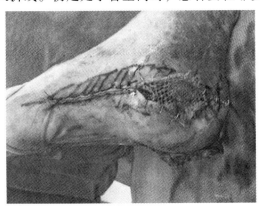

图 20.35　取𧿹展肌瓣的延长内侧切口。

重状态下保持 6 周。然后把管型换成骨折保护套，鼓励患者在非负重状态下进行踝和距下关节复合体的主动和被动活动（图 20.36 和图 20.37）。

　　术后 8 周鼓励患者负重。逐渐把骨折保护套换成后跟带橡胶或凝胶托的术后康复鞋，有助于向负重活动的过渡。开始进行物理治疗。其中包括腓膈肌助力增强锻炼、踝关节和距下关节活动范围锻炼以及平衡木训练项目。随着患者康复的进展，鼓励使用运动自行车、滑雪机和椭圆训练机进行锻炼。术后改善的平台期约持续 4 个月。预计在手术后一年获得最佳恢复效果。

结果

　　自 1996 年至 2008 年，用此方法治疗了

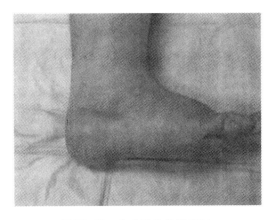

图 20.36　愈合后的外侧切口。

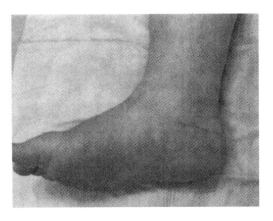

图 20.37　愈合后的内侧切口。

129 例骨折。其结果是令人满意。所有病例都得到完全复位。伤口问题微乎其微，仅有 4 例出现伤口延迟愈合，且常发生于吸烟者。无一例出现皮瓣脱落。

曾有一例多次受到精神创伤的患者，就诊前发生 Sander 四重骨折脱位，经皮放置一枚斯氏针经跖足底穿入距骨获得初步的稳定，此后发生深部感染。对其行切开复位内固定术和距下关节固定术。伤口经过真空抽吸及肠外应用抗生素等处理后效果很好。

一例有严重吸烟史的患者后外侧面发生塌陷，表明在对距下关节固定术进行返修时出现了骨坏死。一例老年患者术后即完全负重，因而使结节骨折块的复位失败。后关节面仍是平的，因此他决定不做进一步治疗。患者已恢复跖行足，能穿正常的鞋。他们的距下关节活动度能保持约 50%。这种手术的效果与其他方式的切开复位内固定术相当，而且没有发生深部感染或骨髓炎。对创伤性关节炎进行了 8 例距下关节固定术，有 4 例因腓侧肌腱刺激而取下外侧钢板。这些钢板用的是实焊帽的标准螺钉。如今，不带突螺帽的低轮廓锁定微型跟骨钢板可以降低此手术中的发病率。一例患者由于技术性错误导致螺钉穿透距下关节。将螺钉取出后其症状消退。3 例患者因内侧手术入路而出现神经残余症状；其中 2 例足跟感觉减退，1 例患者在做手术时用了外展肌皮瓣，外侧跖神经区域出现感觉迟钝。这 3 例患者的腓侧神经区域均出现感觉迟钝。

当考虑所有的因素（包括患者的满意度）时，其成功率大于 85%，成功指的是骨折愈合，能穿正常鞋子舒适地行走，而且以中立位为中心的距下关节的活动度能保持 50%。

讨论

现已证实，这种手术是治疗跟骨关节内粉碎性骨折的可靠手段。该方法对 Ian McReynolds[14] 提出的手术原则和方法进行了改进。所做的改进是增加了连接后方和前方结构的前外侧钢板。在这块钢板外面使用一块小钢板将关节下各螺钉连接起来[17]。特殊外形的前外侧钢为前侧骨折块提供了一个大垫圈及更大的杠杆作用。

这种骨折类型产生了 4 个骨折块，采用这种固定方式使所有骨折块达到稳定，将其复位至"稳定骨折块"。这符合跟骨的复位内固定原则。

没有产生大块的皮瓣。距下关节或三关节固定术这种抢救性手术是通过用于跟骨内固定相同的外侧入路进行的，避免了提起大块皮瓣来进行二次手术。

该手术可在直视下进行，跟骨内外侧柱于同时直接复位，而无需间接复位。这种内固定方式可以稳定所有的骨折块。"U"形钢钉或足跟内侧钢板阻止了结节的再移位，同时钢板和螺钉也稳定了后关节面和前外侧骨折块。所有的骨折块均复位到稳定骨折块。

通过侧位 X 线片对比了双切口固定方式与目前的外侧钢板固定，二者具有相似的抗塌陷结构。斜行通过外周钢板的加强针，平行并覆盖双切口结构的"U"形钢钉（图 20.38 和图 20.39a，b）。这种手术方法的效果与其他手术方法报道的结果不相上下。

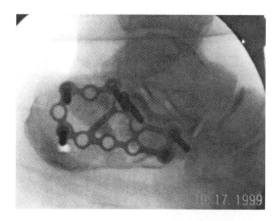

图 20.38　通过外侧入路放置的外周钢板，可见为加强钢板而放置的斜行钢针。

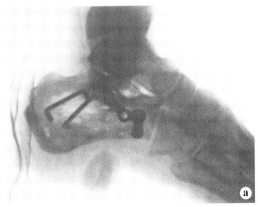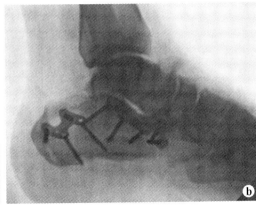

图 20.39 （a）用前外侧钢板和"U"形钢钉进行的切开复位内固定。图上可见"U"形钢针与外周钢板斜行加强针的界限和方向是一致的。（b）用微型跟骨钢板和足跟内侧钢板进行的切开复位内固定。图上可见内侧钢板与外周钢板斜行加强针的界限和方向是一致的。

结论

采用双侧小切口进行切开复位内固定来治疗粉碎性关节内跟骨骨折，其治疗结果令人满意，因此应成为足踝外科医生必备的手术技能。

（万春友 李世民 译　李世民 校）

参考文献

1. Burdeaux, B.D. Reduction of calcaneal fractures by the McReynolds medial approach technique and its experimental basis. Clin Orthop, 177:87–103, 1983
2. Carr, J.B., Hamilton, J.J., Bear, L.S. Experimental intra-articular calcaneal fractures: anatomic basis for a new classification. Foot Ankle, 10(2):81–87, 1989
3. Carr, J.B. Three dimensional CT scanning of calcaneal fractures. Orthop Trans 13:266, 1989
4. Romash, M.M. Open reduction and internal fixation of comminuted intra articular fractures of the calcaneus using the combined medial and lateral approach. Oper Tech Ortho, 4(3):157–164, 1994
5. Sangeorzan, B.J. Open reduction and internal fixation of calcaneal fractures. In: Kitaoka, H. (ed.), Master Techniques in Orthopaedic Surgery, The Foot and Ankle. Chapter 30, Lippincott Williams and Wilkons, Philadelphia, pp. 425–447, 2002

6. Giordano, C.P., Koval, K.J. Treatment of fracture blisters: a prospective study of 53 cases. J Orthop Trauma, 9:171, 1995
7. Giordano, C.P., Koval, K.J., Zuckerman, J.D., Desai, P. Fracture blisters. Clin Orthop, 292:214, 1994
8. Atones, W. An oblique projection for roentgen examination of the talocalcaneal joint, particularly regarding intra articular fractures of the calcaneus. Acta Radiol, 24:306, 1943
9. Broden, B. Roentgen examination of the subtaloid joint in fractures of the calcaneus. Acta Radiol, 31: 85, 1949
10. Sanders, R., Dipasquale, T. Intra-operative Broden's views in the operative treatment of calcaneus fractures. Orthop Trans, 13:26–267, 1989
11. Bohler, L. Diagnosis, pathology and treatment of fractures of the os calcis. J Bone Joint Surg, 13:75, 1931
12. Bohler, L. The Treatment of Fractures. Vol. 3, Grune and Stratton, New York, pp. 2045–2108, 1958
13. Sanders, R., Fortin, P., Di Pasquale, T., Walling, A. Operative treatment in 120 displaced intra articular calcaneal fractures: results using a prognostic computed tomography scan classification. Clin Orthop, 290:87, 1993
14. McReynolds, S. Trauma to the os calcis and heel cord. In: Jahss, M. (ed.), Disorders of the Foot and Ankle, WB Saunders, Philadelphia, p. 1497, 1984
15. Levin, L.S., Nunley, J.A. The management of soft tissue problems associated with calcaneal fractures. Clin Orthop, 290:151–156, 1993
16. Myerson, M.S., Henderson, M.R. Clinical applications of a pneumatic intermittent impulse compression device after trauma and major surgery to the foot and ankle, Foot Ankle, 14:198, 1993
17. Johnson, E.E., Gebhardt, J.S. Surgical management of calcaneal fractures using bilateral incisions and minimal internal fixation. Clin Orthop, 290:117–124, 1993

第 21 章

踇趾籽骨骨折的经皮螺钉固定

Geert I. Pagenstert，Victor Valderrabano，Beat Hintermann

全籽骨切除是治疗顽固性籽骨疼痛的有效手段，其缺点是：切除外侧籽骨会导致踇内翻，切除内侧籽骨会在 10%～20% 的病例中导致踇外翻[1-5]。切除内外侧籽骨可造成踇趾的竖趾畸形[2,4,6,7]。每个籽骨都包埋在相应的踇短屈肌腱鞘内。肌腱与近节跖骨基底的附着，对于平衡第一跖趾（MTP）关节起关键作用。在全切籽骨时如果损伤上述结构将导致踇趾偏斜。另外，由于切除籽骨时可导致第一跖骨头丧失预加载和抬起功能，从而可引起转移性跖骨疼以及踇趾背伸功能的丧失[8,9]。

现在已有另外一些方法来重建解剖结构[10-14]。下面介绍的经皮螺钉固定籽骨骨折就是其中之一。另外，进入两块籽骨用的皮肤切口还可能有如下副作用：据报道，采用足底外侧入路会导致疼痛性足底瘢痕形成，而采用背外侧入路偶尔会损伤踇趾内在肌，引起趾间神经瘤。内侧入路只能用来处理内侧籽骨[2,4,6]。经皮技术仅需做一个籽骨负重点远端的点状切口。用无菌带皮内缝合就可以关闭切口。

适应证和禁忌证

经皮螺钉固定的适应证是横行籽骨骨折、横行籽骨不愈合或有临床症状的横行两部分籽骨骨折。骨折块通常要大于 3mm 才能进行螺钉固定。

典型患者，通常无外伤史，且疼痛的发展很隐蔽，多为慢性疼痛。这些病例通常与第一跖趾关节持久性耐力运动和在长跑或跳舞过程中反复负载有关[1,11,15]。这些症状只要改变运动方式即可缓解，通常建议穿 6～8 周的定做鞋垫的鞋子来缓解籽骨疼痛作为基本方法。但是对于慢性骨折，根据我们的经验[11,16]和文献中报道的大多数病例，保守治疗很可能失败，因而需要进一步治疗[1,5,16]。

局限于一块籽骨疼痛的患者，在踇趾被动背伸时会加剧。为了描述第一跖趾关节（MTP 1）非负重下的临床症状，足部压力记录是有效的检查方法（图 21.1）[16]。检查中，籽骨复合体加压的状态，如高弓足伴第一列骨或者足外展伴踇趾外翻形成，应在制定手术计划时加以考虑[16]。

完全负重状态下的全足踝平片对评价足部结构非常重要。特殊的籽骨斜位和切线位像有助于评估籽骨骨折移位。籽骨疼痛其他特点通过 MRI、CT 和骨扫描来检测（图21.2）。MRI 结果能显示骨水肿、软组织渗出、骨髓炎以及肌腱或韧带损伤。通过 CT 扫描可发现籽骨骨折的锐缘，但是在陈旧性骨折不愈合或两部分籽骨中则不会显示。骨扫描对甄别病理方面没有太大帮助，因为摄取增多不具有特异性[11,12]。无症状的籽骨[17]、骨折、创伤性先天性双籽骨、骨髓炎或骨肿瘤的骨扫描结果为阴性。禁忌证包括籽骨纵行骨折、多骨折块且过小不能螺钉固定的粉碎性骨折以及感染。

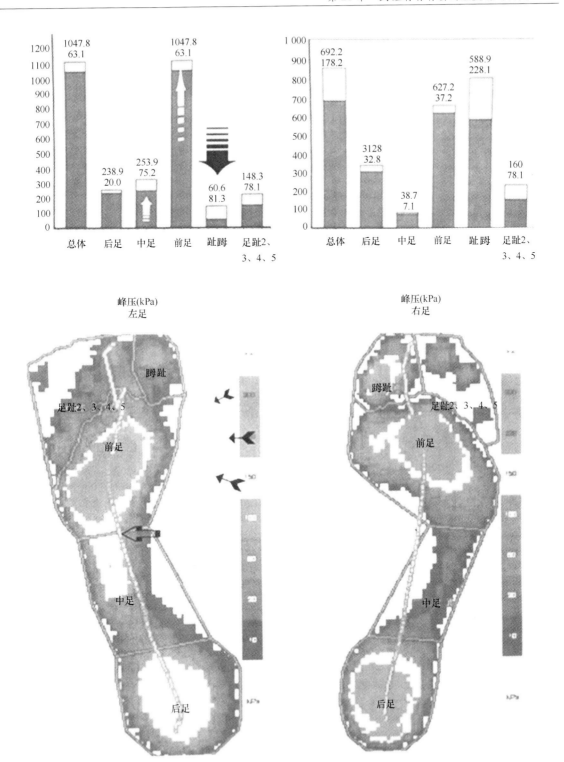

图 21.1　足部压力记录。由籽骨不愈合引起的左足第一跖趾关节疼痛。第一列骨的升高伴压力中心线外移位（图中箭头所示）。与健侧相比踇趾背伸明显复位（图表中箭头所示）。

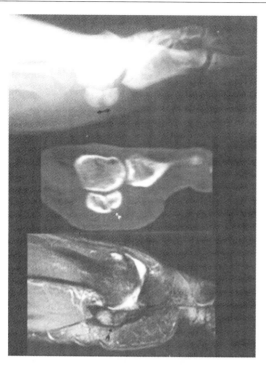

图21.2 放射学特征。常规 X 线片显示骨折脱位，CT 平扫显示的骨折锐缘，MRI 显示关节渗出、骨水肿以及额外的肌腱和关节囊损伤。

术前计划

籽骨骨折行螺钉固定的术前计划应包括治疗潜在的足畸形[16]。第一跖骨弯曲采用背伸位截骨术进行治疗，第一跖骨内翻和踇外翻畸形采用适当的骨和（或）软组织手术进行矫正。目前认为，减轻籽骨缝合术的机械应力能促进愈合。然而，单纯减小手术应力就能够促进骨折愈合，甚至有明显的足部畸形也不必进行籽骨缝合术[16]。

手术技术

用空心螺钉经皮固定籽骨骨折时，患者取仰卧位。无需止血带。将踇趾置于过伸位，在籽骨远端做一小切口并插入一枚 1.5mm 克氏针（图 21.3a）。在透视下将导针沿垂直骨折线的方向由远端骨折块打入。手术医生用拇指将患者踇趾保持在中立位，所施压力加

在近端，使整个籽骨顶在跖骨头上。这样可使籽骨骨折块的关节面与跖籽骨关节的表面齐平。这一持续恒定的压力要一直保持到空心加压螺钉拧入到位，以保证对骨折块的施压（图 21.3b）。作者使用的是 10 ~ 14mm 长度的加压螺钉。两侧的骨皮质要由此螺钉固定在一起，以保证对骨折块的加压和固定。用无菌带闭合切口。

并发症

不恰当地植入螺钉不但不能给骨折部位施压，使其保持稳定，而且还会发生骨折不

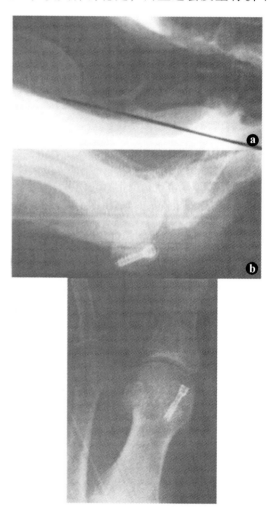

图21.3 螺钉固定。（a）克氏针从远端插入。（b）空心加压螺钉固定到位。

愈合或脱位，以至后期需要行籽骨切除。各种不明原因的足部畸形（蹈外翻、弓形足）引起的持续籽骨应力，可能会使籽骨的症状持续不减退，而且需要进一步治疗[16]。

术后处理

术后即可在耐受的情况下进行足跟的全负重，但一定要穿硬底鞋以免第一跖趾关节发生背屈畸形。无需拆线或伤口换药，因为点状切口可用无菌带闭合。术后 6 ~ 8 周可穿平时穿的鞋，并允许患者逐渐恢复此前的日常活动。

结果

Blundell 及其同事[12]对 9 名运动员采用经皮空心螺钉固定籽骨骨折，结果显示治疗效果满意。所有的运动员均恢复到他们以前的运动水平，没有并发症的报道。他们得出的结论是，经皮螺钉固定是一种安全且快速有效的固定方法。他们指出，不用区分是创伤性双籽骨还是骨折性籽骨，因为二者的治疗方法相同。

作者采用经皮螺钉固定治疗了 7 名运动员，获得了非常好的治疗结果，所有运动员均恢复到以前的运动状态。他们都是耐力运动员（跑和跳），其中有 5 名女性和 2 名男性。1 例外侧和 6 例内侧的籽骨不愈合得到了治疗。2 例患者合并有蹈外翻畸形，在此次治疗中也得到了矫正，籽骨螺钉固定的骨折部加压是在透视下进行的[12]。对于大多数病例采用局部麻醉就可以实行经皮手术。所有的患者在手术后 8 周均回到运动场。

结论

经皮螺钉固定籽骨治疗籽骨不愈合是一项安全且迅速的方法，可在局部麻醉下完成。与全籽骨切除的标准治疗方法不同，该方法

保留了蹈趾籽骨复合体的解剖和功能。

（万春友 李世民 译　李世民 校）

参考文献

1. Brodsky JW, Robinson AHN, Krause JO, and Watkins D. Excision and flexor hallucis brevis reconstruction for the painful sesamoid fractures and non-unions: surgical technique, clinical results and histopathological findings. J Bone Joint Surg (Br) 2000 82-B:217
2. Grace DL. Sesamoid problems. Foot Ankle Clin 2000 5:609–627
3. Inge GAL and Ferguson AB. Surgery of sesamoid bones of the great toe. Arch Surg 1933 27:466–489
4. Richardson EG. Hallucal sesamoid pain: causes and surgical treatment. J Am Acad Orthop Surg 1999 7:270–278
5. Saxena A and Krisdakumtorn T. Return to activity after sesamoidectomy in athletically active individuals. Foot Ankle Int 2003 24:415–419
6. Jahss MH. The sesamoids of the hallux. Clin Orthop Relat Res 1981 Jun;(157):88–97
7. McBryde AM, Jr. and Anderson RB. Sesamoid foot problems in the athlete. Clin Sports Med 1988 7:51–60
8. Aper RL, Saltzman CL, and Brown TD. The effect of hallux sesamoid resection on the effective moment of the flexor hallucis brevis. Foot Ankle Int 1994 15:462–470
9. Aper RL, Saltzman CL, and Brown TD. The effect of hallux sesamoid excision on the flexor hallucis longus moment arm. Clin Orthop Relat Res 1996 Apr;(325):209–217
10. Anderson RB and McBryde AM, Jr. Autogenous bone grafting of hallux sesamoid nonunions. Foot Ankle Int 1997 18:293–296
11. Biedert R and Hintermann B. Stress fractures of the medial great toe sesamoids in athletes. Foot Ankle Int 2003 24:137–141
12. Blundell CM, Nicholson P, and Blackney MW. Percutaneous screw fixation for fractures of the sesamoid bones of the hallux. J Bone Joint Surg (Br) 2002 84:1138–1141
13. Riley J and Selner M. Internal fixation of a displaced tibial sesamoid fracture. J Am Podiatr Med Assoc 2001 91:536–539
14. Rodeo SA, Warren RF, O'Brien SJ, Pavlov H, Barnes R, and Hanks GA. Diastasis of bipartite sesamoids of the first metatarsophalangeal joint. Foot Ankle 1993 14:425–434
15. Van Hal ME, Keene JS, Lange TA, and Clancy WG, Jr. Stress fractures of the great toe sesamoids. Am J Sports Med 1982 10:122–128
16. Pagenstert GI, Valderrabano V, and Hintermann B. Medial sesamoid nonunion combined with hallux valgus in athletes: a report of two cases. Foot Ankle Int 2006 27:135–140
17. Chisin R, Peyser A, and Milgrom C. Bone scintigraphy in the assessment of the hallucal sesamoids. Foot Ankle Int 1995 16:291–294

第 22 章　跖肌腱近端经皮移植物提取法

Geert I. Pagenstert，Beat Hintermann

几十年来，在各种外科领域，跖长肌腱一直被作为一种免费的自体肌腱移植物[1]。跖肌腱发达有力，并且作为移植物不会给供体部位造成任何病理影响。但是由于很难从跟骨内侧入口找到肌腱结构，所以很多足踝外科医生不得不改用其他部位的移植物[2,3]。在鞋的水平可见切口扩大、增多以及疼痛的瘢痕形成[4]。

造成这种困难的原因是，跖肌腱与跟腱或肌间隔融合后，在踝关节囊、跟腱囊、屈肌支持带的插入部，高于其跟骨附着点上几厘米[5,6]。在各种报道中，外科医生仅能找到 80% ～ 88%[8] 的肌腱结构。即使是在尸体研究、磁共振成像（MRI）或超声诊断中，韧带结构的发现概率也只有 93% ～ 98%[5,9,10]。在下面的讨论中，我们将提供一种简单的改进方法，在小腿内侧仅开一个 2cm 的切口就可以获得至少 30cm 长度的跖肌腱移植物。

适应证和禁忌证

在骨科手术中，自体移植物用于重建肌腱或韧带结构以提供动力学功能。如果局部组织缺损或无力，则需进行移植。最好的移植物是由强韧有弹性的胶原纤维组成，应位于手术区域之内（避免造成不必要的切口扩大），并且能提供最好的动力学稳定性。在各种移植物组织中，肌腱的胶原纤维含量最高。但是，只有腿部的跟腱不用起关键的作用[10]，而其他部位肌腱结构的缺损则会引起供体部位的严重功能受损[11-15]。Bohnsack 等[16] 在一项研究中将腓骨长肌腱（61N/mm^2）、腓骨短肌腱（41N/mm^2）、剥离的腓骨短肌腱（52N/mm^2）、剥离的跟腱（36N/mm^2）、阔筋膜（27N/mm^2）、骨膜（2N/mm^2）、腓距前韧带（8N/mm^2）、真皮（12N/mm^2）和跖肌腱（94N/mm^2）的张力（牛顿/平方毫米）进行比较，结果发现跖肌腱的张力最大[16]。因此在足踝的手术中，跖肌腱是常用的移植物。

术前计划

磁共振成像可以用来确认跖肌腱的形态部位，但如果仅是为了这个目的的话[9,17]，超声检查更为适合[18]。

手术技术

跖长肌腱在腓肠肌和比目鱼肌之间的三头肌内侧边缘走行[1,19]。在内踝上约30cm处行一个长2cm的切口（图22.1a）。皮下软组织钝性分离至筋膜层，以免损伤大隐神经和静脉（图22.1b）。再于筋膜上做一个2cm切口，以便术者的手指能探进肌间隙（图22.1c），在这个位置上可触到一个硬质的管状结构即跖肌腱。用手指或神经牵开器将肌腱分离出来（图22.1d），再用钝性神经剥离器将肌腱从末端切开，让其在保持一定张力状态下逐渐剥离开（图22.1e）。最后至跟骨水平，将剥离器的内芯旋转切断肌腱。把这段肌腱组织放入潮湿的海绵内贮存备用（图22.1f），用间断缝术闭合筋膜，十字缝合皮肤（图22.1g），最后创口用无菌纱布覆盖以保持外观良好（图22.1h）。

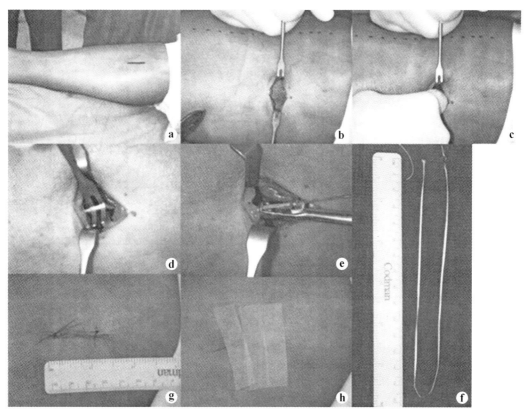

图22.1　跖肌腱近端移植物提取法。（a）跖长肌腱移植物提取法的皮肤切口。（b）完成小腿皮下软组织钝性分离至筋膜层。（c）这个位置唯一的硬质管状结构就是跖肌腱。（d）分出肌腱。（e）用肌腱剥离器让肌腱在保持一定张力下从末端剥离切断。（g）皮下缝合及无菌纱布覆盖帮助缩小创口和保持美观。

并发症

研究者在超过 100 例患者中使用了跖肌腱移植物提取法，仅 1 例患者的手术瘢痕出现轻度的疼痛，对患者无影响。大隐神经及血管也无一例受到损伤。

术后护理

无菌纱布可以减小皮肤张力和瘢痕面积。在创口愈合后，患者应适当按摩以防止软组织粘连。

结果

在侧方韧带重建术中，我们通过使用跖肌腱自体移植物来改善踝关节慢性失稳的状况。在 56 例踝关节重建手术中，有 3 例（5.3%）无法用上述方法成功找到跖肌腱。有 1 例（1.7%）因跖肌腱太纤细而不能达到移植物要求。而其余 52 例（93%）均获得了一段长度为 25～35cm 的强韧的肌腱移植物[19]。

结论

跖肌腱近端移植物提取法比传统远端提取方法的成功率要高。该方法不会给供体部位带来不良影响和并发症，可适用于几乎所有需要强韧自体移植物的病例，尤其适用于足踝手术。

（陈思译　李世民校）

参考文献

1. White WL. The unique, accessible and useful plantaris tendon. Plast Reconstr Surg 25:133–141, 1960
2. Coughlin MJ, Matt V, Schenck RC, Jr. Augmented lateral ankle reconstruction using a free gracilis graft. Orthopedics 25:31–35, 2002
3. Sammarco GJ, Idusuyi OB. Reconstruction of the lateral ankle ligaments using a split peroneus brevis tendon graft. Foot Ankle Int 20:97–103, 1999
4. Weber BG. Die Verletzungen des oberen Sprunggelenks, 2nd edn, 193–196. Bern, Stuttgart, Wien: Huber, 1972
5. Daseler EH, Anson BH. The plantaris muscle. An anatomical study of 750 specimens. J Bone Joint Surg. 25:822–827, 1943
6. Harvey FJ, Chu G, Harvey PM. Surgical availability of the plantaris tendon. J Hand Surg (Am). 8:243–247, 1983
7. Weber BG, Hupfauer W. Zur Behandlung der frischen fibularen Bandruptur und der chronischen fibularen Bandinsuffizienz. Arch Orthop. Trauma Surg 65: 251–257, 1969
8. Segesser B, Goesele A. [Weber fibular ligament-plasty with plantar tendon with Segesser modification]. Sportverletz Sportschaden 10:88–93, 1996
9. Saxena, A. and Bareither, D. Magnetic resonance and cadaveric findings of the incidence of plantaris tendon. Foot Ankle Int. 21:570–572, 2000
10. Tillmann B, Töndury G. Flexorengruppe der unteren Extremität. In: Leonhardt H, Tillmann B, Töndury G, Zilles K (eds.), Bewegungsapparat, pp. 584–793. Stuttgart, New York: Thieme, 1987
11. Attarian DE, McCrackin HJ, Devito DP, McElhaney JH, Garrett, WE, Jr. A biomechanical study of human lateral ankle ligaments and autogenous reconstructive grafts. Am J Sports Med 13:377–381, 1985
12. Bahr R, Pena F, Shine J, Lew WD, Tyrdal S, Engebretsen L. Biomechanics of ankle ligament reconstruction. An in vitro comparison of the Brostrom repair, Watson-Jones reconstruction, and a new anatomic reconstruction technique. Am J Sports Med 25:424–432, 1997
13. Brunner R, Gaechter A. Repair of fibular ligaments: comparison of reconstructive techniques using plantaris and peroneal tendons. Foot Ankle 11:359–367, 1991
14. Hintermann B. [Biomechanical aspects of muscle-tendon functions]. Orthopade 24:187–192, 1995
15. Hintermann B. Biomechanics of the unstable ankle joint and clinical implications. Med Sci Sports Exerc 31:S459–S469, 1999
16. Bohnsack M, SurieB, Kirsch IL, Wulker N. Biomechanical properties of commonly used autogenous transplants in the surgical treatment of chronic lateral ankle instability. Foot Ankle Int 23:661–664, 2002
17. Wening JV, Katzer A, Phillips F, Jungbluth KH, Lorke DE. [Detection of the tendon of the musculus plantaris longus – diagnostic imaging and anatomic correlate]. Unfallchirurgie 22:30–35, 1996
18. Simpson SL, Hertzog MS, Barja RH. The plantaris tendon graft: an ultrasound study. J Hand Surg (Am). 16:708–711, 1991
19. Pagenstert GI, Valderrabano V, Hintermann B. Lateral ankle ligament reconstruction with free plantaris tendon graft. Tech Foot Ankle Surg 4:104–112, 2005

第 23 章

第五跖骨近端骨折经皮内固定

Jonathan R. Saluta，James A. Nunley

分类

第五跖骨近端骨折可以分为三大类型：结节撕脱性骨折（Ⅰ型）、Jones 骨折（Ⅱ型）和骨干应力骨折（Ⅲ型）[1]。结节撕脱性骨折可以是关节外的，也可能累及跖跗关节（图 23-1）。Jones 骨折发生于干骺端和骨端结合处并沿水平方向累及至第四至第五跖骨关节（图 23.1 和图 23.2）。与结节撕脱性骨折愈合良好不同，Jones 骨折的不愈合率可达 7% ~ 28%[2,3]。经保守治疗后，Jones 骨折有 1/3 会发生闭合性再骨折[4]。骨干应力骨折一般发生于第四至第五跖骨间关节远端（图 23.1），而且通常伴有前驱症状。Torg[5] 将骨干应力骨折分为三类：断端边缘清晰锐利的急性骨折、骨折线增宽伴有边缘硬化的延迟愈合和管腔完全闭合的未愈合骨折。

治疗

大多数结节撕脱性骨折只需要保守治疗即可，少数发生有跖骰关节脱位的病例需要手术干预。根据症状不同，患者可负重穿硬底鞋、调节式固定托或石膏托外固定 3 周。Jones 骨折的治疗方法与骨干应力骨折相似。保守治疗一般需要患者固定短腿石膏6 ~ 8周，但这种情况使用保守治疗方法并不稳妥，通常都需要进行手术治疗。保守治疗可以满足

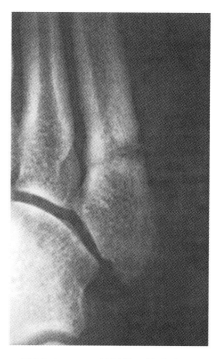

图 23.2　Jones 骨折的 X 线片表现。

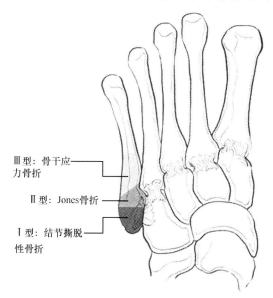

Ⅲ型：骨干应力骨折

Ⅱ型：Jones骨折

Ⅰ型：结节撕脱性骨折

图 23.1　第五跖骨近端骨折的分型

患者正常的生活运动，有较高职业要求的患者则一般不建议采用保守治疗。

手术技术

可以通过经皮技术对无明显移位的第五跖骨骨折进行内固定。首先应模拟骨折类型，因为选择合适的内固定螺钉对于手术的成功

是至关重要的。简单来说，应该选择对应骨髓腔管径最大尺寸的螺钉。我们建议 3.5～4.0mm 的髓内管径使用 4.5mm 直径的螺钉，4.1～5.0mm 的髓内管径使用 5.5mm 的螺钉，而 5.1mm 以上的髓内管径使用 6.5mm 的螺钉[6]。这是设备公司专门为这种骨折设计的三种尺寸的螺钉（图 23.3a，b）。除了考虑直径问题，螺钉的长度也很重要。通常相当

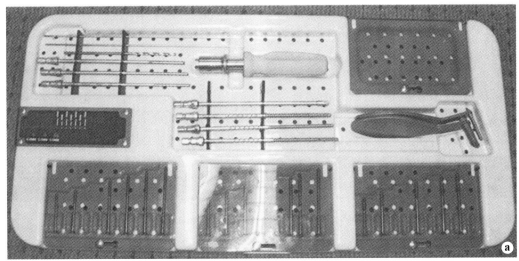

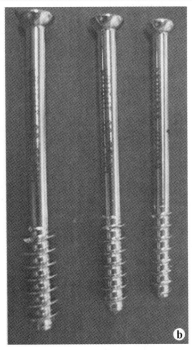

图 23.3　（a）为第五跖骨基底部骨折内固定特殊制作的螺钉和器材。（b）4.5mm、5.5mm 和 6.5mm 直径的平头螺钉。

于骨干长度 50% 的螺钉最为合适,因为第五跖骨有一个足弓和侧方的角度,而大于骨干长度 60% 以上的螺钉容易穿过足弓使骨折发生移位[7,8]。保持一定的压力有利于骨折愈合,因此我们必须确保松质骨拉力螺钉的所有螺纹都穿过骨折断端。

这种手术一般可于门诊手术室内,在踝关节阻滞麻醉下进行。患者取仰卧位,并将身体侧转向手术台,使患肢充分暴露出来。最重要的是,患侧的膝关节可以弯曲,从而使患足的跖侧可以放置于手术台或 X 光机投照台的边缘。正确的摆位可以保证手术器械能避开手术台的干扰。通常需要止血带来减少手术部位的血供。在做切口以前,先于足外侧放置克氏针,在透视下将定位针与跖骨近端的长轴平行并重叠。前后位和侧位像下分别定位针放置的位置,并用记号笔在皮肤上画两条线(图 23.4)。

在距离第五跖骨基底部约 2cm 的位置做一个 2cm 的切口。一般来说,骨折的移位都有轻度的成角,我们认为并没有必要暴露骨折断端,靠螺钉插入产生的压力就可以将骨折复位。必须要提醒的是,在插入内固定螺钉的过程中要避免损伤腓肠神经和腓短肌腱。腓肠神经是在皮肤切口之下首先暴露出来纤细结构(图 23.5)。解剖学中,腓肠神经位于第五跖骨基底结节 5mm 范围之内[9]。腓短肌腱通常位于腓肠神经的深部。传统手术方法中需要用特殊的仪器将腓短肌腱抬高以暴露导针的进入位置。但在我们的手术方法中,简单地收缩肌腱就可以解决这个问题。将导针穿过切口置于第五跖骨基底部的插入点,通过前后位、侧位和轴位片来确保导针朝向髓腔的中心位置(图 23.6)。导针的内侧缘毗邻骰骨,并沿着髓腔的中心位置向前推进长度的 2/3。为了防止导针偏离髓腔中心轴,在推进过程中应紧贴足跟外侧皮肤。

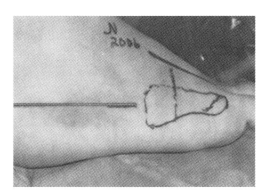

图 23.4 在皮肤上标记导针位置。

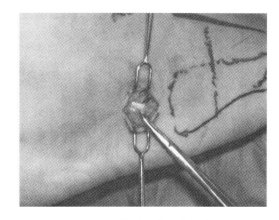

图 23.5 腓神经的一个分支。

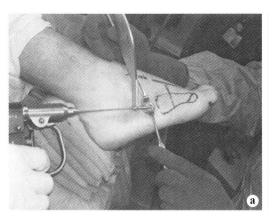

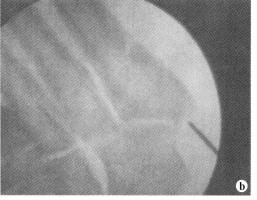

图 23-6 (a)导针由末端插入。(b)导针的起始点。

在透视下将带有管钻的导针穿入，避免穿透第五跖骨骨干（图23.7）。一直钻到适合于预先备好的螺钉的长度和大小。一般我们不需要使用钻头。注意不能使用长于钻取距离的螺钉，因为有可能造成骨折端移位或穿透骨皮质。在透视下插入合适的螺钉并保证每条螺纹都经过骨折断端。这样螺钉就可以给骨折部位制造一定压力，有利于骨折充分愈合（图23.8）。根据我们的经验，即使在硬化的骨质中，髓腔钻孔的固定方法因为伤口小且不需要充填内置物，对骨折愈合是很有利的。最后冲洗切口并用交叉缝线闭合伤口。

Johnson[9]还提到过一种可以在导针放置过程中减少X线照射量的方法。这种方法需要将切口稍微扩大一些，以暴露出跖骨结节的跗基节面及腓短肌腱的部分附着处。不使用X线导引，在至跖骨结节下端可触及的边缘约等于至腓短肌腱附着处1/2的部分穿入导针（图23.9）。用测角器在皮肤上标记一个跖屈7°的角度（图23.10），然后沿这个角度按上文所述的方法插入导针。最后通过X线片来确认螺钉放置的位置。

术后康复

术后，患肢外固定并保持下地负重约2周。2周后，患者可穿着外固定鞋在定制的步行矫形器的帮助下循序渐进地做负重训练。4周后，患者可换成普通的硬底鞋继续使用步

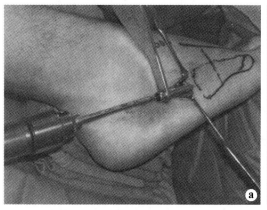
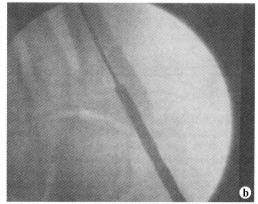

图23.7　（a）在保护器帮助下钻入。（b）导针穿入。

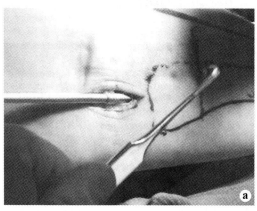
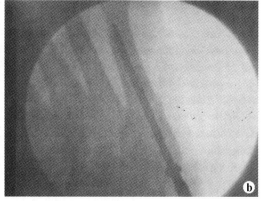

图23.8　（a）大孔径螺钉穿入。（b）螺钉穿过骨折断端。

行矫形器活动。运动员可在术后 5 ~ 6 周开始
慢跑锻炼，大部分在 7 ~ 8 周即可恢复训练。

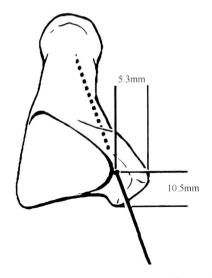

图 23.9 图示说明插入点到侧方及第五跖骨基
底。（From Johnson et al.[9] Copyright © 2004 by the
American Orthopaedic Foot & Ankle Society ［AO-
FAS］, reproduced here with permission.）

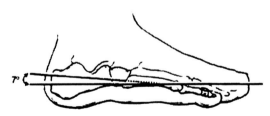

图 23.10 图示与足弓水平呈 7° 跖屈角。导针为
了保护跟骨结节部分之间的关系，侧方向上呈一定
角度推进。（From Johnson et al.[9] Copyright © 2004
by the American Orthopaedic Foot & Ankle Society
［AOFAS］, reproduced here with permission.）

（陈 思译 李世民 校）

参考文献

1. Quill G Jr. Fractures of the proximal fifth metatarsal. Orthop Clin North Am 1995;26:353–361
2. Torg J, Balduini F, Zelko R, Pavlov H, Peff T, Das M. Fractures of the base of the fifth metatarsal distal to the tuberosity: classification and guidelines for non-surgical and surgical management. J Bone Joint Surg Am 1984;66:209–214
3. Clapper M, O'Brien T, Lyons P. Fractures of the fifth metatarsal: analysis of a fracture registry. Clin Orthop Relat Res 1995;315:238–241
4. Quill G Jr. Fractures of the proximal fifth metatarsal. Orthop Clin North Am 1995;26:353–361
5. Torg J, Balduini F, Zelko R, Pavlov H, Peff T, Das M. Fractures of the base of the fifth metatarsal distal to the tuberosity: classification and guidelines for non-surgical and surgical management. J Bone Joint Surg Am 1984;66:209–214
6. Mall N, Queen R, Glisson R, Nunley JS. Patterns and risk factors of screw failure in intramedullary fixation of fifth metatarsal Jones fractures: a biomechanical study. Unpublished data, 2006
7. Horst F, Gilbert B, Glisson R, Nunley J. Torque resistance after fixation of Jones fractures with intramedullary screws. Foot Ankle Int 2004;25(12):914–919
8. Nunley J. Fractures of the base of the fifth metatarsal: the Jones fracture. Orthop Clin North Am 2001;32(1):171–180
9. Johnson J, Labib S, Fowler, R. Intramedullary screw fixation of the fifth metatarsal: an anatomic study and improved technique. Foot Ankle Int 2004;25(4):274–277

第 **24** 章 | 胫骨远端关节周围骨折经皮切开复位内固定

Michael P. Clare, Roy W. Sanders

对于骨科医生来说，胫骨远端关节周围骨折仍然是最具挑战性的骨折。传统的治疗方法包括功能支具、外固定合并或不合并有限内固定（混合固定）、髓内钉和正常切开复位内固定（ORIF）。先前尸体研究证实干骺端远端脆弱的血管供应加上周围软组织覆盖的固有局限性构成了不愈合的危险，导致人们对生物固定技术的兴趣日益增加[1]。

这些技术基于有限的软组织剥离的原则，保护成骨骨折血肿，保留个别骨折断端血管供应，同时恢复轴向和旋转对齐，并提供足够的稳定性让运动进展，简单骨折愈合并最终达到功能。因此，经皮钢板技术的演变导致了胫骨远端皮下或肌肉下应用预塑形植入物的发展。

适应证和禁忌证

经皮切开复位内固定技术适应于胫骨远端不稳定骨折、伴干骺端关节周围粉碎性骨折的胫骨远端关节外骨折、远端骨折线排除使用的带锁髓内钉（OTA 类型 43A1-A3；43B1）[2]。其他适应证包括简单的两部分：非移位或较小移位的关节内骨折（OTA 分型 43C1），其中关节片段可以通过简单切开复位来达到复位，其余可以通过经皮方式完成操作[2]。

经皮切开复位内固定术还可用于其他类型骨病变：开放性骨折，可占这类损伤的 20%；覆盖骨折水泡，或其他明显的软组织危害；骨折患者重度吸烟（≥2 包/天）；周围神经病变、糖尿病或合并其他重大并发症的患者。

我们认为复杂的粉碎胫骨 Pilon 骨折需要关节内解剖复位以达到最佳效果，因此必须行开放复位和内固定。上述情况经皮技术是禁忌证。

手术技术

根据不同程度的软组织损伤，胫骨远端关节周围骨折通常需要采用跨关节外固定器临时固定以保持轴向长度，并提供临时的稳定性，直到软组织肿胀和（或）骨折水泡完全缓解，才允许有效固定。在跟骨骨折中，我们利用"皱褶测试"作为一个简单的方法来确定软组织是否适合手术[3]。测试内容包括轻柔被动踝关节背屈、密切关注覆盖皮肤潜在分层区域；或者在有禁止性外固定架时，手术区域皮肤可以轻松捏起。皮肤皱纹的存在被认为是一个阳性表现，说明软组织肿胀已经消散，可进行确切骨折固定。

患者仰卧位于可透过 X 线的手术台上，患侧髋关节下方垫枕及安置气动止血带。任何关节复位和腓骨切开固定均应使用止血带，这样才能为手术提供一个不流血的清晰视野。经皮置入钢板后，可根据临床情况用止血带放气。为了使双平面影像增强，还需要用标准透视。在皮肤准备前先将外固定架远离 Schanz 针的位置，为了术中间接复位该固定架需要重新消毒，且放在需要的位置使用。

如果合并腓骨骨折，我们优先固定腓骨以确保轴向长度和旋转对齐。在大多数情况下，特别是胫骨远端关节外骨折，恢复腓骨长度和旋转将间接复位胫骨远端，因此只需更小的操作来完成胫骨固定（图 24.1a-d）。

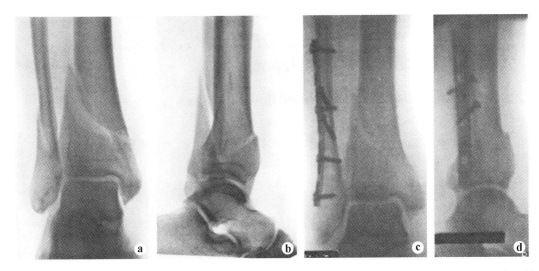

图 24.1　（a，b）胫骨远端关节周围骨折术中 X 线片；（c，d）腓骨固定后胫骨远端间接复位的术中 X 线片。

胫骨远端内侧钢板

皮下内侧钢板是胫骨远端最常见的经皮内固定技术，特别适合用于胫骨远端关节外或踝关节上骨折（OTA 分型 43A-13）[2]。在内踝水平行纵向切口（2~3cm），确认并保护其下隐神经（图 24.2）。另外，也可使用斜向或横向切口。深部分离延续到伸肌支持带，直到骨膜以上。轻轻移动全层软组织层形成钢板舒适的通道，然后在胫骨内侧缘骨膜外应用骨膜剥离器形成一个皮下通道。

初步选定的钢板直接放置在胫骨远端内侧的皮肤上，在透视下评估长度是否足够（图 24.3）。钢板长度取决于骨折类型、粉碎程度、患者骨质量、螺钉购买（非锁定植入物）以及其他因素。一般来说，主要骨折线

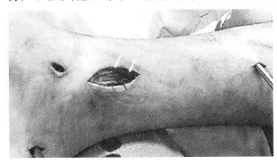

图 24.2　图为经皮内侧钢板的小内侧切口。

近端 4~6 个螺钉孔和 2~4 个螺钉应该能够提供足够的稳定性。钢板必要时可以旋转（图 24.4），并以逆行的方式在透视下轻轻通过，尤其要注意避开隐神经（图 24.5）。目前，大部分市售胫骨远端内侧植入物没有一个辅

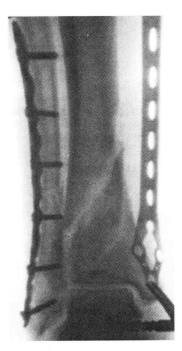

图 24.3　术中 X 线片显示临时选用的钢板。注意钢板相对于骨折线的长度，允许近端骨折端四个螺钉孔。

助钢板通道的悬梁臂。透视下确认矢状面上钢板和胫骨干对位一致。必要情况下，可在钢板近端尖部行第二个切口，直到钢板处于适当位置。

根据骨折类型和位移程度，通过单独小切口使用点状复位钳进一步由近端向远端复位（图 24.6a，b）。在不存在腓骨骨折或明显残余短缩的情况下，通过包括纵向牵引先前外固定器斯氏针、股骨牵引器

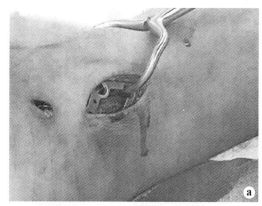

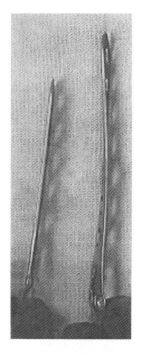

图 24.4 所选钢板安放前要预弯，注意钢板近端旋转弯曲来匹配胫骨远端骨干的三角形轮廓。

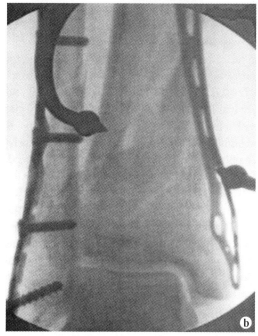

图 24.6 （a，b）应用点状复位钳临时复位胫骨远端。

或铰链牵张器的间接复位技术来促进纵向长度的恢复。在必要的情况下，通过小切口钢板外放置拉力螺钉以稳定额外的骨折线。由于邻近踝关节，我们一般优先使用覆盖远端骨折部分的远端螺孔和近端螺孔来固定远端部分到钢板。通常情况下，通过内侧切口很容易看到最远端的螺丝孔，而通过小切口透视下分离找到近端螺孔（图 24.7）。一般在骨折远端应用3～4个螺钉可提供足够的稳定性（图 24.8a，b）。对于简单的斜形骨折，首先将通过钢板的拉力螺钉

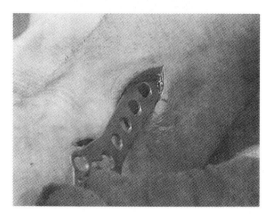

图 24.5 钢板经皮放置。

横穿原发骨折线，从而确保远端部分靠近近端部分（图24.9）。必要情况下可通过钢板垂直远端骨折线放置额外拉力螺钉。

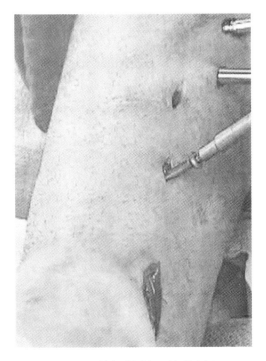

图 24.7 近端部分固定，注意小切口。

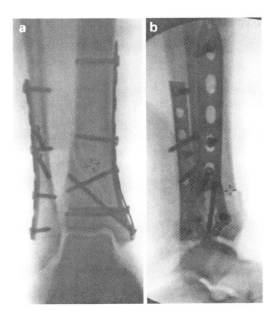

图 24.8 （a，b）胫骨远端骨折确定固定后术中X线片，注意远端部分的三个螺钉，另外皮质螺钉穿过原发骨折线。

分别利用钢板近端和尖端螺孔联合远端螺钉创建"内部外固定器"，以保证远端部分固定（图24.10a，b）。然后根据临床状况、螺钉购买情况以及整个骨折结构的稳定性，在近端部分增加额外的螺钉（图24.11a，b）。

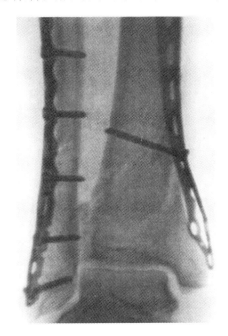

图 24.9 术中X线片证实最初的螺钉穿过原发骨折线。

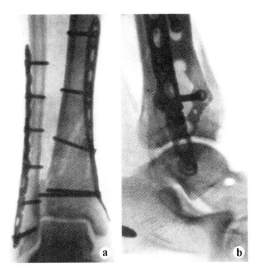

图 24.10 （a，b）术中X线片证实"内外固定器"构成。

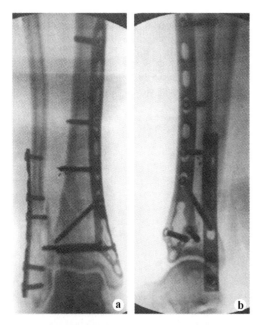

图 24.11 （a，b）术中 X 线片证实骨质疏松患者更换固定方式，注意长钢板和额外螺钉补充稳定。

胫骨远端前/前外侧钢板

简单的两部分关节内骨折可应用肌肉下前或前外侧钢板来进行近端固定，关节部分通过切开复位来达到复位，开放性骨折可延伸创伤裂口并作为钢板通道。在这些情况下，切口或外伤性裂伤本身就能暴露和移动下面的神经血管结构。通过 CT 评估关节内延伸的位置，以决定是否使用前或前外侧入路。

前入路

在踝关节上方胫骨前嵴外侧一横指处做一个长 6cm 的纵向切口。切开伸肌支持带，利用胫骨前肌和蹬长伸肌腱之间的间隙进行深层解剖。尽量保留胫前肌腱鞘的连续性，以减少潜在的伤口并发症（图 24.12）。下面的胫前肌/足背动脉及腓深神经通常位于蹬趾长伸肌腱外侧，需要在手术过程进行确认和保护。为了完全显露关节内表面，需横向切开关节，并在骨膜外完成近端分离。直视下对关节骨折块进行解剖复位，采用 1.6mm 克

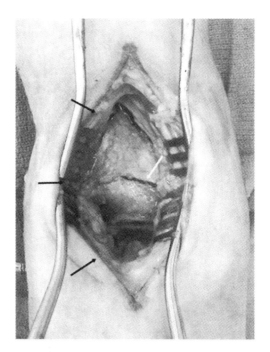

图 24.12 前入路。注意保护腱鞘内胫骨前肌（黑箭头）和关节内骨折线（白箭头）。

氏针临时固定，并在透视下证实复位。

在透视下证实选择的前路钢板有足够的长度，且穿过肌肉下，尤其要避开相邻神经血管束。为方便操作，必要时在钢板近端尖部做小切口直到钢板处于合适位置。为稳定冠状面骨折线，将皮质拉力螺钉放到钢板远端；为了稳定矢状面骨折线，拉力螺钉也可放在钢板外。一般情况下放置额外的皮质螺钉，远端部分 3～4 个螺钉应该能提供足够的稳定性。

通过在各自螺丝孔上单独切口完成近端部分固定。由于在胫骨前肌下面，小切口应靠近胫骨嵴外侧以允许胫骨前肌回缩，其长度往往比应用于内侧钢板的切口稍长。

随后进行固定，最后透视，近端出口放置深引流，仔细修复伸肌支持带。其他切口常规分层闭合。我们常规采用改良的 Allgower-Donati 技术并用 3-0 尼龙线缝合皮肤。

前外侧入路

在踝关节蹬长伸肌腱和第三腓骨肌外侧

做一个长 6cm 的切口。辨别腓浅神经轻微外侧分离，通过伸肌支持带继续深部分离。操作过程中应保护邻近胫前肌/足背动脉和腓深神经，其通常位于踇长伸肌腱和趾长伸肌腱之间。为了完全显露关节面，横向切开关节，然后进一步分离骨膜外近端（图 24.13）。为了牵引内关节，必要时可在距骨颈外侧（非关节）临时置入 4.5mm 斯氏针。接下来的操作方法和前入路相同。

锁定钢板与非锁定钢板

在处理下肢骨折尤其是胫骨远端骨折方面，锁定钢板技术的发展已经有了重大进步。锁定钢板相比于传统钢板的优势包括增加整体结构稳定、增加抗弯曲应力、减少螺钉拔出和失败。然而，锁定钢板本身体积较大，可能会增加伤口并发症以及钢板突出的风险。另外，由于钢板刚度增

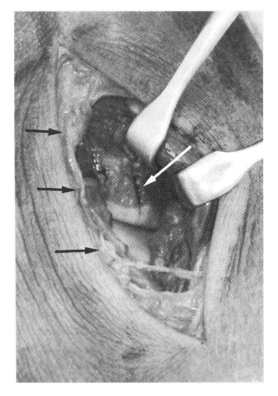

图 24.13 前外侧入路-第三腓骨肌牵向内侧。注意腓浅神经（黑箭头）和关节内骨折线（白箭头）。

加，即使初始不锁定皮质拉力螺钉，通过钢板压缩干骺端粉碎性骨折能力也会受到限制。

虽然没有锁定钢板绝对适应证的具体指导方针，但是作为一般规则，干骺端粉碎性骨折应该考虑应用锁定钢板，而锁定植入物应连接粉碎性骨折部分从而保持轴向长度；骨量减少、骨质疏松或其他明显的内科并发症患者骨折如缺少固定螺钉将达不到预期效果。

另外，还可以组合使用锁定和非锁定钢板，创建一个混合结构。在此实例中，首先放置非锁定螺钉，无论是在适合于固定次要骨折线还是在中立区钢板复位到骨面。之后使用锁定钢板，阻止骨植入物界面切割和潜在拔出。通过这种方式，允许一定程度的微动和骨弹性，从而促进骨内膜骨痂形成。

术后程序

常规伤口缝合后，使用保护夹板 10～14 天以利于伤口愈合。然后患者改为穿静脉弹力袜和骨折保护靴，尽早开始运动以促进肢体功能恢复。负重的进展是可变的，这取决于患者骨折类型和固定的稳定性，术后范围 8～12 周。

结果与并发症

Krettek 等[4] 首次提出了使用经皮钢板处理股骨远端和胫骨近端骨折。随后的学者们报道经皮技术应用到胫骨远端骨折，主要是内侧钢板，使用各种各样的植入物[5-13]。

Helfet 等[5] 应用预塑形半管状钢板和螺钉延迟经皮内侧钢板治疗 20 例复杂的胫骨远端和 Pilon 骨折，且报道没有钢板故障或明显的伤口并发症。所有骨折愈合且所有患者均有良好的功能结果。

Oh 等[7] 采用预塑形 LC-DC 板和螺钉急症

经皮内侧钢板治疗 21 例胫骨远端关节外或轻微关节内骨折。没有出现伤口并发症，所有骨折愈合。3 例患者有轻微的残余踝关节僵硬，其余患者均获得完全踝关节运动范围。同样的，Francois 等[8] 报道采用间接复位和经皮内侧钢板技术治疗 10 例胫骨远端和平台骨折，无伤口并发症，所有骨折最终愈合。

Khoury 等[9] 采用经皮内侧钢板治疗 24 例胫骨远端骨折，钢板类型为 3.5mm ~ 4.5mm 的重建钢板和 3.5mm ~ 4.5mm 的宽 LC-DC 钢板。他们也报道无深部感染，只有 1 例浅表感染，且所有患者恢复良好的踝关节活动范围。术后平均 12 周骨折愈合。

Collinge 等[11] 采用预弯的 4.5mm 窄 LC-DC 板和大螺钉治疗 17 例高能量胫骨远端骨折，其中包括 11 例开放性损伤。他们报道 3 例浅表伤口感染，均与外固定针道有关，1 例深部感染。所有闭合性损伤的患者膝关节和踝关节活动范围恢复到对侧肢体的活动范围 5° 以内，而在那些开放性损伤的踝关节活动范围平均背屈 10° 和跖屈 20°。

然而，经皮技术在技术上要求较高，因此应严格关注手术细节，以防止轴向、旋转和角度排列不佳。Helfet 等[5] 报道 4 例骨折愈合排列不齐，2 例内翻成角 >5°，2 例膝反屈 >10°，但不需要进一步手术治疗。Maffulli 等[12] 报道 20 例胫骨远端骨折中有 7 例畸形愈合（7° ~ 10° 残余角）。Borg 等[13] 报道 2 例畸形愈合需要翻修手术，Oh 等[7] 报道 21 例胫骨远端骨折有 1 例旋转畸形愈合。Khoury 等[9] 报道 4 例畸形愈合，1 例为外翻 8°，1 例为内翻 7°，2 例反屈 4° ~ 5°，但不需要进一步手术治疗。在冠状面排列不齐的两个实例中，存在明显的干骺端粉碎性骨折并使用"软" 3.5mm 重建钢板，作者建议对于那些干骺端粉碎性骨折使用"实" LC-DC 板。

由于这些损伤通常为高能损伤，尽管存在这些生物技术方法，但是延迟愈合或不愈合仍可能出现，尤其是对于那些开放性损伤或大量骨丢失患者。Collinge 等[11]

报道在开放性损伤患者中，包括 4 例大量骨丢失，有 3 例延迟愈合和 3 例不愈合。这 6 例患者经翻修和骨移植术后愈合。Francois 等[8] 报道 2 例延迟愈合需要进行骨移植术，最终骨愈合。Borg 等[13] 报道 21 例胫骨远端闭合性骨折中有 2 例延迟愈合和 2 例不愈合。

结论

胫骨远端关节周围骨折非常复杂，手术处理具有挑战性。由于胫骨远端干骺端固有的有限软组织覆盖和血管供应，对于某些关节外和简单的关节内骨折来说，皮下/肌肉下钢板技术是一个有吸引力的选择。这些技术以一个生物学友好的方式来恢复轴向、矢状面和旋转对位，从而提供足够的骨稳定性，以便促进早期的运动范围、简单的骨折愈合和最佳功能恢复。虽然较大、长期随访的随机系列研究是必要的，特别是关于锁定植入物，但是目前初步系列表明使用这些技术有满意效果结果。

（马信龙 杨阳 田鹏译 许卫国校）

参考文献

1. Borrelli J Jr, Prickett W, Song E, et al. Extraosseous blood supply of the tibia and the effects of different plating techniques: a human cadaveric study. J Orthop Trauma 2002;16:691–95

2. Orthopaedic Trauma Association committee for coding and Classification: Fracture and dislocation compendium. J Orthop Trauma 1996;10(Suppl 1):51–5

3. Sanders R. Intra-articular fractures of the calcaneus: present state of the art. J Orthop Trauma 1992;6:252–65

4. Krettek C, Schandelmaier P, Tscherne H. Neue entwicklungen bei der stabilisierung dia- und metaphysarer frakturen der langen rohrenknocken. Orthopade 1997;26:408–21

5. Helfet DL, Shonnard PY, Levine D, et al. Minimally invasive plate osteosynthesis of distal fractures of the tibia. Injury 1997;28 (Suppl 1):SA-42–8

6. Helfet DL, Suk M. Minimally invasive percutaneous

plate osteosynthesis of fractures of the distal tibia. Instr Course Lect 2004;53:471–5

7. Oh CW, Kyung HS, Park IH, et al. Distal tibia metaphyseal fractures treated by percutaneous plate osteosynthesis. Clin Orthop Relat Res 2003;408:286–91

8. Francois J, Vandeputte G, Verheyden F, et al. Percutaneous plate fixation of fractures of the distal tibia. Acta Orthop Belg 2004;70:148–54

9. Khoury A, Liebergall M, London E, et al. Percutaneous plating of distal tibial fractures. Foot Ankle Int 2002;23:818–24

10. Collinge CA, Sanders RW. Percutaneous plating in the lower extremity. J Am Acad Ortho Surg 2000;8:211–6

11. Collinge C, Sanders R, Dipasquale T. Treatment of complex tibial periarticular fractures using percutaneous techniques. Clin Orthop Relat Res 2000;375: 69–77

12. Maffulli N, Toms AD, McMurtie A, et al. Percutaneous plating of distal tibial fractures. Int Orthop 2004;28:159–62

13. Borg T, Larsson S, Lidsjo U. Percutaneous plating of distal tibial fractures: preliminary results in 21 patients. Injury 2004;35:608–14

第 25 章 足跟部微创外科学圆桌会议记录摘要

Mark Easley, Nicola Maffulli, Steven L. Shapiro, Juha Jaakkola, S. Robert Rozbruch, Bradley M. Lamm, Martinus Richter

Mark Easley：我邀请了几位本书的作者参加足踝部微创外科学（MIS）圆桌会议。我很荣幸与 Juha Jaakkola, Brad Lamm, Nicola Maffulli, Martinus Richter, Rober Rozbruch 和 Steve Shpiro 一起分享一些观点和经验。我们所有作者在其编写的相应章节里均对 MIS 提出了一些有价值的观点。我希望这篇会议讨论记录可以为读者在诊治足踝部病变时提供一种对于 MIS 的整体认识。

以往只有几种足踝部病变手术通过小切口完成，例如第五跖骨基底骨折，而足踝部微创外科最近才逐渐被认识。在我看来，足踝部 MIS 的发展远滞后于膝关节、髋关节、脊柱、肩关节以及创伤外科学。Nicola，你怎样看待这种滞后？

Nicola Maffulli：从一开始，足踝部就被誉为"灰姑娘分科"（Cinderella 学科），它的发展常紧随其他分科的发展。因此，我认为，足踝部 MIS 最近才出现并不意外。足踝部 MIS 技术还未广泛用于足踝部手术中。而且，与其他分科发展轨迹类似，绝大多数足踝部手术医生更愿进行传统切口范围大的手术，而将微创技术的发展留给那些先行者们。

Mark Easley：那么，Steve，近几年你已经进行了几项微创技术并取得了很大成功。你既是专业院士又有个人经验，你认为足踝部 MIS 的主要优势在哪里？

Steve Shapiro：除了手术外观好看，依据我的临床经验，MIS 不仅能使患者快速恢复而且常使手术更加准确、集中。我曾经一直应用传统足踝外科技术，但自从应用了 MIS 技术后就再没用过传统技术。绝大多数病例很快恢复正常功能，没有出现预后不良。例如跖筋膜松解术及 Morton 神经瘤切除术，传统方法可能会造成伤口延迟愈合或者由于软组织切除使负重功能延迟等。而采用关节镜下手术，术后恢复明显加快。并且内窥镜下病变显示更详细，从而使手术切除更加准确。

Mark Easley：Juha，你也一直在足踝部手术中应用微创技术，有些也是在关节镜下辅助进行的。你认为对足踝部病变，关节镜相比传统广泛切开手术的优势在哪里呢？

Juha Jaakkola：我在进行脱位、跟骨关节内骨折手术中的经验刚好说明这个观点。传统的广泛手术切口可以使外侧跟骨视野更清楚，从而使移位的骨碎块达到解剖复位，而关节镜下这些视野均可很好显示。传统广泛切口手术视野中，我很难观察到完整的跟骨后关节面情况。而使用关节镜辅助技术，几乎所有的病例均能获得良好的视野，而且后关节面复位较传统手术效果更好。我认为，正如髋臼骨折或其他关节内骨折一样，跟骨骨折预后可能很大程度上依赖于关节复位的好坏。

Mark Easley：有没有什么不足？

Juha Jaakkola：并不一定是不足，但是关节镜下治疗移位的跟骨骨折时间更长。由于切口很小，骨折碎块整体复位在 MIS 中做不到像广泛切口的手术那样。因此，我必须在骨折的前 3～4 天内进行关节镜下辅助治疗，与那些外固定治疗移位的跟骨骨折的医生类似。另外，非广泛切口的骨折碎块捆绑复位也难以进行。

Mark Easley：我们可以将关节镜及内窥

镜辅助手术归为 MIS 吗？

Steve Shapiro：当然！从生理上看，足踝部软组织覆盖不多，所以传统方法切口并不十分大。对于 TKA 或者 THA，使用 MIS 是为了使切口更小的说法并不合理。足踝部 MIS 定义中，相当多的部分是由内窥镜及关节镜辅助手术所构成。

Mark Easley：Rob，Juha 提到了外固定。你作为足踝部复杂畸形外固定治疗的领军人物，你是如何将外固定技术引入 MIS 中的？

Robert Rozbruch：Mark，感谢你对我的肯定！我非常荣幸我所在医院为我应用外固定技术治疗足踝部病变提供支持。对我来说一直荣幸之至。开始临床工作时我也是应用传统技术治疗骨科病变，后来跟随几位外固定导师学习。对于足踝部畸形的治疗，我一直遵循导师教授的原则。现在如果适应证允许，我首先选择外固定。以下是我的一些观察：

在 MIS 中，应用外固定技术有以下两方面优势：第一，通过牵引针进行骨折固定，避免了钢板固定所需的大范围软组织损伤。第二，经皮截骨矫形更加准确和平缓，避免大范围切开暴露以进行闭合楔形截骨及钢板内固定。

Mark Easley：手术预后有什么优势吗？

Robert Rozbruch：毫无疑问。外固定技术非常实用。依据我的经验，切口小意味着软组织创伤少，相比传统广泛切开手术，术后疼痛轻、骨骼愈合快。环形外固定在复杂踝关节融合术中特别有助于获得足部稳定固定。而且，支架能提供稳定支撑，有益于患肢术后完全负重。

Mark Easley：Brad，你也倾向对复杂足踝部畸形外固定治疗，依据你的经验，外固定治疗相对于传统切开术是否更加微创呢？

Brad Lamm：Rob 和我的很多观点是一致的，我也赞同 Rob 的观点。应用外固定之前，足踝部严重畸形常需大范围矫形，广泛切开常导致并发症风险增大。而应用外固定技术后，我现在可以逐步矫形，无需大范围手术

暴露。正如 Rob 提到的，由于固定经皮（牵引针或金属线），我将外固定技术改为 MIS。如果将外固技术结合 MIS 应用于关节融合术、截骨术和（或）软组织松解术，我觉得手术的预后会更好，并发症会更低。

创伤方面，外固定和 MIS 技术相结合可以减少软组织/骨膜损伤，相对开放复位及内固定预后佳。经皮钢板技术可以保留骨折部位血供，我认为这点同样是外固定的优势。微创的钢板固定术需要在手术中进行准确的解剖复位，外固定同样可以做到，而且可以进行术后微调，这点内固定无法做到。

Mark Easley：一些 MIS 技术似乎受限于科技发展。我们很幸运请到一位足踝部计算机辅助外科学（CAS）专家 Martinus Richter 参与著书。Martinus，依你的经验，导航技术在足踝部病变 MIS 治疗中有哪些优势呢？

Martiuns Richter：导航技术或者 CAS 有助于进行三维立体的矫形或复位，以及闭合打钉。我认为在治疗中后足复杂畸形时，CAS 定位准确，能提高临床预后效果。但是 CAS 对于有经验的医生来说过于复杂和耗时，对于视野小的手术则可以提供最佳导航。当然，CAS 特别有助于 MIS。

Mark Easley：目前，CAS 用于足踝部还比较少。Martinus，你预计 CAS 在足踝部应用的前景如何，特别对于 MIS。

Martiuns Richter：未来，不同计算机系整合系统将提高 CAS 技术的临床应用。术前综合足印技术、手术计划软件、CAS、术中三维成像技术（ISO-C-3D™，ARCADIS™）以及术中足底压力扫描技术（IP）将整合为一个综合手术系统（ICOP）。在 ICOP 中，术前计算机计划包括了术前 X 线片、CT、MRI 以及足底扫描数据。术前计算机计划结果将传送到 CAS 设备中。术中二维（C 形臂）或三维（ISO-C-3D）成像可以在 CAS 免登记并与术前 CT 及 MRI 扫描进行匹配。CAS 系统结合 IP 的生物力学评价，不仅可以从形态学而且可以从生物力学上指导手术。术中三维成像

（ISO-C-3D）数据以及 IP 数据与手术计划软件提供数据匹配，可以对手术复位、矫形或钻孔/内固定位置进行实时指导。

这些看起来似乎很复杂，我觉得这种整合系统最终会被所有足踝部手术医生应用，就像我们汽车的导航系统一样。20 年前，很多人质疑将导航系统应用于车辆，而今天几乎所有制造商们均提供导航系统。但是导航系统很少用于短途或熟悉路线，最常用于长途或复杂旅途。同样，计算机方法可以提高术中成像、导航以及进行生物力学评价，这些都将有助于提高手术疗效。我们几年后将拥有这些系统（ISO-C-3D、CAS、IP），并将其用于复杂病例的治疗。我预计即使是最复杂的病例也可以进行非常准确、集中的治疗，而且切口小、不损伤软组织。换而言之，这项技术可以使足踝部复杂病变应用 MIS 成为现实。

Mark Easley：最后，如何在足踝部病变中进行 CAS 及 MIS？

Martiuns Richter：足踝部应用 MIS 技术的不足之处在于手术视野有限。根据我的经验，计算机辅助术中三维成像（ISO-C-3D™、AR-CADIS™）较传统 3D 成像更有优势。ISO-C-3D 有助于在闭合手术中显示普通 C 形臂或由于视野小而直视下无法显示的结构。应用这项技术，MIS 可以有效减小畸形复位或内固定错位的风险。

Mark Easley：Nicola，你对于足踝部 MIS 治疗技术中的问题进行了改进，我相信你仍然是这项技术的支持者。你能否从你认为的足踝部 MIS 不足之处，总结一下我们圆桌会议的讨论吗？

Nicola Maffulli：Mark，我一直在应用足踝部 MIS 技术，我也在尽微薄之力对这项技术进行一些改进。在我来看，足踝部外科学尚未进行科学的研究。发明这项技术很棒，并能够应用于很多患者，这些患者非常感激医生并很快恢复正常功能。但是，在前沿杂志上几乎没有专门文章报道这些成果，据我所知，没有将传统技术与微创技术进行比较的研究。我们将努力引导我们的医生，不能只陶醉于自己娴熟应用手术刀、锯、钻的技巧，而应从长期疗效角度真正为患者进行医治。我想，在这些新技术成为我们医疗设备的一部分后，一定会较传统方法提高疗效。MIS 技术的手术指征及患者选择仍需明确。最新的不一定是最好的，随着时间的流逝，技术进步不一定成为临床的进步。我希望，对足踝部病变传统手术和 MIS 手术进行预后，以及随机的调查研究。

Mark Easley：感谢所有参加足踝部 MIS 讨论的与会者们。谢谢。

（蔡琳译　李世民校）

第 26 章 足踝外科学的计算机导航技术

Martinus Richter

20 世纪末，随着术前、术后应用计算机系统参与精确诊断并使手术计划得以进行，足踝部外科学正式出现[3]。然而，现在却很少有可以帮助骨科医生在手术时按计划达到最好效果的计算机工具。由于手术中缺乏理想视野、内固定引导和一些生物力学的评估，于是出现了所谓的"黑箱"（盲打）[2]。未来足踝外科学的发展则将是基于这种术中"黑箱"的变革。我们将有更多的术中的辅助工具可以帮助手术达到理想的效果[2,3]。术中三维（3D）成像系统（ISO-C-3D）、计算机辅助外科手术（CAS）以及术中足底压力扫描技术（IP）是目前术中辅助治疗的三项革新技术[3]。这些新技术也特别有助于微创外科学的发展。

这些新技术目前已经在我们医院进行临床应用，并将进一步发展。本章特别分析了足踝部外科导航系统临床应用的可行性和优势。由于 ISO-C-3D 和 IP 是两种与导航紧密相关的新技术，因此本章也进行了分析和描述。

术中三维成像系统

在足踝部创伤的治疗中，螺钉错位打到骨外或关节内、骨折断端间隙错位或者关节面对位不良等应用术中透视检查常不能被发现，而仅能通过术后 CT 扫描检查出来[4]。早期临床研究发现，用一种新型 C 形臂 3D 成像系统（ISO-C-3D）评估复位和内固定比单用 C 形臂或平片效果好，可以与 CT 扫描成像相媲美[5-9]。

ISO-C-3D（西门子股份有限公司，德国）

是一种移动 C 形臂，可以在 190°范围轨道旋转成像，在一块 119mm 的数据立方体上处理数据（图 26.1a）。用这些 3D 数据、二维（2D）和多层面重建图像可以在屏幕上实时显示（图 26.1b）。扫描时用无菌袋套住腿和检查床。

研究结果

一家一级创伤中心进行了一项连续预后临床随访[10]。目的在于评价足踝部手术中应用 ISO-C-3D 的可行性及优势。前提是假设在相当比例的病例中，ISO-C-3D 能检查出传统 C 形臂发现不了的复位或内固定失败。

此次研究中的病例是 2003 年 7 月 1 日至 2005 年 6 月 30 日在 Hannover 医学院创伤科治疗的足踝部创伤或重建手术患者。在应用新装置前，手术医生用传统 C 形臂进行准确复位及内固定。患者躺在一个特殊的不含金属的碳化桌面上或一个标准桌面上。然后记录应用 ISO-C-3D 后的变化和手术医生的评级（可视模拟分级［VAS］，0～10 分）。将手术医生对碳化桌面和标准桌面的影像质量评级进行比较（t 检验，显著性 0.05）。

共计 101 例患者（非双侧 ISO-C-3D 应用），分别为骨折：Pilon，$n = 15$；Weber-C 踝，$n = 12$；单侧背面 Vokmann，$n = 3$；距骨，$n = 7$；跟骨，$n = 32$；舟状骨，$n = 2$；骰状骨，$n = 2$；Lisfranc 骨折脱位，$n = 8$；踝/后足关节融合伴或不伴矫正，$n = 4/16$。其中 80 例患者（79%）应用碳化桌面，21（21%）例患者应用标准桌面。手术平均用时 430s（范围，300～700s）；100s 准备，平均

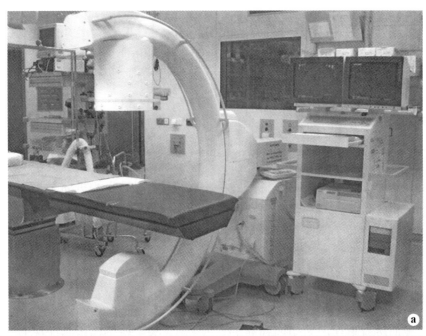

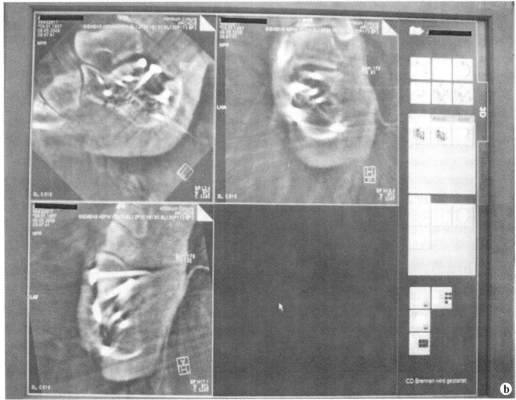

图26.1　术中三维成像系统（ISO-C-3D）。（a）ISO-C-3D设备在手术室，在碳材质的骨折部位投照桌旁。（b）ISO-C-3D显示器可见跟骨切开复位及钢板螺钉内固定术后多平面重建。左上图：矢状重建；右上图：冠状重建；左下图：轴位/水平重建。通过CT扫描，重建平面可以依据手术医生需要而任意选择。

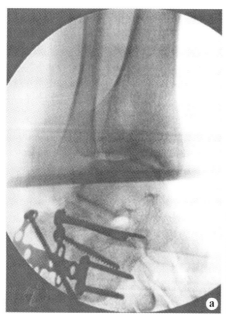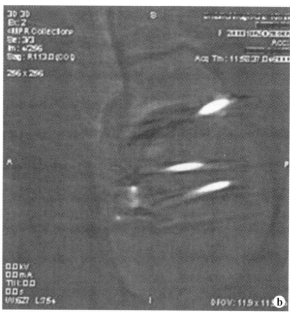

图 26.2　术中 3D 成像（ISO-C-3D）。切开复位及钢板螺钉内固定后跟骨骨折。（a）在进行 C 形臂 Broden 位投照后，医生重新复位并加固内固定。（b）ISO-C-3D 扫描显示螺钉斜向内穿过后缘皮质，术中重新调整螺钉位置。

120s 进行 ISO-C-3D 扫描，平均 210s 用于手术医生进行影像评价。39% 的病例中（101 例中 39 例），复位（$n = 16$，16%）和（或）内固定（$n = 30$，30%）重新用 ISO-C-3D 扫描纠正。8 位手术医生的评级为可行性 9.2（范围，5.2 ~ 10），临床优势准确性 8.2（范围，4.5 ~ 10）。影像质量碳化桌面评级为 9.1（范围，8.0-10），标准桌面为 8.7（范围，7.0 ~ 10）（碳化桌面与标准桌面差异率，t 检验，$P > 0.005$）。图 26.2 显示为 1 例临床病例。

　　在本次研究中，几乎 40% 的病例术后用 ISO-C-3D 扫描进行重新复位和（或）内固定。辐射损伤与 CT 比较，现代数字 C 形臂透视扫描时间达 39s。碳化桌面的影像质量较标准桌面无优势，因此足部的 ISO-C-3D 扫描无需应用碳化桌面。

　　总之，应用 ISO-C-3D 扫描进行术中 3D 成像可以提供仅用普通平片或 C 形臂提供不了的重要信息[11]，而且使用时间并不很长。ISO-C-3D 在评价术中复位和（或）内固定时

非常有用，并且可以替代术后 CT 扫描。

计算机辅助外科手术

CT 为基础的计算机辅助外科手术

　　中后足骨折和骨折脱位复位的准确与否决定了临床预后的好坏[12-20]。中后足矫形也同样[19,21-29]。但是，传统 C 形臂难以达到精确复位或矫形[19,30,31]。CT 辅助 CAS 已经成为其他部位矫形及复位手术中一种有重要价值的工具[32-53]，特别能达到更加准确的复位[32,34,38-40,43-47,49,52,54-57]。CT 辅助 CAS 也有助于中后足畸形矫形、中后足骨折及骨折脱位的复位，但目前尚未用于足部手术[58]。

研究结果

　　我们进行临床研究的目的是比较 CT 辅助 CAS 系统和 C 形臂系统在中后足畸形矫形手术中的作用[59]。Sawbone（Pacific 研究实验室）标本模型为"巨大左足踝畸形"、"巨大左足踝畸形合并马蹄足畸形"、"巨大左足踝

畸形合并跟骨畸形愈合"以及"巨大左足踝畸形合并马蹄足内翻畸形"。对每种畸形标本进行 CT 扫描（n=3）。矫形的目的是矫正畸形标本至正常形态。手术应用两种矫形方法：（a）传统 C 形臂辅助矫形；（b）CAS 辅助（CT 辅助）矫形。对五种畸形分别进行矫形。对于跟骨畸形愈合和马蹄足内翻畸形的标本，矫形前需要进行标准的截骨术。由于铺设了无菌单，手术医生不能直接观察标本进行手术。手术矫形中，应用 C 形臂或 CAS 系统进行标本成像。置入 1.8mm 钛克氏针，并记录如下参数：所有标本手术总共及各步骤所需时间、透视时间、足长度、足纵弓高度与长度、跟骨倾斜角度、后足角度（n=30），此外对跟骨畸形愈合的标本还要测量 Boehler 角和跟骨长度（n=10）。这些矫形标本形状分为：正常、接近正常、异常或严重畸形。两种不同系统（CAS 与 C 形臂）辅助的矫形手术所得参数进行统计学比较（t 检验，c^2 检验）。根据标本测量参数，将矫形与正常标本间差异进行比较。

所有用 CAS 辅助系统的标本（n=15）形状全部正常，而在 C 形臂组的标本中有 8 例正常（C 形臂组其他标本术后结果：接近正常，n=6；异常，n=1；c^2 检验，P=0.05）。应用 CAS 系统的手术时间略长，其中透视时间比 C 形臂系统时间长（平均值及范围，t 检验）：

——CAS，手术全部时间，782s（范围，450~1020s），C 形臂，410s（范围，210~600s），P<0.001

——CAS，透视时间，0s，C 形臂，11s（范围，8~19s），P<0.001

在应用 CAS 系统的 3 例病例中，系统崩溃重启（这些病例中手术全部时间为 1000s、1010s 和 1020s）。

正常标本和矫形标本间差异测量参数如下（平均值，标准差，t 检验）：足长度，CAS，-1.7±1.9mm，C 形臂，-4.1±3.8mm，P=0.03；足纵弓长度，CAS，-0.9±0.9mm，C 形臂，-5.6±4.9mm，P=0.001；足纵弓高度，CAS，-0.1±0.5mm，C 形臂，1.7±4.3mm，P=0.14；跟骨倾斜角，CAS，0.1°±1.4°，C 形臂，2.7°±4.8°，P=0.05；跟骨长度，CAS，-0.5±0.4mm，C 形臂，-2.8±1.3mm，P=0.005；Boehler 角，CAS，0.4°±1.1°，C 形臂，4.1°±8.6°，P=0.37。

进一步分析不同病理标本间的差异时，CAS 和 C 形臂系统间最大差异（最低 t 值）依次见于跟骨畸形愈合、马蹄足畸形、马蹄足内翻畸形。

总之，一些临床研究表明，后中足畸形矫形治疗使用 CT 辅助 CAS 系统较 C 形臂提高了准确度[59]。

CT 辅助 CAS 是 C 形臂系统时间的一倍，是因为术前 CT 扫描的 DICOM 数据转移至 CAS 系统，特别是登记时相互匹配过程最费时间。匹配过程缓慢的主要原因在于足部复杂骨结构，28 块骨骼和 30 多个关节。正因这种解剖条件，足部术前 CT 和登记过程中难以保持完整性和解剖对位，这就使得足部的登记过程比身体其他骨骼少且大的部位如脊柱或骨盆更加困难[36,38,47,58,60]。

足部的 CT 辅助 CAS 临床应用中，尽管足部软组织覆盖薄，但登记问题仍然明显。当登记结束以后，CT 辅助 CAS 较传统 C 形臂更加准确、方便且迅速，但登记耗时长这个问题仍阻碍了它更广泛地应用于临床。幸运的是，在我们这项研究酝酿和进行期间，出现了无需登记的两种 CAS，即 C 形臂辅助的 CAS 和 ISO-3-D 辅助的 CAS。这些 CAS 方法无需登记，特别适用于足部。临床研究证明这些无需登记的方法可以在手术中像 CT 辅助的 CAS 一样达到很高的精确度，从而获得更好的临床疗效。

基于 ISO-C-3D 的计算机辅助外科手术技术

在我们医院，基于 ISO-C-3D 的 CAS 首先应用于距骨骨软骨缺损的倒钻手术中[61]。治疗距骨骨软骨缺损 I、II 级的目的，根据 Berndt 和 Harty 分级，是使病变部位血运重建[62]。如果症状明显，还需进行软骨部分清创术[63,64]。

这种清创术仅限于松解软骨或部分变质软骨[63-65]。

在病变部位行软骨下钻孔可以使血运重建。倒钻技术可保留软骨表面完好，因此比顺钻更有优势[66]。关节镜下钻孔仅限于那些关节镜能达到的部位[65]。在其余病例中，切开手术需要重新调整[67]。正是基于这些原因，CT 辅助、CAS 导航的骨软骨病变倒钻技术作为一项新技术被认为具有良好的预后[66,68]。CT 辅助和透视辅助的导航系统目前仅限于它们的适应证[59,61]。透视的缺点是缺乏术中 3D 成像。CT 辅助的导航系统仍需要术中繁复的登记，特别是术前计划以及进一步检查。

除了目前关节镜下评价和治疗方法外，我们也引进了一种可替代的 ISO-C-3D 辅助的 CAS 导航下病灶倒钻技术。

研究结果

我们随访研究的病例包括了 2003 年 1 月 1 日至 2003 年 7 月 31 日期间，根据 Berndt 和 Harty 分级所确定的距骨剥脱性骨软骨炎 I、II 期的患者。我们将更为严重的

患者或者不能应用此系统手术的患者排除在外。患者均应用了 ISO-C-3D 辅助导航下的倒钻术。手术过程中，记录并分析所需时间、准确性、出现的问题以及手术医生评级（VAS，0～10 分）。倒钻技术的准确性由术中 3D 成像系统（ISO-C-3D™）评价。随后进行了临床和影像学随访，应用以下评分：VAS 足踝（VAS FA）以及 SF36（与 VAS FA 比较的标准百分比值）。

技术背景

ISO-C-3D（如上所述，图 26.1）与导航系统有关。用可移动参照物（DRB）在骨骼上进行固定（图 26.3a），然后用 ISO-C-3D 扫描（图 26.4b）。数据传入导航系统后，导航系统用标准软件显示计划钻孔的起点、终点、方向以及长度。随后屏幕上显示实体骨内钻孔的轨道。电子钻孔器在导航调节下进行钻孔（图 26.3a，b）。钻孔方向及长度在导航仪的监视器上显示。整个手术过程无需透视。

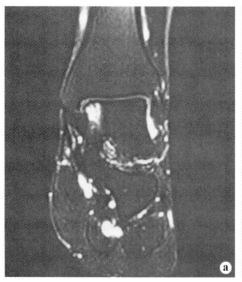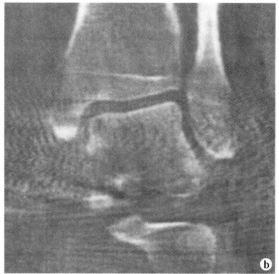

图 26.3　基于 ISO-C-3D 的计算机辅助外科手术（CAS）。在距骨剥脱性骨软骨炎病例中，ISO-C-3D 辅助的 CAS 导航下倒钻术。将距骨剥脱性骨软骨炎（Hepple/Winson II 级）的 MRI 成像（a）及 ISO-C-3D 图像（b）均传入导航系统。

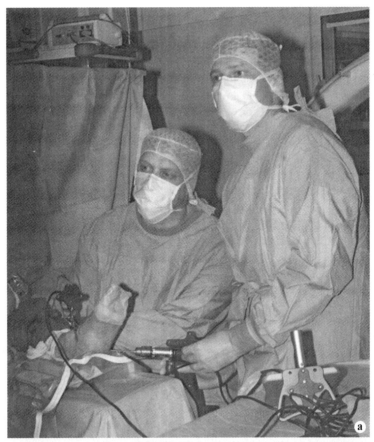

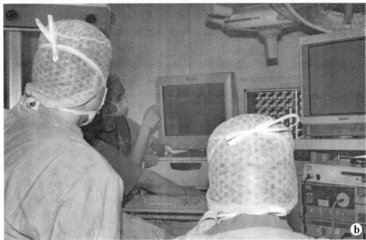

图 26.4 基于 ISO-C-3D 的计算机辅助外科手术（CAS）。ISO-C-3D 辅助的 CAS 导航下对距骨剥脱性骨软骨炎病灶行倒钻术。（a）倒钻术以距骨外侧突为起始点；（b）用 CAS 设备在显示器上进行实时观察。

10 例患者（在外侧距骨穹窿部，$n=6$；在内侧距骨穹窿部，$n=4$）应用了 ISO-C-3D 辅助的 CAS 导航下倒钻手术。术前准备时间包括植入 DRB、扫描时间以及轨道准备等，共 580s（范围，500~750s）。所有钻孔位置准确（偏离原计划小于 2°，即 2mm）。无手术并发症，特别是无感染发生。手术医生评级如下：可以，VAS 9（范围，7.3~10）；准确，8.5（范围，5.8~10）；临床效果佳，8.5（范围，5.7~10）。9 例患者进行了随访，平均随访时间 18 个月，（范围，12~28个月）。1 例患者首次临床改善后要求 OATS，因此被排除在外。VAS FA 92（范围，86~98），SF36 89（范围，79~97）。平均分类分级如下：

——疼痛：VAS FA，85（范围，69~100）；SF36，87（范围，80~100）

——功能：VAS FA，94（范围，88~99）；SF36，96（范围，83~100）

——其他：VAS FA，96（范围，87~99）；SF36，85（范围，67~93）

基于 ISO-C-3D 的 CAS 在显示病变时准确无误。然而该系统操作复杂，随着手术的进行该系统由于计算机控制失灵易出现故障。

这种系统在我们科内常用于其他部位的手术中。这种技术的优势在于准确而且无需解剖登记的实时 ISO-C-3D 导航，从而使手术能够及时准确进行[2]。我们的研究结果发现，基于 ISO-C-3D 的 CAS 导航倒钻技术可以替代距骨骨软骨病灶的关节镜下或者开放钻孔技术。目前，我们应用相同的 ISO-C-3D 和另外一种更方便的导航装置。尽管存在很多优势，但由于基于 ISO-C-3D 的 CAS 费用很高，因此妨碍了它在单一距骨骨软骨病变倒钻术的标准化应用。但是，基于 ISO-C-3D 的 CAS 仍可用于其他部位如脊柱、骨盆，而且如上所述仅 ISO-C-3D 本身对于术中 3D 成像有价值。此外，患者辐射防护也是一个重要问题，基于 ISO-C-3D 的 CAS 导航下倒钻术比关节镜手术辐射量大，但比所有传统 C 形臂和 CT 辅助的 CAS 导航辐射小很多。

基于 C 形臂的计算机辅助外科手术

如上所述，CAS 对于后中足畸形矫形及后中足骨折和骨折脱位的复位有很大帮助[59]。CT 辅助的 CAS 可以准确定位，但繁复的登记核对程序妨碍了临床应用[59]。于是我们医院开始研究并发展一种免登记的基于 C 形臂的 CAS 导航技术。

研究结果

我们随访了一些踝关节或距下关节创伤后畸形（畸形愈合）的病例。基于 C 形臂的 CAS 导航下行矫形关节融合术。分析了手术耗时、准确性、存在的问题、手术医生分级（VAS，0~10 分）及随访结果（VAS FA，SF36），并用一种新的 C 形臂 3D 成像系统对矫形术的准确性进行评价。

技术背景

无线 DRBs 导航系统与一种可调节的 C 形臂相连接（图 26.5a）。将一套 DRB 分别固定于计划矫形的骨骼或断端。用 C 形臂进行前后位和侧位数字化成像，然后将数据传入导航装置并进行校正。期间，骨骼或骨碎块间可以在对位对线任意角度显示（图 26.5a），然后移动骨块在屏幕上显示。C 形臂在矫形过程中并不使用。矫形后保留 2mm 的克氏针，然后用 C 形臂和术中 ISO-C-3D 成像。最后在基于 C 形臂的 CAS 导航下将螺钉固定（无数据显示）。

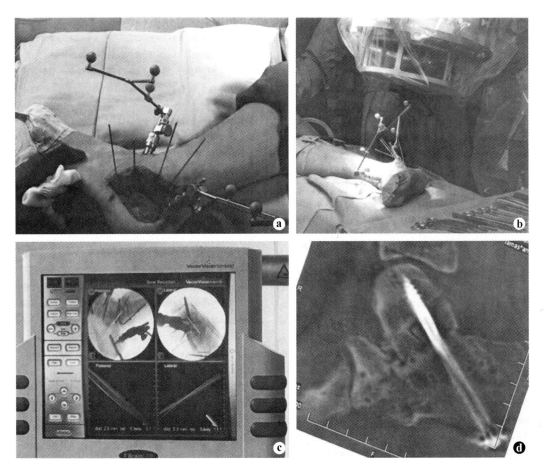

图26.5　基于 C 形臂的计算机辅助外科手术（CAS）。基于 C 形臂的 CAS 导航下矫形跟骨粉碎性骨折后的后足畸形，伴有足弓扁平、Boehler 角（0°）和后足内翻角（10°）。通过增加足弓（使 Boehler 角达 30°）矫形内翻，行距下关节融合术。　（a）DRBs 固定于距骨颈部及跟骨后突，并进行照相。（b）图像捕捉。（c）导航过程中显示器观察。（d）矫形及距下关节骨块螺钉内固定术后用 ISO-C-3D 进行术中成像。预计 Boehler 角达 30°。为测量 Boehler 角，跟骨后关节面前后缘连线中点，也就是后骨块后缘高度一半。

本次研究包括 12 例患者（踝关节矫形融合，$n=3$；距下关节矫形融合术，$n=6$；联合踝/距下关节损矫形融合术，$n=2$；Lisfranc 关节矫形融合术，$n=1$）。术前准备时间、扫描时间、屏幕上准备矫形时间共 500s（范围，400～900s）。矫形时间 45s（范围，30～60s）。所有对位、移位均按原计划完成（对位成角偏差 ±2°，移位偏差 ±2mm）。三位外科医师根据 VAS 进行评价：可行性为 9.5（平均 9～10）；准确性为 9.8（平均 9.5～10）；临床疗效，9（范围，8～10）。10 例患

者（83%）术后 14 个月随访（范围，6～27 个月），所有关节均融合。矫形手术术后随访（通过影像学分析）的对位对线与术中测量值无显著变化（见上述；t 检验，$P>0.05$）。VAS FA 平均 47（范围，25～81）；AOFAS 中足评级，57（范围，40～64）；SF36，54（范围，34～80）。不同表现评分如下：疼痛：VAS FA 47（范围，14～85），SF36 46（范围，11～93）；功能：VAS FA 41（范围，14～85），SF36 45（范围，8～85）；其他：VAS FA 52（范围，19～83），SF36 70（范

围，55～84）。

所述方法可行性很受欢迎。手术准备时间小于 10 分钟。矫形手术既快又准确，避免了传统 C 形臂的种种问题。根据我们的经验，无 CAS 导航，常需将 C 形臂进行调整，矫形手术花费时间较长，而且手术视野不佳、没有 3D 移动矫形对位，使手术更加困难。

总之，基于 C 形臂的 CAS 导航，使后足踝部创伤后畸形的矫形手术更加准确和迅速，因而可以应用于临床[2,69]。由于提高了手术准确度、明显改善临床预后，因而这种方法临床应用的显著性较高[19,21-29,58]。

术中足印技术

对于任何足踝部复位和矫形术，一直都需要一种便捷的生物力学支具以保持复位成果[19,21-29]。特别对于 CAS 导航的复位或矫形术，由于较传统复位更加准确，更需要它来维持好的复位效果[2,61]。如果可能的话，应尽量应用 C 形臂或 ISO-C-3D 辅助进行复位或矫形[2,10,59]。骨骼位置的影像学分析也可反映足部生物力学情况[19,70]。但是足印技术在足部生物力学分析中可能更有效[71]。目前，用于生物力学评价的足印技术仅用于临床随访[2]。术中足印技术有助于进行及时的术中生物力学评价[2]。

研究结果

我们在研制一种新的器械以便更好地进行足印技术。首先进行可行性研究[72]，然后比较新方法与标准动态足印技术的有效性[73]，最后通过一项预后连续随机的多中心研究分析 IP 的临床优势。

对于术中足底标准施力，应用一种 Kraftsimulator 术中足底扫描仪（KIOP，汉诺威医学院，汉诺威，德国；在德国专利局，墨尼黑，德国注册号为 no. 202004007755.8，图 26.6a，b 和图 26.7）。足底扫描测量用定制的电容传感器（PLIANCE™，Novel 有限公司，墨尼黑，德国）。该系统可以进行实时扫描并可双侧对比。踝关节中立位时进行数据测量。踝关节中立位时对于麻醉患者无肌肉运动的影响最小，这是由于清醒直立位的患者脊髓电图（EMG）消失[74-76]。

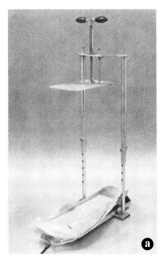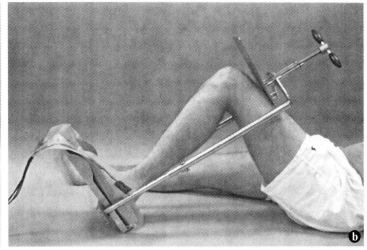

图 26.6　术中足印技术（IP）。这是一种新近发展起来的术中力学检查设备（KIOP）。术中用无菌塑料袋包裹一种特制的测量力学登记的垫子并将其置于 KIOP 上，如图 26.7 所示。垫子大小约为 16cm×32cm。垫子包含了 32×32 个大小约为 0.5cm×1cm 的感应器。图 26.7 显示 IP 模型。

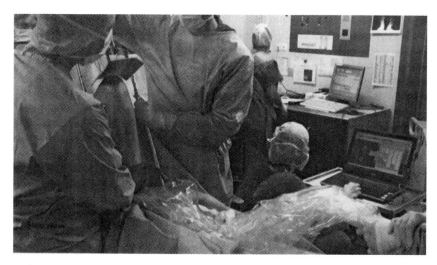

图26.7 术中足印技术（IP）。距舟关节矫形术（前瞻可行性研究）过程中的 IP 技术；施加一半体重约400N 的作用力。在足印扫描系统显示屏上实时显示。IP 过程中，KIOP 为无菌性，力学检测垫用无菌塑料袋包裹。

有效性研究

有效性研究分两步：

第 1 步，比较标准动态足印技术（三步，行走中，第 3 步；以及三步，中间静立时力学参数），站立位静止（三步）以及在肥胖志愿者中应用 KIOP 的足印技术（三步；总力400N）。动态足印技术和直立位的足底扫描，均应用标准平台（EMED™，Novel 有限公司）。

第 2 步，比较直立位足底扫描和有无麻醉患者中应用 KIOP 的足底扫描（三步，合力400N）。膝关节及膝关节远端手术患者除外，而且只包括全身麻醉及脊椎麻醉患者。

此外，对两步均进行了统计学分析（图26.8a，b）。分析集中于力学分布而非具体力学数值。不同部位力学关系；后足、中足以及前足（第一跖骨、第二至第四跖骨、第五跖骨），并且比较了足内外力学关节。对差值及定性分析进行了比较（t 检验，一位差值分析［ANO-VA］）。

有效性处理结果如下。第 1 步中，样本30例（年龄，26±8.6岁；性别，男：女 = 24：6）。第 2 步，30 例样本（年龄，50.3±30.3岁；性别，男：女 = 24：6）。两种方法的每一步均未发现显著统计学差异（t 检验及 ANOVA，P >0.05）。

临床预后研究：

2006 年 4 月前，16 例患者（踝关节矫形融合术，n = 2；距下关节矫形融合术，n = 4；中足矫形融合术，n = 4；前足矫形融合术，n = 4；Lisfranc 骨折脱位）。9 例患者随机应用 IP，而 4 例未进行术中测量。术前评分平均值如下：AOFAS，51.6±22.6；VAS FA，45.2±14.4；SF36，47.3±21.4。两组间评分无显著差异。（t 检验，P > 0.05）。平均手术用时 IP 为（323±32）s。9 例中有 4 例术中应用 IP 后改变了手术进程（矫形复位，n = 3；螺钉内固定，n = 1）。目前为止，随访尚未完成。

结论：IP 是一种可行且有效的方法，因为麻醉患者应用 IP 测量的数值与标准动静态足印技术间无显著统计学差异。未来，伴随全足底登记的动态 IP 计划将用于一种更复杂的生物力学评价[2,72,73]。临床应用中，50% 的病例术中应用 IP 后改变了手术方式。这些病例的随访可以明确这些改变是否有益于临床预后。所有病例中，由于 IP 可以检测出部分足底生物力学状态，从而有可能改变原计划的手术方法，而不是延迟至数周或数月后[2,72,73]。

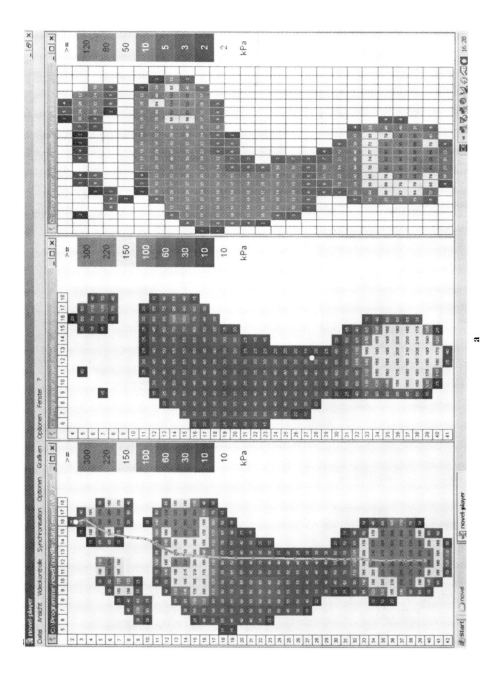

图 26.8 术中足印技术（IP）。IP 有效性量性分析图。（a）第 1 步，清醒志愿者。左图为 KIOP 足印扫描；中图为直立位静止足印扫描；右图为标准化态足印扫描。动态足印扫描和直立位静止足印扫描均应用同一标准化平台。（b）第 2 步，无麻醉/麻醉患者，左图为直立位静止足印扫描；中图无麻醉足印扫描；KIOP 的足印扫描；右图为麻醉患者足印扫描。（待续）

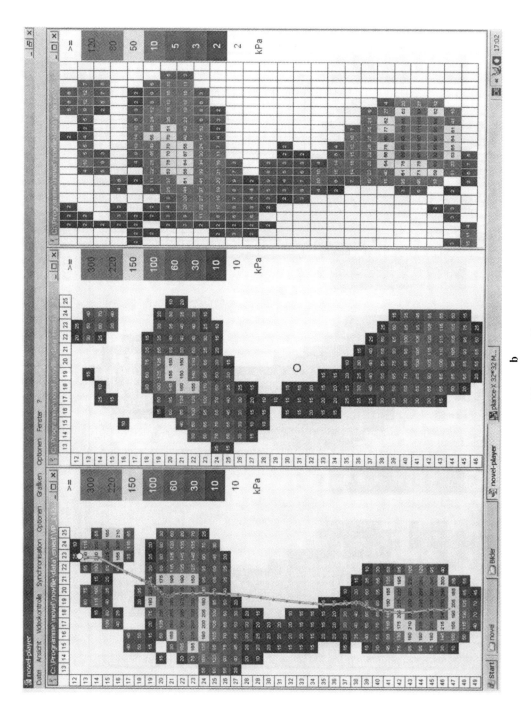

图 26.8（续）

我们需要什么？

优秀的外科医生，即使没有上述导航系统的帮助也可以毫无差错地进行手术。但是足踝部手术需要一个团队，其中不仅包括有经验的医生，还包括住院医生、实习医生以及进修医生等。随着工作时间内法定的压力增加，手术经验更加难以获得。术中成像设备的改善（ISO-C-3D）、导航（CAS）或生物力学评价（IP）等均有助于经验有限的手术医生获得最佳临床疗效[3]。

ISO-C-3D

ISO-C-3D特别有助于封闭手术和（或）需要参考C形臂或直视下无法获得的轴位重建图像的手术[10]，如Weber-C型骨折及跟骨骨折。ISO-C-3D对于C形臂或直视下可以进行的手术帮助不大，如Weber-B型骨折的切开复位及内固定术。

计算机辅助外科学

CAS有助于复杂3D矫形及复位、闭合钻和（或）螺钉内固定[2,59]。CAS在诸如中足、后足畸形的复杂矫形术中由于提高了手术的准确性而获得良好的临床效果[19,21-29]。对于可以准确且轻松进行手术的有经验的骨科医生来说，CAS太过复杂且浪费时间。

术中足印技术

术中足印技术有助于生物力学评估，从而可以提高手术疗效[2,72,73]。术前、术后的足印扫描有助于印证术中足印扫描。手术医生的临床经验也决定了是否应用术中足印技术，因为有经验的手术医生术中一般不用足印技术。上述术中足印技术的应用源于术中力学研究设备（KIOP）的发展。

综合的术中计算机系统

未来，不同计算机综合系统将有助于提高临床手术的操作性和简便性。一种整合了术前足印技术、手术计划软件系统、CAS、ISO-C-3D以及IP系统的手术综合系统（ICOP）将大有用途。在这种ICOP系统中，术前计算机手术计划将包括有术前平片、CT、MRI以及足印扫描数据。术前计算机手术计划将这些资料输送至CAS设备。术中2D（C形臂）或3D（ISO-C-3D）成像将无须登记至CAS，并且将与术前CT和或MRI影像匹配。CAS系统将由IP进行生物力学评价，使该系统不仅在形态学而且在生物力学方面进行导航。ISO-C-3D数据和IP数据将与手术计划软件系统中的数据相匹配，以便于进行手术即时修整[3]。

总之，未来不断提高的计算机辅助术中成像、导航及生物力学评价技术将有助于提高对手术计划的实施及疗效的认识[3]。

医学导航系统的发展类似于汽车导航系统。20多年前，许多人质疑我们是否需要这种系统。现在，几乎所有人都拥有了该系统，当然一般不用于短途或熟悉的路线，而用于长途或陌生复杂的旅途中。同样，在几年以后，我们也许将会在更加复杂和困难的手术中应用这些系统（ISO-C-3D、CAS、IP），而非用于简单的典型的手术中。这些系统耗资巨大，但是临床疗效的提高将会抵消整体医疗系统的消费[3]。

（蔡 琳 译 李世民 校）

参考文献

1. Dahlen C, Zwipp H. [Computer-assisted surgical planning. 3-D software for the PC]. Unfallchirurg 2001;104(6):466–479.
2. Richter M. Foot and Ankle Surgery: Today and in the Future. In: 5th Congress of the European Foot and Ankle Society (EFAS), Montpellier, 29 April–01 May 2004, Abstracts, 2004.
3. Richter M. Computer based systems in foot and ankle surgery at the beginning of the 21st century. Fuss Sprungg 2006;4(1):59–71.
4. Euler E, Wirth S, Linsenmaier U, Mutschler W, Pfeifer KJ, Hebecker A. [Comparative study of the quality of C-arm based 3D imaging of the talus]. Unfallchirurg 2001;104(9):839–846.
5. Kotsianos D, Rock C, Euler E, Wirth S, Linsenmaier U, Brandl R et al. [3-D imaging with a mobile surgical image enhancement equipment (ISO-C-3D). Initial examples of fracture diagnosis of peripheral joints in comparison with spiral CT and conventional radiography]. Unfallchirurg 2001;104(9):834–838.
6. Kotsianos D, Rock C, Wirth S, Linsenmaier U, Brandl R, Fischer T et al. [Detection of tibial condylar fractures using 3D imaging with a mobile image amplifier (Siemens ISO-C-3D): comparison with plain films and spiral CT]. Rofo Fortschr Geb Rontgenstr Neuen Bildgeb Verfahr 2002;174(1):82–87.
7. Kotsianos D, Wirth S, Fischer T, Euler E, Rock C, Linsenmaier U et al. 3D imaging with an isocentric mobile C-arm comparison of image quality with spiral CT. Eur Radiol 2004;14(9):1590–1595.
8. Rock C, Kotsianos D, Linsenmaier U, Fischer T, Brandl R, Vill F et al. [Studies on image quality, high contrast resolution and dose for the axial skeleton and limbs with a new, dedicated CT system (ISO-C-3D)]. Rofo Fortschr Geb Rontgenstr Neuen Bildgeb Verfahr 2002;174(2):170–176.
9. Rock C, Linsenmaier U, Brandl R, Kotsianos D, Wirth S, Kaltschmidt R et al. [Introduction of a new mobile C-arm/CT combination equipment (ISO-C-3D). Initial results of 3-D sectional imaging]. Unfallchirurg 2001;104(9):827–833.
10. Richter M, Geerling J, Zech S, Goesling T, Krettek C. Intraoperative three-dimensional imaging with a motorized mobile C-arm (SIREMOBIL ISO-C-3D) in foot and ankle trauma care: a preliminary report. J Orthop Trauma 2005;19(4):259–266.
11. Richter M, Geerling J, Kendoff D, Hufner T, Krettek C. Intraoperative 3-D Imaging with a Mobile Image Amplifier (ISO-C 3D) in Foot and Ankle Trauma Care. In: American Orthopaedic Foot and Ankle Society, 19th Annual Summer Meeting, Final Program 78, 2003.
12. Adelaar RS. The treatment of complex fractures of the talus. Orthop Clin North Am 1989;20(4):691–707.
13. Amon K. Luxationsfraktur der kuneonavikularen Gelenklinie. Klinik, Pathomechanismus und Therapiekonzept einer sehr seltenen Fussverletzung. Unfallchirurg 1990;93(9):431–434.
14. Brutscher R. Frakturen und Luxationen des Mittel-

und Vorfusses. Orthopäde 1991;20(1):67–75.
15. Hansen STJ. Functional reconstruction of the foot and ankle. Philadelphia, PA: Lippincott Williams & Wilkins, 2000.
16. Hildebrand KA, Buckley RE, Mohtadi NG, Faris P. Functional outcome measures after displaced intra-articular calcaneal fractures. J Bone Joint Surg Br 1996;78(1):119–123.
17. Richter M, Wippermann B, Krettek C, Schratt E, Hufner T, Thermann H. Fractures and fracture dislocations of the midfoot - occurrence, causes and long-term results. Foot Ankle Int 2001;22(5):392–398.
18. Suren EG, Zwipp H. Luxationsfrakturen im Chopart- und Lisfranc-Gelenk. Unfallchirurg 1989;92(3): 130–139.
19. Zwipp H. Chirurgie des Fusses, 1st edn. Berlin Heidelberg New York: Springer, 1994.
20. Zwipp H, Dahlen C, Randt T, Gavlik JM. Komplextrauma des Fusses. Orthopäde 1997;26(12): 1046–1056.
21. Adelaar RS, Kyles MK. Surgical correction of resistant talipes equinovarus: observations and analysis – preliminary report. Foot Ankle 1981;2(3):126–137.
22. Coetzee JC, Hansen ST. Surgical management of severe deformity resulting from posterior tibial tendon dysfunction. Foot Ankle Int 2001;22(12):944–949.
23. Koczewski P, Shadi M, Napiontek M. Foot lengthening using the Ilizarov device: the transverse tarsal joint resection versus osteotomy. J Pediatr Orthop B 2002;11(1):68–72.
24. Marti RK, de Heus JA, Roolker W, Poolman RW, Besselaar PP. Subtalar arthrodesis with correction of deformity after fractures of the os calcis. J Bone Joint Surg Br 1999;81(4):611–616.
25. Mosier-LaClair S, Pomeroy G, Manoli A. Operative treatment of the difficult stage 2 adult acquired flatfoot deformity. Foot Ankle Clin 2001;6(1):95–119.
26. Sammarco GJ, Conti SF. Surgical treatment of neuroarthropathic foot deformity. Foot Ankle Int 1998;19(2):102–109.
27. Stephens HM, Walling AK, Solmen JD, Tankson CJ. Subtalar repositional arthrodesis for adult acquired flatfoot. Clin Orthop Relat Res 1999 Aug; (365):69–73.
28. Toolan BC, Sangeorzan BJ, Hansen ST Jr. Complex reconstruction for the treatment of dorsolateral peritalar subluxation of the foot. Early results after distraction arthrodesis of the calcaneocuboid joint in conjunction with stabilization of, and transfer of the flexor digitorum longus tendon to, the midfoot to treat acquired pes planovalgus in adults. J Bone Joint Surg Am 1999;81(11):1545–1560.
29. Wei SY, Sullivan RJ, Davidson RS. Talonavicular arthrodesis for residual midfoot deformities of a previously corrected clubfoot. Foot Ankle Int 2000;21(6):482–485.
30. Bailey EJ, Waggoner SM, Albert MJ, Hutton WC. Intraarticular calcaneus fractures: a biomechanical comparison or two fixation methods. J Orthop Trauma 1997;11(1):34–37.
31. Trnka HJ, Easley ME, Lam PW, Anderson CD, Schon LC, Myerson MS. Subtalar distraction bone block arthrodesis. J Bone Joint Surg Br 2001;83(6):849–854.

32. Bargar WL, Bauer A, Borner M. Primary and revision total hip replacement using the Robodoc system. Clin Orthop Relat Res 1998 Sep; (354):82–91.

33. Claes J, Koekelkoren E, Wuyts FL, Claes GM, Van Den HL, Van De Heyning PH. Accuracy of computer navigation in ear, nose, throat surgery: the influence of matching strategy. Arch Otolaryngol Head Neck Surg 2000;126(12):1462–1466.

34. Delp SL, Stulberg SD, Davies B, Picard F, Leitner F. Computer assisted knee replacement. Clin Orthop Relat Res 1998 Sep; (354):49–56.

35. DiGioia AM III, Jaramaz B, Colgan BD. Computer assisted orthopaedic surgery. Image guided and robotic assistive technologies. Clin Orthop Relat Res 1998 Sep; (354):8–16.

36. DiGioia AM III, Jaramaz B, Plakseychuk AY, Moody JE Jr, Nikou C, Labarca RS et al. Comparison of a mechanical acetabular alignment guide with computer placement of the socket. J Arthroplasty 2002;17(3): 359–364.

37. Hassfeld S, Muhling J. Navigation in maxillofacial and craniofacial surgery. Comput Aided Surg 1998;3(4):183–187.

38. Jaramaz B, DiGioia AM III, Blackwell M, Nikou C. Computer assisted measurement of cup placement in total hip replacement. Clin Orthop Relat Res 1998 Sep; (354):70–81.

39. Kamimura M, Ebara S, Itoh H, Tateiwa Y, Kinoshita T, Takaoka K. Accurate pedicle screw insertion under the control of a computer-assisted image guiding system: laboratory test and clinical study. J Orthop Sci 1999;4(3):197–206.

40. Kato A, Yoshimine T, Hayakawa TM et al. [Computer assisted neurosurgery: development of a frameless and armless navigation system (CNS navigator)]. No Shinkei Geka 1991;19(2):137–142.

41. Kerschbaumer F. ["Numerical imaging, operation planning, simulation, navigation, robotics". Do the means determine the end? (editorial)]. Orthopade 2000;29(7):597–598.

42. Klos TV, Banks SA, Habets RJ, Cook FF. Sagittal plane imaging parameters for computer-assisted fluoroscopic anterior cruciate ligament reconstruction. Comput Aided Surg 2000;5(1):28–34.

43. Klos TV, Habets RJ, Banks AZ, Banks SA, Devilee RJ, Cook FF. Computer assistance in arthroscopic anterior cruciate ligament reconstruction. Clin Orthop Relat Res 1998 Sep; (354):65–69.

44. Laine T, Lund T, Ylikoski M, Lohikoski J, Schlenzka D. Accuracy of pedicle screw insertion with and without computer assistance: a randomised controlled clinical study in 100 consecutive patients. Eur Spine J 2000;9(3):235–240.

45. Langlotz F, Bachler R, Berlemann U, Nolte LP, Ganz R. Computer assistance for pelvic osteotomies. Clin Orthop Relat Res 1998 Sep; (354):92–102.

46. Merloz P, Tonetti J, Cinquin P, Lavallee S, Troccaz J, Pittet L. [Computer-assisted surgery: automated screw placement in the vertebral pedicle]. Chirurgie 1998;123(5):482–490.

47. Merloz P, Tonetti J, Pittet L, Coulomb M, Lavallee S, Troccaz J et al. Computer-assisted spine surgery. Comput Aided Surg 1998;3(6):297–305.

48. Ploder O, Wagner A, Enislidis G, Ewers R. [Computer-assisted intraoperative visualization of dental implants. Augmented reality in medicine]. Radiologe 1995; 35(9):569–572.

49. Radermacher K, Portheine F, Anton M, Zimolong A, Kaspers G, Rau G et al. Computer assisted orthopaedic surgery with image based individual templates. Clin Orthop Relat Res 1998 Sep; (354):28–38.

50. Schlenzka D, Laine T, Lund T. Computer-assisted spine surgery. Eur Spine J 2000;9(Suppl 1):S57–S64.

51. Tonetti J, Carrat L, Blendea S, Merloz P, Troccaz J, Lavallee S et al. Clinical results of percutaneous pelvic surgery. Computer assisted surgery using ultrasound compared to standard fluoroscopy. Comput Aided Surg 2001;6(4):204–211.

52. Tonetti J, Carrat L, Lavallee S, Pittet L, Merloz P, Chirossel JP. Percutaneous iliosacral screw placement using image guided techniques. Clin Orthop Relat Res 1998 Sep; (354):103–110.

53. Weihe S, Wehmoller M, Schliephake H, Hassfeld S, Tschakaloff A, Raczkowsky J et al. Synthesis of CAD/CAM, robotics and biomaterial implant fabrication: single-step reconstruction in computer aided frontotemporal bone resection. Int J Oral Maxillofac Surg 2000;29(5):384–388.

54. Birkfellner W, Huber K, Larson A, Hanson D, Diemling M, Homolka P et al. A modular software system for computer-aided surgery and its first application in oral implantology. IEEE Trans Med Imaging 2000;19(6):616–620.

55. Schiffers N, Schkommodau E, Portheine F, Radermacher K, Staudte HW. [Planning and performance of orthopedic surgery with the help of individual templates]. Orthopade 2000;29(7):636–640.

56. Schlenzka D, Laine T, Lund T. [Computer-assisted spine surgery: principles, technique, results and perspectives]. Orthopade 2000;29(7):658–669.

57. Thoma W, Schreiber S, Hovy L. [Computer-assisted implant positioning in knee endoprosthetics. Kinematic analysis for optimization of surgical technique]. Orthopade 2000;29(7):614–626.

58. Bechtold JE, Powless SH. The application of computer graphics in foot and ankle surgical planning and reconstruction. Clin Podiatr Med Surg 1993;10(3): 551–562.

59. Richter M. Experimental comparison between computer assisted surgery (CAS) based and C-Arm based correction of hind- and midfoot deformities. Osteo Trauma Care 2003;11:29–34.

60. Foley KT, Smith MM. Image-guided spine surgery. Neurosurg Clin N Am 1996;7(2):171–186.

61. Richter M, Geerling J, Zech S, Krettek C. ISO-C-3D based computer assisted surgery (CAS) guided retrograde drilling in a osteochondrosis dissecans of the talus: a case report. Foot 2005;15(2):107–113.

62. Berndt AL., Harty M. Transchondral fractures (osteochondritis dissecans) of the talus. Am J Orthop 1959;41-A:988–1020.

63. Alexander AH, Lichtman DM. Surgical treatment of transchondral talar-dome fractures (osteochondritis dissecans). Long-term follow-up. J Bone Joint Surg

Am 1980;62(4):646–652.

64. Tol JL, Struijs PA, Bossuyt PM, Verhagen RA, van Dijk CN. Treatment strategies in osteochondral defects of the talar dome: a systematic review. Foot Ankle Int 2000;21(2):119–126.

65. Taranow WS, Bisignani GA, Towers JD, Conti SF. Retrograde drilling of osteochondral lesions of the medial talar dome. Foot Ankle Int 1999;20(8):474–480.

66. Fink C, Rosenberger RE, Bale RJ, Rieger M, Hackl W, Benedetto KP et al. Computer-assisted retrograde drilling of osteochondral lesions of the talus. Orthopade 2001;30(1):59–65.

67. Seil R, Rupp S, Pape D, Dienst M, Kohn D. [Approach to open treatment of osteochondral lesions of the talus]. Orthopade 2001;30(1):47–52.

68. Rosenberger RE, Bale RJ, Fink C, Rieger M, Reichkendler M, Hackl W et al. [Computer-assisted drilling of the lower extremity. Technique and indications]. Unfallchirurg 2002;105(4):353–358.

69. Richter M, Geerling J, Frink M, Zech S, Knobloch K, Dammann F et al. Computer assisted surgery based (CAS) based correction of posttraumatic ankle and hindfoot deformities - preliminary results. Foot Ankle Surg 2006;12:113–119.

70. Zwipp H. Biomechanik der Sprunggelenke. Unfallchirurg 1989;92(3):98–102.

71. Rosenbaum D, Becker HP, Sterk J, Gerngross H, Claes L. Functional evaluation of the 10-year outcome after modified Evans repair for chronic ankle instability. Foot Ankle Int 1997;18(12):765–771.

72. Richter M, Frink M, Zech S, Droste P, Knobloch K, Krettek C. Technique for intraoperative use of pedography. Tech Foot Ankle 2006;5(2):88–100.

73. Richter M, Frink M, Zech S, Vanin N, Geerling J, Droste P et al. Intraoperative pedography - a new validated method for intra operative biomechanical assessment. Foot Ankle Int 2006;27(10):833–842.

74. Duranti R, Galletti R, Pantaleo T. Electromyographic observations in patients with foot pain syndromes. Am J Phys Med 1985;64(6):295–304.

75. Kawakami O, Sudoh H, Watanabe S. Effects of linear movements on upright standing position. Environ Med 1996;40(2):193–196.

76. Trepman E, Gellman RE, Solomon R, Murthy KR, Micheli LJ, De Luca CJ. Electromyographic analysis of standing posture and demi-plie in ballet and modern dancers. Med Sci Sports Exerc 1994;26(6):771–782.

索　引